"人体形态与功能"课程群

内分泌系统

主　编　陈学群　张炜真

副主编　管茶香　戎伟芳　谭焕然

编　委　（按姓名汉语拼音排序）

陈莉娜（西安交通大学）	梅文瀚（上海交通大学）
陈苏红（上海交通大学）	孟卓贤（浙江大学）
陈学群（浙江大学）	潘　燕（北京大学）
迟晓春（北京大学）	庞　炜（北京大学）
丛　馨（北京大学）	强　力（北京大学）
董　莉（上海交通大学）	戎伟芳（上海交通大学）
高志华（浙江大学）	孙金鹏（北京大学）
管茶香（中南大学）	谭焕然（北京大学）
洪天配（北京大学）	王　昊（上海交通大学）
胡永斌（中南大学）	魏　蕊（北京大学）
赖欣怡（浙江大学）	沃　雁（上海交通大学）
李　刚（北京大学）	尹　悦（北京大学）
李乃适（中国医学科学院北京协和医院）	余沛霖（浙江大学）
李　欣（北京大学）	张炜真（北京大学）
陆新江（浙江大学）	张　政（中南大学）
麻　静（上海交通大学）	赵　阳（浙江大学）
毛一卿（北京大学）	周　勇（中南大学）
梅　放（北京大学）	

北京大学医学出版社

NEIFENMI XITONG

图书在版编目（CIP）数据

内分泌系统 / 陈学群，张炜真主编 . -- 北京 ：北京
大学医学出版社，2024. 7. -- ISBN 978-7-5659-3195-6

Ⅰ . R58

中国国家版本馆 CIP 数据核字第 20247UR900 号

内分泌系统

主　　编：陈学群　张炜真

出版发行：北京大学医学出版社

地　　址：(100191) 北京市海淀区学院路 38 号　北京大学医学部院内

电　　话：发行部 010-82802230；图书邮购 010-82802495

网　　址：http：//www.pumpress.com.cn

E-mail：booksale@bjmu.edu.cn

印　　刷：北京信彩瑞禾印刷厂

经　　销：新华书店

责任编辑：郭　颖　　**责任校对**：靳新强　　**责任印制**：李　啸

开　　本：889 mm×1194 mm　1/16　　**印张**：13.5　　**字数**：396 千字

版　　次：2024 年 7 月第 1 版　2024 年 7 月第 1 次印刷

书　　号：ISBN 978-7-5659-3195-6

定　　价：65.00 元

内容提要

　　本书是"人体形态与功能"课程群教材之一，内容包括人体内分泌系统形态与功能以及生理病理基础和临床用药的药理学原理。全书共分七章：第一章为绪论，主要包括内分泌系统和激素的定义、激素合成分泌、调控的作用机制、内分泌系统异常相关疾病以及重要的内分泌系统研究发展的历史；第二章至第五章按下丘脑－垂体和松果体、甲状腺和甲状旁腺、胰腺及肾上腺的各个内分泌系统依次展开，首先介绍组织胚胎学、解剖和生理学功能，然后讲解各个内分泌腺体相关疾病和用药及其药理机制；第六章扩展讲授非经典内分泌组织，包括肝、肌肉组织、脂肪组织、肠道和前列腺的功能和分泌激素以及相关疾病和近年的热点研究进展；第七章聚焦多发性内分泌肿瘤的病因和发病机制、诊断治疗、检测和预后。本书主要适合基础医学专业和"强基计划"的学生，还可供临床医学、药学、口腔医学、预防医学、检验医学、护理学专业本科生和研究生以及临床研究者阅读。

基础医学是一门研究人体生命现象和疾病规律的科学，是连接生命科学与临床医学、预防医学的桥梁。回望历史，现代医学的产生和发展都基于基础医学的重大发现，基础医学可谓现代医学的基石。

进入 20 世纪以来，生命科学取得了突飞猛进的发展。随着 DNA 双螺旋结构的发现、分子生物学的诞生以及人类基因组计划的完成，基础医学需要采用生命科学在分子层面的研究成果来探索疾病的发生机制并应用到诊断、治疗和预防中来，可以说基础医学的内涵和研究手段发生了重大变革。然而，基础医学人才的培养却未能同步跟上，面临诸多挑战，例如生命科学基础薄弱、与临床需求脱节、缺乏跨学科意识、原创性不足等。

我们期望培养的基础医学人才是科研的领跑者而非跟随者；他们应能实现从无到有的突破，而不仅仅是从有到多的积累；他们不仅能站稳在学科的高原，还应具备攀登学科高峰的潜力；他们不仅需要具备科学精神和创新能力，还要富有人文情怀。

教育部推出的基础学科拔尖学生培养计划 2.0 和基础学科系列"101 计划"正是为培养此类拔尖创新人才设计的中国方案。基础医学"101 计划"围绕"拔尖、创新、卓越"，致力于加强基础医学与临床医学、预防医学、医学人文及理学、工学和信息学等学科的交叉融合，提出"基础医学 + X"跨学科融合课程体系。

基础医学"101 计划"的核心教材是基于上述课程体系编撰的配套教材。这套教材的编写力求契合高标准人才培养目标，强调加强生命科学基础与临床的紧密结合，突出学科交叉。教材把原基础医学十三门以学科为基础的教材整合为医学分子细胞遗传基础、医学病原与免疫基础、人体形态与功能三个跨学科的教材群，并首次将理学、工学、信息学纳入基础医学专业学生的培养方案中，引发学生对重大医学问题及前沿科技的兴趣和创新志向。此外，这套教材还力争跳出传统医学教材的窠臼，努力把"教材"转变为学生自主学习的"学材"。

我期盼这套教材能受到大家的欢迎和喜爱，并在实践中不断修改完善，最后成为经典，为我国基础医学拔尖人才培养做出应有的贡献。

2024 年 7 月

出版说明

　　基础医学作为连接基础研究与临床应用的桥梁，被视为医学发展的创新基石、医学变革的动力之源。基础医学史上的每一次重大发现都推动了医学发展的变革和突破。而从医学发展趋势和国家对人才培养的战略需求出发去探索，又要打破基础医学的边界，把它作为推动新趋势、新理论、新技术、新方法的形成和发展的强劲动力，打牢系统医学、转化医学、精准医学发展的根基。基础医学在医学创新中处于重要的枢纽地位，它向上承接临床、护理和预防的基本需求，并通过整合多学科理论、技术、方法来实现医学进一步的创新和发展。与此同时，医学模式一直伴随社会和科技的发展，不断演变和革新，从神道医学到"医学+X"、交叉医学模式的演变过程中，医生的职能也在发生着改变，从以治病为主逐渐变为全面的健康管理。此外，现代医学也正面临一系列挑战。受人口老龄化和人口迁移的影响，疾病谱正在发生显著变化。同时，互联网时代的信息爆炸和快速的知识更新，加上 ChatGPT 等人工智能技术的出现，正在改变学生获取知识和学习的方式。随着诊断和治疗技术的不断进步，人的寿命得以延长。在这一背景下，如何提升生存质量成为重要任务。与此同时，人们对医疗的期望值也不断提高，越来越多的人希望能够在生命的各个阶段获得全面的健康保障。

　　综上所述，当今社会发展和民众需求都对医学提出了更高的要求。医学的任务不再仅限于疾病诊疗，而是要综合疾病发生前的"预防"及疾病发生后的"治疗"和"康养"，为人们提供"生命全周期，健康全过程"的医疗服务。时代发展对医学专业人才培养提出了更高的要求。未来的基础医学人才不能再满足于记忆知识、理解知识，而是要更好地利用知识，甚至创造知识，主动探索前沿，推动学科交叉和学术创新。在沿袭上百年的医学课程体系中，由"学科"引领课程，诸如人体解剖学、生理学、组织胚胎学、病理生理学、病理解剖学和药理学等，学科割裂现象显著，课程之间界限分明。学生需要学习的课程门数多，学时长，并且由于不同课程由不同学科、学系管理，学生形成"科目"指导下的碎片化思维模式，比如解剖学以结构讲解为主，不甚关注功能，而生理学以功能阐述为主，不甚关注结构。学生通过一门课程的学习大概能窥探某一器官系统的某一方面，有如盲人摸象般单点看问题。具体到"某器官系统"的学习，学生需要从多门课程分别学习该器官系统相关的结构、功能、疾病或药物相关内容（图1），自己从思维上逐步"整合"，形成一体化认识。这种以学科为中心的课程体系显然已不能适应当今创新型医学人才培养的需求。

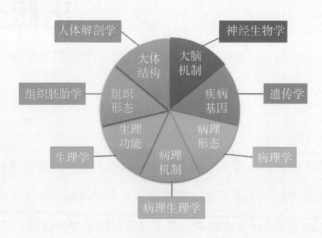

图1 以学科为中心的课程模式

基于上述背景，基础医学拔尖人才培养课程体系打破了传统的以学科为主的模式，并依据各学科的特点进行整合与融合，构建了跨学科的融合课程体系。首次将理学、工学和信息学纳入其中，形成了五个融合课程群。"人体形态与功能"课程群将原先按照传统模式授课的生理学、神经生物学、人体解剖学、组织学与胚胎学、药理学、病理学和病理生理学7门课程，按照从结构到功能、从正常到异常的理念进行组织，形成总论、运动系统、神经系统、循环系统、呼吸系统、消化系统、内分泌系统、生殖系统和泌尿系统共9门核心融合课程。同样，从基因、分子和细胞水平将生物化学、细胞生物和医学遗传学整合为"医学分子细胞遗传基础"课程群；病原生物学与免疫学整合为"医学病原与免疫基础"课程群；并设立了与之相匹配的"基础医学核心实践与创新研究"课程群（图2）。

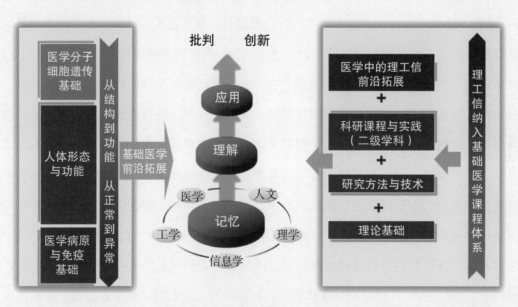

图2 人体形态与功能、医学分子细胞遗传基础、医学病原与免疫基础、基础医学核心实践与创新研究及医学中的理工信五大课程群内容框架

"人体形态与功能""医学分子细胞遗传基础""医学病原与免疫基础"及"基础医学核心实践与创新研究"四大课程群构建了以学生为中心，以能力培养为导向，包括理论教学、实验教学、标本实习和基于问题学习（PBL）的小班讨论的多元课程模块，从知识、技能和素养多个层面提升学生的自主学习和终身学习能力（图3）。

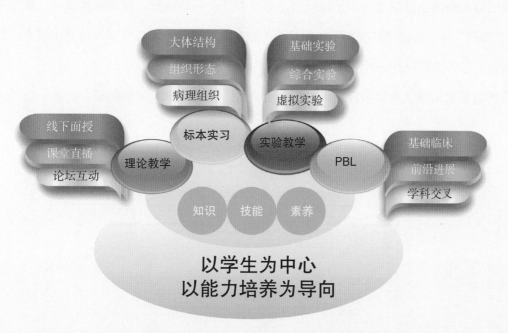

图3　以学生为中心、以能力培养为导向的多元课程模块

　　"医学中的理工信"课程群整合生物技术、生物统计、生物物理、生物信息和仪器分析等课程，包括基于理工信的人体系统仿真与功能检测及基于理工信的医学数据采集与分析等内容，将基础医学与理学、工学和信息学，从理论到应用，从实践到创新进行交叉融合。

　　由北京大学牵头，成立了以韩启德院士为编审委员会名誉主任委员，以乔杰院士为主任委员，北京大学、复旦大学、上海交通大学、华中科技大学、中山大学、四川大学、浙江大学、中南大学、南方医科大学、西安交通大学和南京医科大学11所获批教育部基础医学拔尖学生培养计划2.0基地的高校专家依据建设目标组建的编写团队，按照上述五个课程群编写出版了14部教材。

　　教材编写立足国际前沿，以培养未来能够引领我国医药卫生事业和高等医学教育事业发展的拔尖人才为目标，充分体现交叉融合。各章节的导学目标分为基本目标和发展目标，体现本科阶段人才培养目标，以及与下一培养阶段衔接所需达到的要求，兼具知识、技能、思维培养和价值观引领。正文前以案例引入，自然融入基础知识点，探索医学问题背后的基础科学原理，既体现了基础医学和疾病的关联，又能启发学生自主思考，提升学习兴趣，同时培养其转化医学思维和解决医学难题的能力。正文围绕基本概念、核心知识点和基础理论等展开，结构主线清晰，其中穿插"知识框"并以数字资源方式，融入前沿进展与学科发展趋势、先进技术和重大科研成果等，体现教材内容的先进性以及价值观引领和情感塑造。此外，在相关知识点处设置"小测试"模块，考查学生对知识点的理解和应用，启发思考，同时促进学生的自我评价。正文最后以简短的小结形式进行整体概括，高度凝练，升华理解，拔高思维水平。章节末尾的"整合思考题"结合疾病或研究等不同情境，考查学生综合分析和应用实践等高阶能力，同时在题目中融入前沿进展和价值引领等内容。

系列教材将依据课程群内容，着力于立德树人，突出融合，加强创新，打造一流的课程和教材。

主编简介

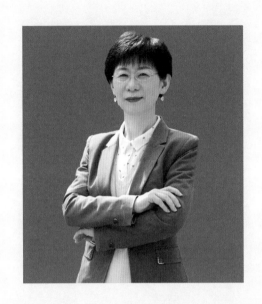

　　陈学群，浙江大学脑科学与脑医学学院教授，博士生导师。国际神经内分泌联合会（INF）中国组理事长，中国生理学会理事，*Journal of Neuroendocrinology*，*Neuroendocrinology* 杂志编委；曾任或现任中国生理学会内分泌代谢生理专业委员会主任委员、比较生理学专业委员会主任委员、应激生理学专业委员副主任委员以及应用生理学专业委员会委员；中国病理生理学会缺氧和呼吸专业委员会委员；中国动物学会比较内分泌学专业委员会理事。主要从事低氧生理学和神经内分泌学研究。发表研究论文 50 余篇，承担国家自然科学基金多项，相关论文发表在 *Nat Rev Endocrinol*，*Adv Sci*，*PNAS*（*2013*，*2014*，*2018*），*Diabetes*，*American Journal of Physiology* 等期刊上。

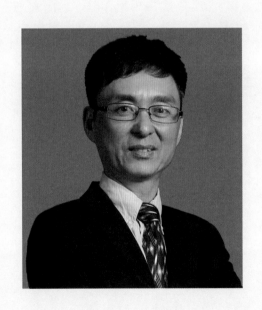

　　张炜真，北京大学医学部生理和病理生理系教授，博士生导师。担任美国胃肠病学会 Fellow，中国生理学会内分泌代谢生理专业委员会主任委员、消化与营养生理专业委员会候任主任委员；曾任中国病理生理学会内分泌与代谢专业委员会副主任委员，University of Michigan 医学院外科教授。*Open Journal of Molecular and Integrative Physiology*，*Open Journal of Gastroenterology* 期刊主编；*Nat Commun*，*Gut*，*Hepatology*，*Endocrinology*，*Mol Endocrinology*，*Int J Obes*，*AJP-Regul Integr Comp Physiol*，*AJP-Cell Physiol* 等期刊特约审稿人。先后获 NIH R01，ADA 和国家重点研发计划（首席）、国家自然科学基金重点项目、国家自然科学基金重大研究计划（课题骨干）等项目资助。主要从事胃肠道在机体糖脂代谢中的作用和机制研究。在本领域科学杂志如 *Nature Communications*，*PNAS*，*Hepatology*，*Diabetes*，*Diabetologia*，*EBioMedicine* 等发表 SCI 论文 150 余篇。

目　录

前　言

　　教育部基础医学"101计划"核心教材《内分泌系统》是"人体形态与功能"课程群教材之一。本教材的编写秉持创新思维培养的理念，兼顾本科人才培养目标，增加必要的学科前沿知识的拓展，以实现知识体系与价值体系的有机统一，兼具传承经典和探索新知。

　　本教材的主要特点是按照器官系统进行知识整合，内容涵盖经典的内分泌系统，以及近年来飞速发展的非经典内分泌组织（肝、肌肉组织、脂肪组织、肠道和前列腺）的结构和功能及相关疾病。经典内分泌系统涵盖下丘脑、垂体和松果体，甲状腺和甲状旁腺，胰腺和肾上腺等人体自上而下分布的重要内分泌腺体。各个内分泌腺体和组织的学习按照如下顺序展开：①结构和功能以及组织胚胎发育的基础知识；②相应内分泌腺疾病的诊断和鉴别诊断，以及分子基因鉴定诊断新技术、病理生理学、病理学以及流行病学内容；③各种相关内分泌系统疾病预防科普教育、预防干预和治疗手段、一线用药和药理学内容。内分泌系统是生命科学、基础医学和临床医学中重要的学习内容，是机体实现整合各个器官系统适应外界变化、协调生理功能的基础，也是机体功能失调导致疾病发生的根本，所以本教材最后一章阐述了多发性内分泌肿瘤的特征、遗传学特点、临床病理、治疗原则、监测方法及预后。

　　本教材按照导学目标、临床案例、核心知识、拓展内容组织编写，辅以图片和影像学资料，在正文后附小结和整合思考题，并利用二维码技术进行线上资源的扩充，将丰富的临床基础和药理学知识有机结合，充分展示了我国科学家在内分泌学基础和临床领域的重要贡献。关于同样重要的卵巢和睾丸生殖内分泌结构和功能的内容，参见"人体形态与功能"课程群教材另一分册——《生殖系统》。

　　本教材主要面向基础医学专业和"强基计划"的学生，还可供临床医学、药学、口腔医学、预防医学、检验医学、护理学等相关专业学生以及拔尖创新交叉人才使用。建议教师利用半学年进行系统讲授。

　　特此致谢参加编写的北京大学、浙江大学、中南大学和上海交通大学以及中国医学科学院北京协和医院和北京大学第三医院的教师、各个附属医院的医生及临床研究者。还要感谢北京大学医学部教师提供的宝贵基础内容、教学体系和教学经验分享。

　　鉴于时间和条件有限，书中不当之处在所难免，敬请各位读者指正。

陈学群　张炜真

2024 年 6 月

第一章 绪 论

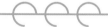
导学目标

通过本章内容的学习，学生应能够：

※ **基本目标**

1. 明确内分泌的定义。
2. 复述激素的合成和分泌过程。
3. 解释激素的调节作用和作用机制。
4. 列举激素作用的受体。

※ **发展目标**

1. 根据激素作用的原理，分析激素水平变化所引起的疾病及其发生机制。
2. 列举激素水平变化相关疾病的治疗方法。

内分泌系统由含有内分泌细胞的器官或组织组成，在生命活动中起重要作用。内分泌系统通过分泌众多激素分子调控机体正常生理功能，保证内环境稳态。该系统主要包括大脑 - 垂体 - 应激轴、甲状腺轴、生长轴和生殖轴等；代表性的内分泌器官有胰腺、肝以及脂肪和肌肉等组织。内分泌系统和神经系统及免疫系统交叉对话，共同调节维持机体功能以适应内外环境的变化。

一、激素和内分泌

激素（hormone）是一类化学物质，在机体不同的内分泌器官、组织及细胞中合成，通过激活其受体或特定分子产生生物学效应。

内分泌（endocrine）是指腺体细胞产生激素作用于靶细胞产生的生物学效应。经典的内分泌系统包括下丘脑、垂体、甲状腺、甲状旁腺、胰腺、肾上腺和生殖腺等，非经典的内分泌系统包括肝、肌肉、肠道、脂肪、前列腺、胸腺以及骨骼等。

内分泌与外分泌的区别在于，前者分泌的化学物质被释放后直接作用于靶器官，而后者分泌的化学物质要通过解剖学上的特定输送管道作用于靶器官。例如，胰岛 β 细胞分泌的胰岛素入血，直接作用于肌肉、肝等靶器官，属于胰腺的内分泌功能；而胰腺分泌含胰蛋白酶和脂肪酶等的胰液，通过胰腺导管进入十二指肠发挥作用，属于胰腺的外分泌功能。

1. 激素的合成与分泌 激素由内分泌腺或器官组织的内分泌细胞合成和分泌，在组织或细胞间传递信息，对机体功能进行精准调控。

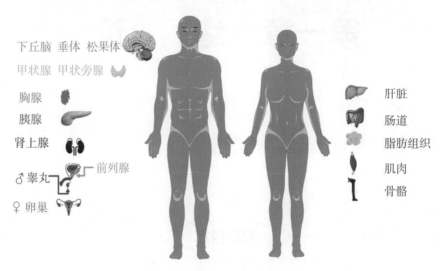

下丘脑 垂体 松果体
甲状腺 甲状旁腺
胸腺
胰腺
肾上腺
♂睾丸 ← 前列腺
♀卵巢

肝脏
肠道
脂肪组织
肌肉
骨骼

图 1-1 人体的内分泌腺和内分泌组织

同一内分泌腺可以合成和分泌一种或多种激素。同一种激素又可由不同部位的组织细胞合成和分泌，如生长抑素可在下丘脑、甲状腺、胰岛和肠系膜等部位合成和分泌（表 1-1）。

表 1-1 腺体或组织分泌的激素

腺体 / 组织	激素
下丘脑	促甲状腺激素释放激素、促性腺激素释放激素、生长抑素、生长激素释放激素、促肾上腺皮质激素释放激素、催乳素释放因子、催乳素抑制因子、血管升压素（抗利尿激素）、催产素
腺垂体	生长激素、催乳素、促甲状腺激素、促肾上腺皮质激素、卵泡刺激素、黄体生成素 / 间质细胞刺激素
松果体	褪黑素、催产素
甲状腺	甲状腺素、3,5,3′- 三碘甲腺原氨酸、降钙素
甲状旁腺	甲状旁腺激素
胸腺	胸腺素
胰岛	胰岛素、胰高血糖素
肾上腺皮质	皮质酮、醛固酮
肾上腺髓质	肾上腺素、去甲肾上腺素
睾丸	睾酮、抑制素 B
卵巢	雌二醇、孕酮、松弛素
胎盘	绒毛膜生长激素、绒毛膜促性腺激素
心脏	心房利尿钠肽
血管内皮	内皮素
肝	胰岛素样生长因子
肾	钙三醇
胃肠道	促胰液素、缩胆囊素、促胃液素
血浆	血管紧张素 II
脂肪组织	瘦素
前列腺	前列腺素

2. 激素的主要功能

（1）维持机体稳态：激素调节水、电解质和酸碱平衡过程，维持体温和血压稳定，参与应激等反应，与神经系统、免疫系统协调相互作用。

（2）调节新陈代谢：激素调节物质代谢和能量代谢，维持机体营养和能量平衡。

（3）促进生长发育：促进全身组织细胞的增殖和分化，调节机体的正常生长发育过程。

（4）调节生殖过程：促进生殖器官的发育成熟和生殖全过程，直到妊娠和哺乳。

3. 激素的作用机制 激素通过识别靶细胞及受体分子启动细胞内信号转导，调节细胞功能。受体（receptor）是一大类存在于细胞膜上或细胞内的蛋白质。激素受体介导的细胞内作用机制主要有两种途径，激素结合膜受体产生效应或结合胞内受体产生效应。大多数激素的受体属于细胞膜受体，细胞膜受体是一类跨膜蛋白质分子，主要有 G 蛋白偶联受体、酪氨酸激酶受体、酪氨酸激酶相关受体和鸟苷酸环化酶型受体等。有些激素无需膜受体介导，直接进入细胞与胞内受体结合，如类固醇激素和甲状腺激素等，与细胞质或细胞核中的受体结合。然而，即使受体定位在细胞质，激素与其结合后也要转入细胞核发挥作用，因此，这类受体统称为核受体。核受体多为单肽链结构，含有共同的功能区段，在与特定的激素结合后作用于 DNA 分子的激素反应元件（hormone response element，HRE），通过调节靶基因转录引起生物效应。因此核受体发挥作用所需时间较长。

研究发现在激素与受体结合发挥作用后，激素产生的效应持续一定时间，又需要及时终止，维持分泌动态平衡。该激素效应的终止受中枢神经系统调控，如下丘脑 - 垂体 - 靶腺轴调节；也可能受细胞内某些酶的调节，如磷酸二酯酶具有分解 cAMP 后终止激素的作用；以及通过受体内吞降解方式或激素被机体代谢灭活的方式终止激素的作用。

4. 激素作用的一般特征 不同激素对靶细胞产生不完全相同的调节效应，但在发挥作用过程中能够表现出共同的特征。

首先，激素对靶器官具有相对特异性。尽管激素靶向机体器官、腺体、组织和细胞，但激素只选择性与其亲和力高的特定靶标相互作用。由于靶标分布的不同，不同激素的作用范围也往往存在差异。此外，有些激素可与多个受体结合，即有交叉对话（crosstalk）现象。如胰岛素既可与其受体结合，也可与胰岛素样生长因子受体结合；糖皮质激素既可与糖皮质激素受体结合，也可与盐皮质激素受体结合等。因此，激素与受体、不同激素之间都存在相互影响，具体形式为两种或多种激素对同一生理功能产生协同效应或拮抗作用；一种激素对另一种激素的支持作用，即允许作用；两种化学结构相似的激素之间存在受体竞争关系的竞争作用。激素之间的相互作用方式主要可分为以下四种。

（1）协同作用（synergistic action）：指两种或两种以上激素产生的效应大于单独激素的效应的总和。

（2）拮抗作用（antagonistic action）：指一种激素与另一种激素对机体生理功能的作用相反或拮抗。

（3）允许作用（permissive action）：指一种激素对另一种激素的功能具有支持作用，即该激素本身不具有某种功能，但它是另一种激素发挥该功能的必要条件。

（4）竞争作用（competitive action）：指化学结构相似的两类激素之间竞争性结合同一激素受体的情况。

其次，激素作为神经内分泌轴的信使分子，起传递信息的作用。内分泌细胞发布的调节信息以分泌激素的方式传递给靶细胞，启动靶细胞固有的生理效应。在生理状态下，虽然机体内的激素浓度很低，但可通过信号转导级联放大，最终产生强大的生理效应。

5. 激素分泌的调节

（1）激素分泌的周期节律性：激素的分泌常常具有节律性，短节律性激素以分钟、小时或昼夜为周期分泌，长节律性激素以月或季节等为周期分泌。如生长激素等垂体激素与下丘脑调节物质的分泌同步，具有明显的昼夜节律性。激素的这种分泌节律性受机体大脑（下丘脑视交叉上核，节律调控中枢）生物钟调控。

（2）调节激素分泌的因素

1）神经调节：下丘脑是调控内分泌系统的高级整合中枢，其接受机体刺激信号而通过神经内分泌细胞分泌激素等物质，调节机体内分泌功能。神经系统，如自主神经，也参与调节内分泌腺体或细胞的分泌功能。

2）体液调节：很多激素的分泌受血浆中物质浓度的影响，这种调节是反馈性的，如葡萄糖对胰岛素的调控，血浆葡萄糖浓度升高会促进胰岛素的分泌，而升高的胰岛素又会使葡萄糖浓度下降，最终胰岛素分泌不再增加，而是减少趋于平衡。

3）其他激素的调节：体内一些激素的主要作用是促进其他激素的分泌，这些激素被称为促激素（tropic hormone）。而被促进分泌的激素反过来也会影响促激素的水平。激素之间的这种相互影响和反馈调节，以及激素对中枢下丘脑 - 垂体轴的反馈调节是内分泌系统的一个重要调节机制。

二、内分泌系统功能异常

内分泌系统作为体内最重要的系统之一，其功能异常可能引起全身的生理和病理改变，如胰岛素合成分泌异常引起糖尿病；甲状腺激素水平异常引起甲状腺功能亢进、甲状腺功能减退、甲状腺肿大等。常见疾病主要包括多种原因引起激素合成、分泌过多，从而使其功能亢进，如尿崩症、巨人症；或由于各种原因引起激素分泌障碍、不足或缺乏，如侏儒症，从而产生内分泌功能的减退；或因先天发育异常导致内分泌功能异常，如儿童肥胖症、生长发育迟缓及智力障碍等；以及内分泌器官或组织的肿瘤，如垂体瘤、肾上腺腺瘤、甲状腺癌和胰腺癌。

三、内分泌系统研究的发展史

（一）激素的发现

在人体的生理现象中，出汗、流涎等现象肉眼可见。通过实验也可以发现，它们是从汗腺、唾液腺等导管样的腺体中释放出来的。但是，法国生理学家、实验医学的奠基人之一克劳德·伯纳德在一系列实验中发现动物和人的肝脏具有生成糖原即动物淀粉的功能，却未发现任何导管样的结构存在。1851 年，伯纳德撰写论文并提出这是由于体内存在一种看不见的腺体，这种腺体能够产生"内分泌"（internal secretion）作用。这种"内分泌"现象激发了布朗 - 塞加尔深入研究人体内这一看不见的无导管腺体组织的结构和功能。1856 年，布朗 - 塞加尔报道了在肾的顶端左、右各有一内分泌腺，并称之为肾的腺体，虽然其大小只有约 50 mm × 25 mm × 5 mm，重量也仅为 4 ~ 5 g，但其作用非常强大，如果将该腺体摘除，机体会出现心力衰竭、体温下降，最终于数小时内死亡。他由此提出这种肾的腺体（即肾上腺）是维持生命现象所必需的。他的研究被认为是生理学历史上最重要的发现之一。之后的贝利斯和斯塔林提出存在"分泌素"的观点。当酸性食物从胃部进入十二指肠时，其黏膜细胞会释放出一种分泌物，通过血液循环到达胰腺，并刺激胰腺经胰管进一步分泌胰液。这一发现证明机体在没有神经系统参与的情况下可以出现化学调节，从而肯定了某些特异腺体能够产生化学因子的观点。这些化学因子进入血液循环，并对靶器官功能产生调节作用。这两位科学先辈发现了除神经系统外，机体内还存在通过化学物质的传递调节远端器官组织功能活动的方式，他们将这种化学物质称为"激素"。

（二）胰岛素的发现

早在 1500 年前，古埃及就有"体重快速下降和频繁排尿"症状的描述。在我国医典《金匮要略》中，东汉名医张仲景以"消渴症"为名描述了可能是"糖尿病"患者的症状。1675 年，托马斯·威利斯和英国医生约翰将"Mellitus"和"Diabetes"两个单字结合在一起，即"Diabetes Mellitus"，来初步诊断和定义糖尿病。

法国生理学家伯纳德发现损伤实验动物第四脑室底部会导致动物血糖升高、排出糖尿等。在其后，科学家明科夫斯基发现糖尿病患者的昏迷与酸中毒有关，并提出碱性疗法的概念。明科夫斯基和冯·梅林通过实验切除犬的胰腺来研究胰腺分泌功能，他的助手偶然发现苍蝇喜欢停留在被切除胰腺的犬所排泄的尿液上，他进一步发现那只被切除胰腺的犬罹患了糖尿病，因此，他认为胰腺功能异常可能是导致糖尿病的主要原因。1910 年，爱德华·阿尔伯特·沙佩沙尔提出糖尿病的产生是由机体缺乏一种在正常情况下胰腺所分泌的物质而导致的，基于胰岛细胞的名称"islets of langerhans"，他以拉丁语"insula"命名了胰腺中的这个物质（即胰岛素）。

此后，科学家们陆续对胰腺的功能展开了广泛而深入的研究，1920 年，加拿大外科医生班廷从一篇论文中发现胰腺结石会导致胰腺萎缩，而结扎动物的胰腺导管也会导致同样的后果，于是他结扎了犬的胰腺导管，待其腺泡萎缩后，在仅仅剩下胰岛后再分离提取其中的物质，用于治疗糖尿病。1921 年，他在助手贝斯特的协助下，获得了胰腺粗提物，在生化学家柯利普的协助下，获得"纯化"的胰岛素，并将其注射给切除胰腺后患糖尿病的实验犬，进而获得了降低血糖的结果；班廷和贝斯特最终确定了提取物对糖尿病的疗效。1922 年，一名 14 岁严重糖尿病患者接受了"纯化胰岛素"的注射而获得重生。1923 年，班廷与生理学家麦克劳德共同获得诺贝尔生理学或医学奖。

1965 年，中国科学家做出了创新性的研究工作。中国科学院上海生物化学研究所联合中国科学院上海有机化学所及北京大学等多家单位首次成功合成了结晶牛胰岛素，这是当时人工合成的具有生物活性的最大的天然蛋白质，也使中国成为世界上第一个可以人工合成蛋白质的国家。在胰岛素一级结构解析的基础上，近些年采用基因重组技术获得了重组人胰岛素（humulin）。胰岛素的发现改变了糖尿病患者的命运，为人类创造了生命的奇迹。

（潘　燕　谭焕然）

第二章　下丘脑－垂体和松果体

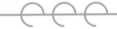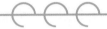

导学目标

通过本章内容的学习，学生应能够：

※ **基本目标**

1. 说出下丘脑-垂体结构在大脑中的位置。
2. 列举下丘脑调控的神经垂体和腺垂体的功能及相关神经肽和激素。
3. 复述松果体包含的细胞和功能。

※ **发展目标**

1. 基于下丘脑-垂体的内分泌解剖学基础，解析临床相关症状。
2. 通过胚胎发育理解下丘脑-垂体的联系，认识下丘脑-垂体及下丘脑-门脉系统的作用。
3. 根据各个激素的生物学作用，解释相关激素分泌失调所导致的临床症状。

第一节　下丘脑－垂体和松果体的结构与功能

下丘脑与垂体的解剖和功能连接构成神经内分泌系统的核心调控结构，在维持机体内稳态和对外界刺激的生理反应调控中发挥重要作用。

一、下丘脑

1. **概述**　下丘脑（hypothalamus）位于背侧丘脑的前下方，构成第三脑室侧壁的下份和底壁。下丘脑后上方借下丘脑沟与背侧丘脑为界，其前端达室间孔与侧脑室相通，后端与中脑被盖（midbrain tegmentum）相续；底部前端为终板（terminal lamina）和视交叉（optic chiasma），向后依次为视束（optic tract）、灰结节（tuber cinereum）和乳头体（mamillary body）。灰结节向前下方形成中空的圆锥状部分称为漏斗（infundibulum），灰结节与漏斗移行部的上端膨大形成正中隆起（median eminence）；漏斗下端与垂体（hypophysis）相连。

下丘脑重量仅 4 g，占全脑的 0.3% 左右，其体积虽小，但神经元种类众多，突触密度高，与脑内其他区域的联系非常广泛。下丘脑是机体内分泌系统和自主神经系统的高级调节中枢，在调节机体日常稳态生理功能、本能行为和应激反应中发挥重要作用。机体的体温、食欲、水电解质代谢平衡、性行为和情绪情感等都受到下丘脑神经元的紧密调控。下丘脑损伤可能会引起摄食、饮水、性行为和体温调节等活动的异常（图 2-1）。

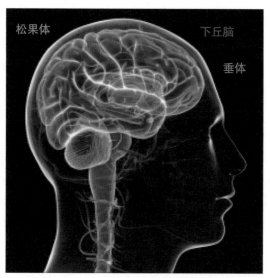

图 2-1　成人下丘脑、垂体和松果体的位置

下丘脑体积 1580 ± 80 mm^3；垂体体积 354.59 ± 128.25 mm^3；松果体体积 94.2 ± 40.65 mm^3

2．下丘脑的分区与主要核团

（1）下丘脑的分区：下丘脑内的灰质核团，以视交叉、灰结节和乳头体为标志，从前到后可大致分为 4 个区域，包括视前区（preoptic region）、视上区（supraoptic region）、结节区（tuberal region）和乳头体区（mamillary region）；由内向外，可分为纵行的 3 条带，包括室周带（periventricular zone）、内侧带（medial zone）和外侧带（lateral zone）。视前区位于视交叉之前、前连合（anterior commisure）之后，视上区位于视交叉上部，结节区与乳头体区分别位于灰结节与乳头体的上方。室周带为毗邻第三脑室两侧的薄层灰质，位于室周带的外侧与穹窿柱的内侧为内侧带，穹窿柱的外侧为外侧带，内侧前脑束经纵向穿行通过外侧带（图 2-2，表 2-1）。

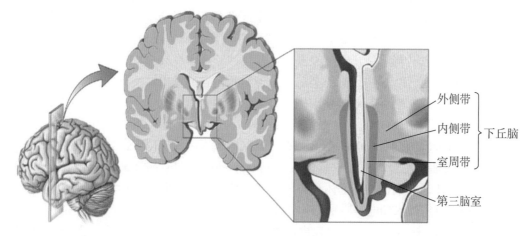

图 2-2　下丘脑大体结构分区

以第三脑室为中轴，依次为室周带、内侧带和外侧带，双侧对称分布

表 2-1　下丘脑"三带四区"的主要核团

	视前区	视上区	结节区	乳头体区
室周带	室周核	视交叉上核	漏斗核	
内侧带	视前内侧核	下丘脑前核	下丘脑背侧核	乳头体核
		室旁核	下丘脑背内侧核	下丘脑后核
		视上核	下丘脑腹内侧核	
外侧带	视前外侧核	下丘脑外侧核	结节核	

（2）下丘脑的主要核团：下丘脑被第三脑室分为左右两部，其核团成对分布于第三脑室两侧，主要有：位于视上区的视交叉上核（suprachiasmatic nucleus，SCN）、视前核与室周核；位于视上区的室旁核（paraventricular nucleus，PVN）、视上核（supraoptic nucleus，SON）和下丘脑前核等；位于结节区的漏斗核（哺乳动物又称弓状核）（infundibular/arcuate nucleus）、背内侧核（dorsomedial nucleus）和腹内侧核（ventromedial nucleus）等；位于乳头体区的乳头体核（mamillary body nucleus）和下丘脑后核（posterior hypothalamic nucleus）。

具有内分泌功能的神经元主要分布于视前内侧核、室旁核、视上核和弓状核。不同于脑内其他神经元，内分泌神经元的轴突末梢与有孔毛细血管紧密接触，神经元释放的神经肽或神经调质不进入突触间隙，而是通过有孔毛细血管进入血液循环，以经典的激素方式作用到外周靶器官。内分泌神经元可分为两类：一类是大细胞型内分泌神经元，它们的胞体主要位于室旁核与视上核，轴突投射至神经垂体，在神经垂体中释放催产素（oxytocin，OXT）与抗利尿激素或精氨酸加压素（antidiuretic hormone，ADH；arginine vasopressin，AVP），进入血液循环，主要调控分娩、哺乳或肾的重吸收功能；另一类是小细胞型内分泌神经元，它们的胞体主要位于视前内侧核与弓状核等区域，轴突投射至第三脑室底部的正中隆起，在此释放促垂体激素入血，经垂体门脉系统运送至垂体前叶，调控腺垂体内分泌细胞的功能（图 2-3）。

（3）下丘脑主要的内分泌相关核团

1）室旁核：室旁核（PVN）位于第三脑室旁，是重要的内分泌和自主神经调节的高级中枢。PVN 内主要含有大细胞型内分泌神经元、小细胞型内分泌神经元和前自主神经元（preautonomic neuron）。PVN 前侧与尾侧含有较多的小细胞型内分泌神经元，它们能合成促肾上腺皮质激素释放因子（corticotropin releasing hormone，CRH，又称 CRF）和促甲状腺素释放激素（thyrotropin releasing hormone，TRH），其轴突终止于第三脑室底部的正中隆起，在此处释放 CRH、TRH 入血，调控垂体腺细胞的分泌。PVN 的前侧与中段含有较多大细胞内分泌神经元，它们含有 OXT 与 AVP，其轴突经过正中隆起终止于神经垂体，并在神经垂体释放 OXT 与 AVP 入血，进而运送到远处调节靶器官功能。PVN 内还有一类前自主神经元，它们发出轴突支配脑干的交感与副交感节前神经元，是机体自主神经系统的高级中枢，参与调控内脏活动。

2）视上核：视上核（SON）位于颅底部视束外上方，仅含有大细胞型内分泌神经元。AVP 神经元主要位于 SON 的腹侧，OXT 神经元多位于 SON 背侧。它们发出的轴突与 PVN 的大细胞型内分泌神经元的轴突汇合成视上－垂体束（supraopticohypophyseal tract），经过漏斗与正中隆起，终止于神经垂体。它们在神经垂体释放 AVP 与 OXT 后，经血液循环运送到肾、乳腺或子宫等靶器官，分别调节机体水和电解质平衡、分娩和哺乳等过程。

3）弓状核：弓状核由聚集在下视丘内侧基底部的神经元形成，毗邻第三脑室和正中隆起。弓状核主要包含内分泌神经元与非内分泌神经元。内分泌神经元位于弓状核的腹外侧部，为小细胞型，分别能合成生长激素释放激素（growth hormone-releasing hormone，GHRH）和多巴胺。生长激素释放激素促进腺垂体释放生长激素，而多巴胺抑制腺垂体释放催乳素。非内分泌神经元主要分为两类：一类是含神经肽 Y（neuropeptide Y，NPY）、刺鼠肽基因相关蛋白（agouti-related protein，AgRP）的神经元，另一类是含阿黑皮素原（pro-opiomelanocortin，POMC）的神经元，前者主要含抑制性神经递质（neurotransmitter）γ- 氨基丁酸（GABA），后者主要含兴奋性神经递质谷氨酸。NPY/AgRP 神经元可促进食欲，而 POMC 神经元则抑制进食，两者在调节食欲和机体的能量代谢平衡中发挥重要作用。

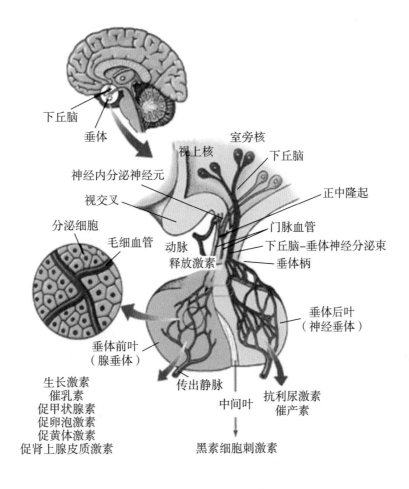

图 2-3　下丘脑 - 垂体系统

4）视前内侧核：视前内侧核（medial preoptic nucleus，MPN）位于下丘脑视前区内侧，邻近室周核。视前内侧核的神经元与体温调节、体液平衡、水分摄入和情绪调控相关。视前内侧核中含有小细胞型内分泌神经元，它们能合成促性腺激素释放激素（gonadotropin-releasing hormone，GnRH），其轴突投射至正中隆起。GnRH 在此释放并运输到垂体，调控腺垂体促性腺激素释放细胞的分泌活动，是调控青春期启动的关键神经元。

5）视交叉上核（SCN）：SCN 位于视交叉上方，是脑内主要的昼夜节律起搏器，可调节机体内各种昼夜节律活动。SCN 可以分为中央的核心区（core）和外围的壳区（shell），胃泌素释放肽（gastrin-releasing peptide，GRP）与血管活性肠肽（vasoactive intestinal peptide，VIP）神经元位于核心区，AVP 神经元位于壳区。GRP 神经元在白天激活，而 VIP 神经元在夜间激活。SCN 的 AVP 神经元不是内分泌神经元，但它们可广泛投射至下丘脑的多个内分泌核团，包括 PVN 与 SON 等，调控下丘脑内分泌神经元的昼夜节律活动，在精准调节机体内分泌系统的昼夜节律中发挥重要作用。

（4）人类下丘脑的磁共振成像：下丘脑控制着许多重要的生理过程，下丘脑解剖学结构的获得对于新的神经外科治疗策略的开发至关重要。磁共振成像（MRI）是评估下丘脑解剖结构的首选技术。

磁共振成像显示，白质区的视束部分环绕下丘脑和大脑脚的喙侧。乳头丘脑束在磁共振成像上显示为一个小结构，位于乳头主束的背侧部分，它包含从内侧乳头核投射到丘脑前核的纤维，乳头主束围绕着乳头核。穹窿由连接海马体和乳头体的拱形白质束组成，穹窿包括 4 个主要部分：穹窿脚、穹窿连合、穹窿体和穹窿柱。前连合以紧密纤维束的形式在穹窿柱的前方横跨大脑中线。内侧前脑束是神经纤维束，起自基底嗅区、隔核、杏仁周区，经过下丘脑视前外侧区及下丘脑外侧区。

视前区是第三脑室最前侧的室周灰质。视前内侧核是一个主要由小型细胞组成的结构，其与下丘脑外侧区相邻并向其凹陷，并向内侧凸向室旁核（PVN）。

结节区下丘脑的范围达到最广，其内侧通常可以分为腹内侧核和背内侧核。下丘脑腹内侧核是结节部最大的细胞群。下丘脑背内侧核是靠近第三脑室的细胞核团，由一组低分化的松散分布的神经元组成。马蹄形漏斗核位于第三脑室的最腹侧，并延伸到正中隆起。

乳头区由乳头体和位于背侧的下丘脑后核组成。乳头体主要由球形中乳头核组成，中乳头核由髓鞘纤维囊覆盖的相对较小的细胞组成。外侧结节核和中乳头核之间及周围是结节乳头核的神经元。下丘脑后部位于乳头体的背侧和下丘脑腹内侧核的尾部。

二、垂体

1. 概述 垂体位于颅底内面颅中窝蝶鞍的垂体窝内。其上面被硬脑膜形成环形的鞍隔所覆盖，鞍隔中央有漏斗孔穿过，借漏斗与下丘脑相连，连接垂体和下丘脑的结构名为垂体柄。垂体不受血脑屏障保护。

垂体呈横椭圆形，淡红色，前后径约 1.0 cm，横径 1.0 ~ 1.5 cm，高约 0.6 cm。成年人垂体的重量为 0.4 ~ 0.8 g，女性略大于男性，妊娠期女性体内的垂体重量可达 1 ~ 1.5 g。

2. 垂体的分区 垂体按解剖结构可分为上皮样结构的前叶、中叶和神经样结构的后叶；按功能分为腺垂体和神经垂体。腺垂体主要包括垂体的远侧部（前叶）、中间部（中间叶）和结节部，而神经垂体主要包括垂体后叶、漏斗和正中隆起。漏斗被腺垂体的结节部包围，共同构成垂体柄。大多数哺乳动物均存在较厚的中间叶，而成年人的中间叶细胞较少，分散在前叶与后叶交界处。在组成上，腺垂体与神经垂体不同：神经垂体包含神经投射末梢，属于下丘脑向下延伸的一部分，而腺垂体则是主要由内分泌细胞组成的腺体。

垂体前叶和中间叶来源于口咽上皮向上突起的颅颊囊（拉特克袋），垂体后叶则来源于第三脑室底部间脑向下凹陷的漏斗小泡。颅颊囊下端形成垂体管（颅咽管），颅骨闭合后，将颅咽管与口腔顶部分隔开。颅颊囊前壁发育成垂体前叶的远侧部与结节部，后壁形成中间部；而漏斗小泡发育形成垂体后叶、漏斗柄和正中隆起。

（1）腺垂体：腺垂体可分为远侧部（pars distalis）、中间部（pars intermedia）和结节部（pars tuberalis）三部分。远侧部是腺垂体的主要组成部分，富含腺上皮细胞，是大多数腺垂体激素合成的场所。根据腺上皮对 HE 染色的不同反应分为嗜酸性、嗜碱性和嫌色性三类，其中嗜酸性细胞占 35%，嗜碱性细胞占 15%，嫌色细胞占 50% 左右。嗜酸性细胞分泌生长激素（growth hormone）和催乳素；嗜碱性细胞分泌促甲状腺激素（thyroid stimulating hormone，TSH）、促肾上腺皮质激素（adrenocorticotropic hormone，ACTH）、黄体生成素（luteinizing hormone，LH）和卵泡刺激素（follicle stimulating hormone，FSH）。目前单细胞转录组研究结果支持腺垂体包含表达 ACTH、POMC、TSH、GH、LH 和 FSH 基因的细胞以及来自上游调控因子的受体 CRHR1、TRHR

（TRH receptor）、GHRHR（GHRH receptor）、GnRHR（GnRH receptor）、SSTR（somatostatin receptor）、PRLR（PRL receptor）和 dopamine receptor 的基因。结节部是远侧部延伸并缠绕在垂体柄周围的管状鞘结构，有很多排列成网状的上皮细胞和垂体门脉血管。

中间部是位于远侧部和神经垂体之间的薄层上皮结构，主要由嫌色细胞和嗜碱性细胞组成，它们包围形成滤泡，滤泡腔内含胶质。中间部主要分泌黑色素细胞刺激素（melanocyte-stimulating hormone，MSH）。

（2）神经垂体：垂体后叶在发生、结构和功能上与前叶不同，主要由神经纤维、神经胶质细胞和有孔毛细血管构成。神经垂体内的纤维主要来自下丘脑的视上核和室旁核，它们的大细胞性内分泌细胞发出的轴突汇聚成视上垂体束，终止于神经部。由下丘脑的视上核和室旁核合成的催产素与精氨酸加压素分别与其载体蛋白 Neurophysin I 与 Neurophysin II 结合后，组装成分泌颗粒，经视上垂体束运输达神经部储存。神经垂体内的纤维为无髓神经纤维，末梢含有大量聚集成团的内分泌颗粒，称为 Herring（赫令）小体。

神经垂体作为下丘脑的延伸，含有不同种类的神经胶质细胞，包括星形胶质细胞、小胶质细胞和特殊分化的神经胶质细胞（即垂体细胞）。

正中隆起是围绕漏斗隐窝四周的隆起部，内含大量神经纤维，即下丘脑垂体束，包括视上垂体束（supra-opticohypophyseal tract）和结节漏斗束（tuberoinfundibular tract），也称为结节垂体束（tuberohypophyseal tract）。视上垂体束主要止于垂体后叶的神经部，而结节漏斗束多终止于正中隆起。

正中隆起是下丘脑和垂体之间重要的功能连接，其内表面（背侧）为第三脑室底部，覆盖有特化的室管膜细胞 - 伸长细胞（tanycytes），它们彼此之间形成紧密连接复合体，构筑成血 - 下丘脑屏障和血 - 脑脊液屏障，可防止外周血液中经有孔内皮细胞渗透出来的物质直接进入下丘脑，或通过脑脊液到达脑实质。正中隆起含有大量来自下丘脑内分泌神经元的神经纤维，来源于下丘脑小细胞内分泌神经元的神经末梢分布于正中隆起的最外层（腹侧），而来源于下丘脑大细胞内分泌神经元的轴突则经过正中隆起的内层、垂体柄，终止于神经垂体。正中隆起的有孔毛细血管吻合形成垂体门静脉，参与构成下丘脑 - 腺垂体门脉系统。

框 2-1　垂体的发育

针对鸟类、两栖类和斑马鱼等不同物种脊椎动物的谱系示踪实验显示，垂体的起源可追溯至神经板。在对鸡与鹌鹑的属间杂交嵌合体的研究中发现，垂体的起源位于前神经嵴（anterior neural ridge，ANR）的中线。对鸡、两栖类、斑马鱼和大鼠胚胎的研究发现，垂体的起源细胞位于胚胎神经板喙端。对大鼠胚胎进行染色示踪发现，标记的细胞集中在拉特克囊（Rathke's pouch）。综合这些研究可以得出，前神经嵴是拉特克囊的起源，后者最终发育成为垂体细胞。对很多物种的研究都支持这个结论，也说明垂体发育的机制在低等脊椎动物进化到高等哺乳动物的过程中是保守的。在人类，腺垂体的发育也是来源于拉特克囊。拉特克囊是胚胎发育第 3 周时口凹顶端的外胚层上皮向背侧凹陷形成的囊状突起。胎儿发育到 6 周时，拉特克囊发育完成并与口腔上皮完全分开。

从拉特克囊发育到垂体的过程伴随着一系列谱系特异性转录因子的表达；腺垂体含有 5 种类型的细胞，可以分泌 6 种激素。特定的转录因子在多能前体细胞中的表达和局部产生的生长因子浓度梯度决定了垂体的发育（图 2-4）。转录因子 Prop-1 诱导 Pit-1 特异性谱系和促性腺细胞的发育。Pit-1 也是一个转录因子，它进一步决定生长激素分泌细胞、催乳素细胞、促甲状腺细胞合成和分泌各自的激素。在 Pit-1 谱系细胞中，高表达雌激素受体的细胞更容易表达催乳素（prolactin，PRL）；促甲状腺激素胚胎因子（thyrotrope embryonic factor，TEF）诱导促甲状腺激素（thyroid-stimulating hormone，TSH）基因的表达。此外，

拓展：垂体类器官移植技术

Pit-1 还会结合 GH、PRL 和 TSH 基因的启动区，调节这些基因的表达。Pit-1 还可以结合其自身基因的启动区，促进自身基因表达，形成正反馈环路，以维持受其调节的激素基因表达的稳定性。促性腺细胞的发育进一步受到细胞特异性的 SF-1 和 DAX-1 表达的决定。表达 *POMC* 基因的促肾上腺皮质激素细胞（corticotrope）的发育依赖于转录因子 T-Pit。以上转录因子的变异或缺失会导致罕见的垂体激素功能减退综合征。

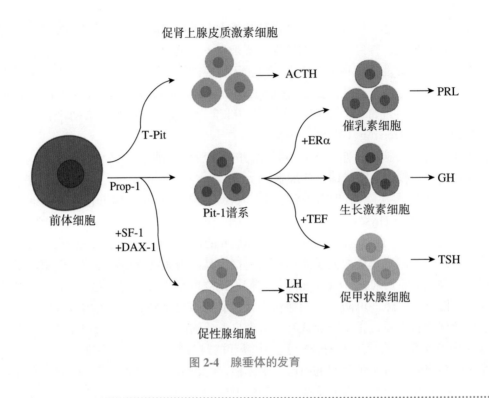

图 2-4　腺垂体的发育

3．垂体的血供　垂体具有独特的血管分布和功能意义。垂体前叶的分泌活动主要接受下丘脑有关核团产生的释放或抑制因子，通过垂体门脉系统运输至前叶调节腺垂体的分泌。垂体门脉系统的初级毛细血管网可将下丘脑的神经分泌物质带到前叶，再经次级毛细血管网作用于前叶的腺细胞，从而调节前叶腺细胞的激素分泌。

（1）动脉

1）垂体上动脉：起自大脑动脉环，分前、后 2 支，供应正中隆起、漏斗上部，前支发出 1 支小梁动脉至漏斗下部。垂体上动脉到达正中隆起后，经过反复分支形成初级毛细血管网，此毛细血管网汇集成 12～20 条垂体门静脉至垂体前叶，垂体门静脉在前叶再反复分支形成次级毛细血管网，最后汇集成静脉。正中隆起的初级毛细血管网、垂体门静脉与腺垂体中的次级毛细血管网共同构成垂体门脉系统（图 2-5）。

2）垂体中动脉：起自于垂体上动脉或直接发自颈内动脉，到达神经部后与垂体下动脉的分支吻合。

3）垂体下动脉：起自颈内动脉海绵窦部，分内、外 2 支，主要供应垂体神经部。垂体上动脉和垂体下动脉在中间部和正中隆起处有毛细血管间的吻合。

（2）静脉：垂体前叶的次级毛细血管汇集成小静脉，小静脉最终汇成垂体下静脉，后者注入海绵窦；神经部和中间部的静脉最终也汇入海绵窦。

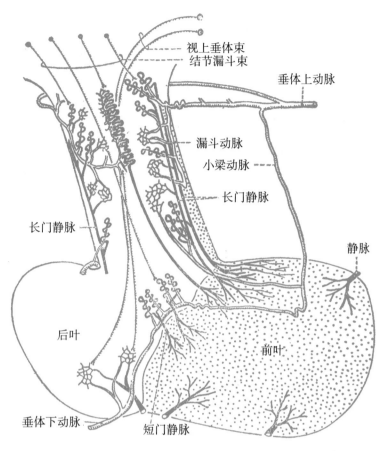

视上垂体束
结节漏斗束
垂体上动脉
漏斗动脉
小梁动脉
长门静脉
长门静脉
静脉
后叶
前叶
垂体下动脉
短门静脉

图 2-5　垂体门脉系统

4．垂体的磁共振成像　垂体磁共振成像显示垂体的大小在不同的年龄和性别患者体内略有不同，并且非常平坦，而怀孕期间和产后的垂体最大高度可高达 12 mm。

垂体的磁共振成像对垂体形态和功能检查至关重要，是垂体肿瘤诊断的首选方法，垂体磁共振成像的精准化可提高垂体微肿瘤的检出率。垂体腺瘤又称为微腺瘤，定义为直径小于 10 mm 的肿瘤，通常表现为鞍内病变。垂体腺瘤患者的垂体磁共振成像在 T1 加权像上通常呈低信号，有时可以在 T1 加权像上观察到高信号强度，反映出血性肿瘤转化。

其他一些疾病患者的垂体与正常垂体也存在着差异，如尿崩症患者有持续性多尿和多饮的典型临床症状，伴有低尿比重和血清钠水平的升高，磁共振成像显示 48 例尿崩症患者中有 35 名患者的脑垂体后叶异位。肥胖症患者的垂体磁共振成像显示其垂体体积大于正常的垂体。

三、下丘脑与垂体的联系

下丘脑借助垂体柄连接下方的垂体，有血管和神经纤维连接。下丘脑通过垂体门脉系统（hypophyseal portal system）与垂体前叶（腺垂体）联系，进而调控腺垂体激素的分泌。

不同于与垂体前叶的体液（血液）联系，下丘脑与垂体后叶直接通过神经纤维投射进行联系。由室旁核与视上核的大细胞型内分泌神经元发出的神经纤维共同汇聚成视上垂体束，经过漏斗与垂体柄，终止于神经垂体。视上核与室旁核的大细胞型神经元中产生的精氨酸加压素（AVP）和催产素（OXT）经视上垂体束运输至垂体后叶（神经垂体），在此贮存并在需要时释放入血。

下丘脑 - 神经垂体系统的发现

Note

四、下丘脑－垂体的功能

1. 神经垂体激素

（1）精氨酸加压素（AVP）：人类的血管升压素是由 9 个氨基酸组成的肽链，第 8 位氨基酸残基是精氨酸，也称精氨酸血管升压素，又名抗利尿激素（ADH），是调节机体水平衡、维持循环血量的重要激素之一。在正常饮水的情况下，血浆中 AVP 浓度很低，仅 0.1 ~ 0.4 ng/dl。AVP 在肾和肝内经蛋白水解酶降解，在循环中的半衰期仅为 6 ~ 10 min。

AVP 调控水平衡和免疫反应。AVP 受体为 G 蛋白偶联受体，已知至少有 V_{1A}、V_{1B}（也被称为 V_3 受体）和 V_2 三种亚型。V_{1A} 和 V_{1B} 在中枢神经系统表达，V_{1A} 在整个大脑均有分布，而 V_{1B} 主要在垂体和杏仁核等区域分布。V_2 受体主要分布于肾，生理浓度的 AVP 通过与 V_2 受体结合，激活 PKA，调控跨膜水通道的形成。AVP 生理水平的升高可促进肾重吸收水，浓缩尿并减少尿量，从而发挥抗利尿作用。在机体脱水或失血等情况下，AVP 的释放量明显增加，可使血管广泛收缩，特别是内脏血管。下丘脑的渗透压感受器通过神经元上的钙离子通道发挥作用，可以感受血浆中的渗透压变化。当血浆渗透压增加到生理阈值以上时，血管升压素能神经元的神经末梢可以增加 AVP 的分泌。肾对 AVP 的反应是重吸收水分，从而降低血浆渗透压，进而对下丘脑做出反馈，减少 AVP 的分泌。AVP 浓缩尿液的功能可通过肾表达的水通道蛋白 2 来实现，水通道蛋白 2 主要在肾的集合管表达，在维持机体水平衡中发挥重要作用。

AVP 拥有白介素样的活性，从而在免疫系统和内分泌系统之间建立联系。AVP 可代替 IL-2 作用于干扰素 γ，导致 T 细胞的有丝分裂原诱导。体外研究表明，人类单核细胞在 AVP 作用下可合成 PGE2，从而调节免疫细胞的炎性反应。体内研究表明，用 AVP 注射大鼠可引起吞噬活性增加，血浆中高浓度的 AVP 可导致炎症反应增加。AVP 还可以作用于巨噬细胞使 1 型干扰素信号不稳定，最终损伤机体抗病毒免疫反应。

AVP 参与情绪、认知和婚配调控。动物研究显示，应激反应过程中 AVP 是一种神经调质，人类研究表明，AVP 在几种心理应激过程中表达上调。抑郁症患者的血浆 AVP 水平比健康人群高，血浆 AVP 水平和精神运动障碍呈正相关，与神经质呈负相关。在抑郁症模型动物下丘脑 PVN 区 AVP 的 mRNA 表达上调，对人类脑组织的研究发现，因抑郁症而自杀的患者脑内 PVN 的 AVP 表达显著高于其他原因自杀的人群。AVP 可引起 HPA 轴超激活，从而引起心理应激，这可能是抑郁症的重要诱因，此外，V_{1b} 基因变异可增加抑郁症的发生，然而 AVP 在抑郁发病中的机制仍然有待于进一步阐明。

AVP 在调控社交行为过程中有重要作用。AVP 可增强健康人群的认知功能，并且可以增强后期事件相关脑电位，说明 AVP 参与了高级脑认知功能。经鼻注射可使 AVP 直接进入大脑，引起对于模糊社会线索的负面情绪反应。经鼻注射 AVP 可以减少男性的友好感知，但对于女性，AVP 的效果正好相反。

在对草原田鼠建立的"一夫一妻制"模型的研究发现，AVP 参与了雄性动物婚配观念的形成。一夫一妻制形成的主要指标包括配偶偏好性、对配偶外同物种个体的攻击以及共同抚育幼崽。草原田鼠腹侧苍白球的 V_{1a} 受体表达明显高于不会形成一夫一妻制的山地田鼠。雄性草原田鼠在注射 AVP 以后，形成配偶偏好性的时间明显短于注射人工脑脊液的对照组，如果阻断 V_{1a} 受体通路，则配偶偏好性的形成显著受阻。这些结果说明 AVP 在社交和婚配行为中发挥重要作用。

（2）催产素：催产素（OXT）也是一种由 9 个氨基酸组成的肽类激素，与 AVP 等长，只是第三位和第八位氨基酸不同。它由下丘脑室旁核和视上核中的催产素大细胞性内分泌细胞合成，经轴突转运至末梢，以致密性囊泡形式储存于垂体后叶。当大细胞性内分泌细胞受到上游刺激兴奋时，储存于垂体后叶的催产素释放入血，作用至外周的催产素受体，介导下游功能。催产素受体主要分布于子宫平滑肌和乳腺腺泡的肌上皮细胞，因此，催产素在外周的主要功能是促进子宫平滑肌和乳腺肌上皮细胞收缩，促进分娩和泌乳。

催产素具有泌乳和催产的生理功能。妊娠晚期催产素受体在子宫平滑肌的表达显著增加，从而增加子宫对催产素的敏感性。分娩时，胎儿对子宫壁的挤压会兴奋下丘脑的催产素能神经元，释放催产素促进子宫平滑肌收缩，迫使胎儿进入产道。随着胎儿的逐步娩出，子宫颈的压力升高，进一步刺激子宫颈的压力感受器，通过正反馈过程，加剧催产素能神经元的电兴奋活动，诱发大量的催产素释放入血，引发子宫平滑肌的强烈收缩，直至胎儿娩出。

当新生儿吮吸产妇乳头时，会兴奋产妇下丘脑的催产素能神经元。持续的吮吸会使下丘脑不同核团的催产素能神经元发生间歇性、爆发式的同步放电活动，使哺乳过程中催产素呈现大剂量、脉冲式释放，作用于乳腺腺泡的肌上皮细胞，使得腺泡内压力剧增，促进大量乳汁从乳腺导管排出，发生泌乳。

近年研究显示，OXT 也参与社交和婚配调节。催产素不仅在外周发挥重要作用，在脑内也发挥着重要的作用，如促进社交、协调母性行为、增加配偶之间的绑定和亲子依恋等。催产素受体在脑内广泛表达。研究显示，催产素神经元可以通过其树突或脑内的轴突侧支释放，作用于脑内不同区域的催产素受体，提升社交相关突触传递过程中的"信噪比"，促进社交识别；还可通过促进脑内多巴胺的释放来促进社交奖赏。

2. 垂体中间部激素 垂体中间部主要产生 POMC 源的黑色素细胞刺激素（melanocyte stimulating hormone，MSH）。MSH 可分为 α-MSH、β-MSH 和 γ-MSH，一开始被发现可促进皮肤细胞产生黑色素。此外，MSH 还可以调控发热和炎症反应，减少食物摄取，控制自主神经功能，刺激外分泌。促黑素受体（melanocortin receptor，MCR）有 5 种类型，MC3R 和 MC4R 广泛分布于中央神经系统，而 MC1R、MC2R 和 MC5R 主要分布于外周细胞。MC2R 可被 ACTH 选择性激活，其他受体亚型均可识别 MSH。

MSH 可通过调控免疫功能、减少促炎因子表达、降低细胞内的一氧化氮含量、抑制白细胞迁移等方式起到抗炎作用。α-MSH 可增加单核细胞抗炎因子 IL-10 的表达，并可减少 LPS 刺激的人类血液样本中促炎因子 TNF-α 和 IL-1β 的表达。α-MSH 通过巨噬细胞增加胞内第二信使 cAMP 的含量，从而减少一氧化氮含量。α-MSH 注射到脑室可抑制炎症反应，这种作用可能通过调控交感神经来实现。

MSH 调控摄食和能量代谢。*Pomc* 敲除小鼠会出现过度摄食从而导致肥胖，并产生色素沉着；*Pomc* 缺失的患者也显示严重肥胖，肾上腺功能不全，红发色素沉着。*Pomc* 来源的 α-MSH 通过中央神经系统控制能量代谢。经动物侧脑室注射 α-MSH 可抑制食物摄取、增加能量消耗。MC4R 是一种 7 次跨膜受体，在 α-MSH 阻止肥胖过程中起到重要作用。MC4R 在中枢和外周神经系统中广泛分布，*MC4R* 基因缺失会增加食物摄入，减少能量消耗，最终导致严重肥胖。α-MSH 对食物摄入的抑制效果可以通过阻断 MC4R 来实现，采用侧脑室注射 MC4R 抑制剂（SHU9119）可增加小鼠的食物摄入。

大脑弓状核也存在表达 Pomc 的神经元，当它们释放 α-MSH 激活 MC4R 时，可使得能量消耗增加，而弓状核的 AgRP 神经元释放 AgRP 可拮抗 MC4R 受体，使得能量消耗减少。弓状核的谷氨酸能神经纤维投射到下丘脑室旁核区表达 MC4R 的神经元，形成饥饿 - 饱食调节环路。α-MSH 可加强弓状核的谷氨酸能神经元到下丘脑室旁核 MC4R 神经元之间的突触传递，从而调控饥饿和饱腹感。

3. 下丘脑 - 腺垂体的激素调节

（1）腺垂体受下丘脑小细胞神经元调节：不同于神经垂体，腺垂体激素的释放是由位于下丘脑内（室旁核）的神经内分泌细胞通过释放神经激素调节的。下丘脑中这些调节腺垂体激素释放的细胞称为小细胞神经元（parvocellular neurons）。下丘脑的小细胞神经元并不直接投射到腺垂体，而是通过一套复杂的下丘脑－垂体门脉系统和腺垂体连接起来。正中隆起部位的毛细血管入垂体门脉并延伸到腺垂体，门脉分支在内分泌细胞周围形成毛细血管床。门脉血管是将神经激素从正中隆起快速送达腺垂体的路径。从下丘脑小细胞神经元释放的神经激素通过垂体门脉到达腺垂体中特定的毛细血管床，在那里和腺垂体内分泌细胞膜上的特异性受体结合，控制调节腺垂体内分泌细胞激素的分泌。腺垂体分泌的激素直接进入体循环到达下游靶器官。一些神经激素可以促进内分泌细胞分泌激素，这些神经激素被称为释放激素（releasing hormones）；另一些神经激素则抑制内分泌细胞分泌激素，因而被称为抑制激素（inhibiting hormones）。

（2）腺垂体激素的类型：腺垂体激素都由腺垂体内的内分泌细胞合成和分泌，不同激素由不同类型的细胞产生。腺垂体产生的激素类型包括肽类、蛋白质和糖蛋白。根据作用方式和作用靶器官的不同，腺垂体激素可分为直接作用激素和促激素两大类。直接作用激素在非内分泌组织中直接发挥主要作用，例如生长激素（growth hormone）直接作用于脂肪和肌肉等组织，影响组织生长和营养代谢。与直接作用激素不同，促激素作用于其他内分泌组织或器官，调节下一级激素分泌。例如促甲状腺激素（thyroid-stimulating hormone，TSH）对甲状腺起支持和维持作用，同时也刺激甲状腺分泌甲状腺激素。除了促甲状腺激素外，腺垂体还分泌促肾上腺皮质激素（adrenocorticotropic hormone，ACTH）、促黄体生成素（luteinizing hormone，LH）、卵泡刺激素（follicle-stimulating hormone，FSH）等促激素。如果由促激素调节的靶腺被剥夺了相应的促激素，则该靶腺不仅停止分泌下一级激素，腺体本身还会萎缩。

下丘脑的神经内分泌细胞调节腺垂体内的不同内分泌细胞，后者分泌相应的激素直接发挥生理作用，或分泌促激素进一步调节下一级腺体的激素分泌，形成各种内分泌－靶器官（靶腺体）调节轴。内分泌调节轴的下游激素对上游激素（包括下丘脑的神经激素和垂体的促激素）的分泌具有负反馈调节作用，以保证神经－内分泌调节网络的稳态（见下文图 2-6）。表 2-2 列举了腺垂体分泌的激素种类、靶器官、作用方式、受体类型以及基本功能。值得注意的是，随着科学研究的深入，每一种激素都被发现参与着越来越多的其他功能（包括非经典功能）。表 2-2 中仅列出了每个激素的主要功能。

表 2-2　腺垂体的激素分类及功能

激素名称	靶器官	作用方式	受体类型	功能
生长激素（GH）	所有细胞	直接作用	JAK/STAT 偶联的细胞因子受体	促进蛋白质合成和组织生长
促甲状腺激素（TSH）	甲状腺	促激素	G 蛋白偶联受体	促进甲状腺分泌甲状腺素（提高代谢率）
促肾上腺皮质激素（ACTH）	肾上腺皮质	促激素	G 蛋白偶联受体	促进肾上腺分泌（应激反应）
卵泡刺激素（FSH）	性腺	促激素	G 蛋白偶联受体	促进排卵（女性）、促进精子发生（男性）
促黄体生成素（LH）	性腺	促激素	G 蛋白偶联受体	促进性激素产生和分泌
催乳素（PRL）	乳腺	直接作用	JAK/STAT 偶联的细胞因子受体	泌乳、调节性腺功能

4. 下丘脑－腺垂体内分泌调节轴　垂体的内分泌调节体现了中枢神经系统的信息整合对内分泌功能的调节影响。中枢神经系统接收来自多层次的感觉受体的信号。这些感觉受体对动物体内外环境的变化进行监测，并将感知到的变化通过神经元突触传入中枢神经系统的神经内分泌细胞。感受到这些信号输入的神经内分泌细胞再通过调节垂体的内分泌细胞影响机体的内分泌稳态。

前文提到，腺垂体激素是由下丘脑的小细胞神经元释放的神经激素调节的。不同腺垂体激素由下丘脑不同的神经激素调节，形成靶向各系统的内分泌调节轴。那么下丘脑对腺垂体激素分泌是如何调节的？下文将分别介绍每条内分泌调节轴的调节机制。

（1）生长激素（growth hormone，GH）：生长激素是腺垂体中含量最丰富的激素，腺垂体中约 50% 的细胞都是生长激素细胞（somatotrope）。生长激素是由 5 个不同的基因编码的，其中垂体的 hGH-N 基因编码并转录出两个剪接体，分别翻译为 22 kD（含有 191 个氨基酸）和 20 kD 的 GH。其中以 22 kD GH 为主，在血液循环中约占 75%；另外 5% ~ 10% 为 20 kD 的 GH，其生物学活性和 22 kD 的 GH 相似。GH 的产生是由细胞特异性的核转录因子 Pit-1 驱动基因转录的。其余 4 个 GH 相关基因（hGH-V、hCS-A、hCS-B、hCS-L）都只在胎盘表达。例如胚胎滋养层细胞表达一个相关基因 hGH-V，其产生的绒毛膜生长激素是基因簇不同成员表达的结果。

GH 的分泌主要由下丘脑和外部因素调节。下丘脑的生长激素释放激素（GH-releasing hormone，GHRH）和生长激素抑素（somatostatin，SS）分别正向和反向调节 GH 的合成和分泌。GHRH 是由下丘脑分泌的一种 44 个氨基酸的肽，刺激 GH 的合成和分泌。GHRH 神经元主要集中于下丘脑弓状核和腹内侧核。SS 主要是由下丘脑内侧视前区合成的，抑制腺垂体 GH 的分泌。SS 也在下丘脑之外的组织表达，包括中枢神经系统、胃肠道和胰岛。胰岛分泌的 SS 可以抑制胰岛激素的分泌。肝类胰岛素生长因子（IGF）也参与 GH 合成分泌的功能调节。

生长激素细胞合成和分泌 GH 是由其表面受体调节的。GHRH 受体是 G 蛋白偶联受体（G protein-coupled receptor，GPCR）。GHRH 受体通过胞内第二信使 cAMP 激活下游通路，促进生长激素细胞增殖和 GH 合成。GHRH 受体的失活突变会造成侏儒症。Ghrelin 的受体在下丘脑和垂体都有表达。SS 受体含有 5 个亚型，分别为 SSTR1、SSTR2、SSTR3、SSTR4 和 SSTR5。其中 SSTR2 和 SSTR5 亚型介导的通路抑制 GH 分泌。

GH 的分泌是脉冲式的，在夜间入睡后 1 h 达到最高峰。另外，在运动后、身体应激、创伤和败血症发展过程中，GH 水平也会升高。GH 的日分泌量为 500 ~ 800 μg/ml。GH 的分泌量随年龄增加而急剧下降；中年人的 GH 水平只有青春期的 15% 左右。GH 随年龄分泌水平降低，同时伴随着肌肉的减退。在肥胖者体内 GH 分泌也会降低。白天 GH 的分泌水平在约 50% 的健康人群和大部分肥胖或老年人群的随机采样中都无法检测到。因此，单次随机的 GH 检测并不能有效区分 GH 缺乏症患者和健康者。GH 的分泌调节也受其他激素的影响，例如，雌激素刺激 GH 分泌，而长期过高的糖皮质激素暴露则会抑制 GH 分泌。

GH 可以通过 GH 受体直接发挥作用，也可通过胰岛素样生长因子（insulin-like growth factor 1，IGF-I）间接发挥作用。GH 受体是一个 70 kD 的蛋白。GH 受体胞外的一个结构域产生一个可溶性的 GH 结合蛋白（GH binding protein，GHBP）。GHBP 可以与循环中的 GH 结合。肝和软骨中含有最多的 GH 受体。GH 受体以二聚体形式存在。GH 和 GH 受体二聚体结合，诱导受体胞内 JAK/STAT 通路。被激活的 STAT 被转运到细胞核中，调节下游基因表达。GH 类似物可以结合 GH 受体但不能激活下游通路，可以作为强效的 GH 拮抗剂。例如培维索孟（pegvisomant）就是一种被批准用于治疗肢端肥大症的 GH 拮抗剂。

GH 的作用是促进蛋白质合成，并通过拮抗胰岛素的作用减弱葡萄糖耐量。GH 也有促进脂肪分解的作用，可提高循环中游离脂肪酸水平，降低大网膜脂肪含量，提高瘦体重（lean body mass）。GH 还可调节钠、钾、水平衡，并提高血清中无机磷酸盐的水平。在生理水平，GH 的作用是促进生长。幼年期 GH 分泌不足会导致生长停滞、身材矮小，称为侏儒症（dwarfism）；而幼年期 GH 分泌过多会导致巨人症（gigantism）。

虽然 GH 可以通过受体直接作用于各组织，但是还有一些功能是通过 IGF-I 间接发挥的。肝是 IGF-I 的主要产生地。在外周组织中，IGF-I 也呈现旁分泌的功能，这些功能部分依赖于 GH。GH 给药处理会诱导循环中 IGF-I 升高，并刺激多种组织局部产生 IGF-I。IGF-I 和 IGF-Ⅱ 都与循环中的 IGF 结合蛋白（IGF-binding proteins，IGFBPs）有很高的亲和性。IGFBP3 是 IGF-I 在循环中的重要运载蛋白，其水平依赖于 GH。GH 缺乏症和营养不良往往伴随着低水平的 IGFBP3。IGFBP1 和 IGFBP2 调节局部组织的 IGF 功能，但并不与循环中的 IGF-I 结合。

　　循环中的 IGF-I 浓度很大程度上受生理因素的影响。IGF-I 水平在青春期上升，16 岁达到高峰，然后随着年龄增加而逐渐降低，最终可降低超过 80%。女性 IGF-I 水平高于男性。GH 是决定肝合成 IGF-I 的主要因素，GH 合成或功能异常会导致 IGF-I 水平降低。低热量状态与 GH 抵抗有关。在肢端肥大症中，IGF-I 水平无一例外偏高，并与循环中 GH 水平呈对数 - 线性关系。过高的 IGF-I 可反馈抑制 GH 分泌（图 2-6）。

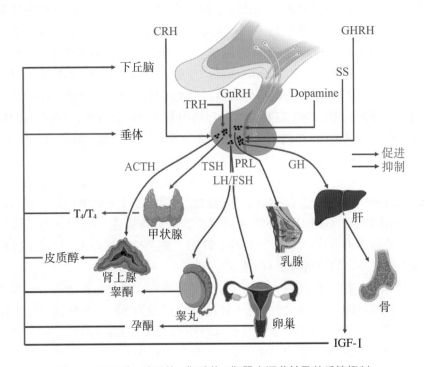

图 2-6　下丘脑 - 腺垂体 - 靶腺体 / 靶器官调节轴及其反馈抑制

　　（2）催乳素（prolactin，PRL）：由 198 个氨基酸组成的蛋白质，分子量为 21.5 kD。PRL 与 GH 和人胎盘泌乳素（human placental lactogen，hPL）具有一定的同源性。这可能源于 GH-PRL-hPL 前体基因的复制和分化。由于这种同源性，PRL 有较弱的促生长作用，而 GH 也有较弱的泌乳作用。PRL 是由腺垂体的催乳素细胞（lactotropes）合成的。催乳素细胞占腺垂体细胞的 20%，催乳素细胞和生长激素细胞由共同的前体细胞分化而来，这种前体细胞有可能发展为分泌 GH 和 PRL 的肿瘤，怀孕期间和哺乳的前几个月都伴随着催乳素细胞的增生，催乳素细胞的这些短暂的功能改变是由雌激素诱导的。

　　正常成年女性血清 PRL 水平为 10 ~ 25 μg/L，男性 PRL 水平为 10 ~ 20 μg/L。PRL 的分泌是脉冲式的，在快速眼动睡眠阶段达到分泌最高峰。清晨 4:00—6:00，血清中 PRL 水平可达到 30 μg/L 的峰值。PRL 在循环中的半衰期约为 50 min。

　　在众多腺垂体激素中，PRL 较为特殊：PRL 的主要调节方式是抑制，主要表现为多巴胺抑制 PRL 分泌。垂体的多巴胺 2 型受体（D2）介导抑制 PRL 的合成和分泌。利用基因敲除靶向性干预小鼠 D2 受体可导致高催乳素血症（hyperprolactinemia）和催乳素细胞增殖。多巴胺激动剂在治疗高催乳素血症中起重要作用。

　　在经历运动、进餐、性行为、小型手术、全身麻醉、胸部创伤、急性心肌梗死以及其他急性应激后，血清 PRL 水平瞬间升高。PRL 水平在怀孕期显著上升（约 10 倍），而在分娩后 2 周内快速下降。开始哺乳时，PRL 水平则会继续上升。婴儿吮吸乳头会通过神经系统传入下丘脑，刺激 PRL 水平升高，该高水平的 PRL 可维持 30 ~ 45 min。

PRL 通过其受体发挥作用。PRL 受体属于 I 型细胞因子受体超家族成员，受体配体的结合诱导受体形成二聚体并激活胞内的 JAK 信号通路，再进一步激活 STAT 家族基因以调节下游靶基因表达。乳腺中的小叶泡上皮细胞（lobuloalveolar epithelium）在 RPL、胎盘泌乳素、雌激素、孕酮以及局部旁分泌的生长因子（包括 IGF- I）的作用下增殖。

PRL 的作用是启动和维持泌乳，并降低生殖功能。PRL 降低生殖功能的意义在于保持哺乳过程不会由于新的妊娠而被干扰。PRL 对生殖功能的抑制是通过抑制下丘脑促性腺激素释放激素（gonadotropin-releasing hormone，GnRH）和垂体促性腺激素（gonadotropin）的释放。PRL 还会减弱性腺的类固醇生成。在卵巢中，PRL 阻断卵泡生成并抑制颗粒细胞的芳香化酶活性，导致雌激素低下和排卵停滞。PRL 还有黄体溶解功能，造成月经周期的黄体期变短。在男性体内，衰减的黄体会造成睾酮水平低，生精功能减弱。由于 PRL 对这些功能的调节，高催乳素血症的患者往往生育力降低。

（3）促肾上腺皮质激素（adrenocorticotropic hormone，ACTH）：ACTH 分泌细胞（corticotrope）占垂体细胞总数的约 20%。ACTH 是由 39 个氨基酸组成的肽，其前体是 266 个氨基酸组成的 POMC 蛋白。POMC 还可产生一些其他的肽，包括 β- 促脂素、β- 内啡肽、甲基脑啡肽、α-MSH 以及促肾上腺皮质激素样中间叶蛋白（corticotropin-like intermediate lobe protein，CLIP）。POMC 基因被糖皮质激素（glucocorticoids）抑制，但可以被促肾上腺皮质激素释放激素（corticotropin-releasing hormone，CRH）、精氨酸加压素以及促炎因子激活。

CRH 是由 41 个氨基酸组成的肽。CRH 主要在下丘脑室旁核和更高的脑中枢合成。CRH 是刺激 ACTH 分泌的主要激素。CRH 受体属于 G 蛋白偶联受体，表达在 ACTH 分泌细胞膜表面，其受体信号通路介导 POMC 基因转录。

拓展：应激激素 CRH 的发现

ACTH 的分泌是脉冲式的，并且表现出昼夜节律性，在 18：00 左右达到最高峰，午夜前后达到低谷。肾上腺糖皮质激素的分泌是由 ACTH 驱动的。ACTH 分泌的节律性取决于分泌的脉冲幅度的改变，而不是脉冲频率的改变。在这样的内在节律的基础上，ACTH 水平还会随着机体和心理应激、运动、急性疾病以及胰岛素诱导的低血糖等因素而升高。下丘脑 CRH 刺激垂体分泌 ACTH，ACTH 再激活肾上腺分泌糖皮质激素，这样的调节轴称为下丘脑 - 垂体 - 肾上腺轴（hypothalamicic-pituitary-adrenal axis，HPA axis）。从糖皮质激素的命名可以反映其功能和来源："糖"（gluco-）代表可以提升血糖；"皮质"（cortico-）代表是从肾上腺皮质分泌而来。糖皮质激素在鱼类和灵长类（包括人类）体内主要是皮质醇（cortisol），在爬行类、鸟类、两栖类和啮齿动物体内主要是皮质酮（corticosterone）。

过高的糖皮质激素会介导 HPA 轴的反馈抑制。该抑制既发生在下丘脑水平（CRH 分泌抑制），也发生在垂体水平（POMC 基因表达降低和 ACTH 分泌减弱）（图 2-8）。在原发性肾上腺功能衰竭患者中，由于缺乏糖皮质激素对 HPA 轴的抑制，会导致极高水平的 ACTH。急性炎症反应或败血症会通过整合促炎因子、细菌毒性和神经信号来激活 HPA 轴。ACTH 诱导细胞因子的级联反应激活下丘脑 CRH 和 AVP 的分泌、垂体 POMC 基因表达以及垂体局部旁分泌的细胞因子网络。升高的糖皮质激素抑制炎症反应，促进宿主保护。同时，细胞因子介导的中枢糖皮质激素受体抵抗减弱了糖皮质激素对 HPA 轴的反馈抑制。因此，在应激反应中，下丘脑、垂体、外周的激素和细胞因子的信号调节之间高度整合，神经内分泌的应激反应是这些信号整合后的最终结果。

HPA 轴的主要功能是介导神经内分泌的应激反应和维持机体稳态。ACTH 通过影响肾上腺的细胞增殖和功能来诱导肾上腺皮质的类固醇产生。ACTH 的受体是黑皮质素受体 2（melanocortin-2 receptor，MC2R）。

（4）促甲状腺激素（thyroid-stimulating hormone，TSH）：是由腺垂体促甲状腺细胞（thyrotrope）分泌的促激素。促甲状腺细胞占腺垂体细胞的 5% 左右。TSH 与 LH、FSH 共用一个 α 亚基（α-glycoprotein subunit，α-GSU），但是 TSH 含有特有的 β 亚基（β-TSH）。TSH 的分泌由下丘脑的促甲状腺激素释放激素（thyrotropin-releasing hormone，TRH）调节。TRH 是下丘脑分泌的三肽（焦谷氨酰 - 组胺酰 - 脯氨酰胺）。TRH 在垂体通过 GPCR 受体刺激 TSH 的合成和分泌。TSH 进而刺激甲状腺激素分泌，形成下丘脑 - 垂体 - 甲状腺轴（hypothalamicic-pituitary-thyroid axis，HPT axis）。TRH 也可以刺激垂体的催乳素细胞分泌催乳素，而甲状腺激素、多巴胺、生长抑素和糖皮质激素都可以通过干扰 TRH 而反馈抑制 TSH 分泌。

当对 TSH 的反馈抑制解除时，促甲状腺细胞的增殖以及 TSH 的分泌都被激活。因此，甲状腺的损伤（例如甲状腺切除手术）、辐射诱导的甲状腺功能减退、慢性甲状腺炎以及长期暴露于致甲状腺肿因子（goitrogen）都伴随着 TSH 水平升高。甲状腺功能减退如果长期未愈，不仅会导致高的 TSH 水平，还会导致促甲状腺细胞增生和垂体增大。

TSH 是一种促激素，主要作用是刺激甲状腺分泌甲状腺激素。TSH 通过甲状腺滤泡细胞上的 GPCR 受体刺激甲状腺激素的合成和分泌。TSH 的分泌也是脉冲式的。但是与其他激素相比，TSH 分泌的波动性相对温和，体现在 TSH 水平波动幅度更小、半衰期更长。因此，单次测量即可准确反映 TSH 在循环中的水平。

（5）促性腺激素：腺垂体中约有 10% 的细胞是促性腺细胞（gonadotrope），它们产生两种促性腺激素：促黄体生成素（luteinizing hormone，LH）和卵泡刺激素（follicle-stimulating hormone，FSH）。LH 和 FSH 在男性和女性中的命名相同，并以它们在女性体内的作用而命名。

LH 和 FSH 都属于糖蛋白，由 α 亚基和 β 亚基组成。α 亚基是与其他糖蛋白激素共有的亚基（即 α-GSU）；β 亚基则由不同的基因编码，赋予不同激素特异性的功能。LH 和 FSH 的 β 亚基分别为 β-LH 和 β-FSH。这些亚基的糖基化可增加它们在循环中的稳定性，还可增加激素对受体的亲和性和特异性。

促性腺激素的合成和分泌是动态调节的，尤其在女性中更为明显。女性性腺的类固醇水平随月经周期有很大的波动。LH 和 FSH 的合成和分泌受下丘脑的促性腺激素释放激素（gonadotropin-releasing hormone，GnRH）调节。GnRH 是由 10 个氨基酸组成的多肽。脑中由 *KISSI* 基因编码的肽吻素（kisspeptin）调节 GnRH 的分泌。GnRH 是以 60 ~ 120 min 为周期的脉冲方式分泌的。脉冲式的分泌可促进促性腺细胞的应答，而持续的 GnRH 分泌则会导致受体下调，进而使促性腺激素细胞对 GnRH 脱敏，LH 和 FSH 分泌减少。基于这种现象，人们利用长效的 GnRH 激动剂来抑制性早熟儿童的促性腺激素水平，以及用来治疗男性前列腺癌。在每小时 1 次的脉冲式分泌频率下，GnRH 会优先刺激 LH 的分泌；在每 3 小时 1 次的分泌频率下，GnRH 则优先刺激 FSH 的分泌。GnRH 的不同分泌频率对 LH 和 FSH 选择性调节的机制目前尚不清楚，但可能与 GnRH 受体的多条信号通路有关。这些信号通路可能造成 LH 和 FSH 差异化的合成或糖基化，或两者兼有。GnRH 与促性腺细胞的 GnRH 受体结合，GnRH 受体是 Gq- 磷脂酶 C 信号通路偶联的 G 蛋白偶联受体。

促性腺激素的释放受多种激素调节和药物的影响。雌激素作用于下丘脑和垂体，调节促性腺激素分泌。长期慢性的雌激素暴露抑制促性腺激素释放，而雌激素水平升高则会正反馈增加促性腺激素分泌脉冲的频率和幅度。孕酮减慢 GnRH 释放脉冲的频率，但可以增强促性腺激素对 GnRH 的应答。在男性体内，睾酮对促性腺激素的反馈调节也发生在下丘脑和垂体水平，这种反馈调节部分依赖于睾酮向雌激素的转化。GnRH 分泌受到青春期发育程序的调节，在婴儿期和儿童期，GnRH 被中枢神经系统抑制。在青春期，这种抑制被解除，GnRH 水平开始升高。一些药物（如阿片类药物、五羟色胺选择性重摄取抑制剂等）也可抑制 GnRH 分泌。

促性腺激素通过在卵巢和睾丸的 G 蛋白偶联受体发挥作用，促进生殖细胞的发育和成熟，并促进类固醇激素的合成。在女性体内，FSH 调节卵巢滤泡的发育，刺激卵巢中雌激素的产生。LH 介导排卵和黄体维持。在男性体内，LH 诱导睾丸间质细胞合成和分泌睾酮，FSH 刺激生精小管的发育，调节精子发生。

五、松果体及其生物学功能

松果体（pineal body）也被称为人体的"第三只眼"，西方解剖学之父、希腊解剖学家赫罗菲拉斯将其描述为动物记忆的阀门，法国哲学家和数学家勒内·笛卡尔认为它是所有思想形成的地方。而松果体真正的生物学功能直到 1958 年才被发现：耶鲁大学的 Aaron Lerner（1921—2007）从牛松果体中提取了褪黑素，并发现了松果体与其分泌褪黑素之间的联系。此后，越来越多的研究发现松果体具有调节昼夜节律的生物钟功能，其也被认为在合成神经甾体及其他神经肽中起重要作用，而其是否在机体中扮演其他角色仍需进一步探究。

人类松果体是一个豌豆大小的中线器官，因其形状类似松果而得名。其形状为椭圆形，长度 5 ~ 8 mm，宽度 3 ~ 5 mm，重量 120 ~ 200 mg，在人体 7 ~ 8 岁时达到发育的顶峰。它从第三脑室的后壁向尾部突出到四叠池，位于胼胝体压部上方、四叠板下方和丘脑枕侧面之间。在外部，松果体通过松果体柄附着在第三脑室的后壁上，松果体柄由缰连合（形成其上椎板）和后连合（形成其下椎板）组成。从第三脑室的内腔看，松果体柄的薄层勾勒出其后壁的突起，称为松果体隐窝。松果体在解剖学上属于间脑，位于间脑顶部，与丘脑髓纹、缰三角与缰连合一起形成上丘脑。根据解剖学观察，松果体颜色为灰红色，表面被由软脑膜延续而来的结缔组织包被。松果体血管丰富，由左、右脉络膜后动脉分支的微动脉穿入松果体被膜，走行于结缔组织之间，然后形成毛细血管网，经静脉汇集起来穿出被膜构成松果体奇静脉，最终汇入大脑大静脉。与许多的大脑结构不同，松果体区域与血脑屏障几乎没有关联。由于松果体复杂的解剖特征，临床上医生往往不敢贸然尝试切除位于该区域的囊肿和肿瘤；然而，由于松果体缺乏血脑屏障，药物治疗方法被认为是更可行的。

根据研究，松果体的实质体积被认为与松果体功能成正比，而一些生理或病理条件则可以改变松果体的形态，例如失眠患者的松果体体积将显著减小，而松果体体积减小也会导致睡眠障碍；再如肥胖个体的松果体通常明显小于偏瘦个体。这些观察结果表明，松果体的表型可能会因健康状况或环境因素而改变。最大的松果体纪录出现在新出生的南极海豹体内：松果体占据海豹整个大脑的 1/3，并随着它们的生长而减小；然而，即使在成年海豹中，松果体也相当大，其重量可达约 4000 mg，是人类的 27 倍，这种巨大的松果体可能归因于这些动物所经历的恶劣生存环境。

松果体主要由松果体实质细胞（约占 90%）、小胶质细胞和星形胶质细胞组成。其中，松果体实质细胞被认为是合成和释放褪黑素的关键细胞，该类细胞中大量的线粒体被视作松果体细胞和神经元细胞产生褪黑素的主要位点。相较于其他细胞，松果体细胞的线粒体具有 2 个特殊的特征：一是松果体细胞比神经元细胞含有更多的线粒体，二是线粒体的形态在 24 h 内表现出明显的动态节律变化。这种动态变化存在昼夜节律，通常在黑暗中，褪黑素处于其合成峰值，可观察到更多的线粒体融合；而在白天，更多的线粒体分裂被捕捉，从而证明了线粒体参与褪黑素的合成分泌。除松果体实质细胞外，星形胶质细胞环绕于松果体细胞、神经纤维和松果体柄周围，且其末足在血管周围间隙和松果体实质之间形成屏障。另外，小胶质细胞是中枢神经系统内的主要先天免疫细胞，松果体中的小胶质细胞最先被发现定位于松果体血管周围空间，在炎症期小胶质细胞可释放细胞因子，通过 NF-κB 通路的激活来调节松果体细胞合成褪黑素。

根据现有研究，松果体实质细胞的谱系并不十分清晰，可能是从神经上皮细胞分化而来。与其他内分泌腺体不同，松果体是直接光敏的，具有高的视蛋白转录水平与表达水平，其分泌的褪黑素负责启动和维持机体的睡眠 - 觉醒周期，也就是众所周知的昼夜节律。具体来讲，褪黑素的产生由下丘脑视交叉上核控制，它根据视网膜接收的每日光暗来规律调控褪黑素的产生。2023 年 *Neuron* 的最新研究发现，哺乳动物的视交叉上核中胆囊收缩素神经元对于调控昼夜节律的稳定性具有重要作用。随后，褪黑素通过褪黑素受体进行节律调控，褪黑素的膜受体广泛表达于全身，尤其是中枢神经系统，包括视交叉、嗅球、中脑、下丘脑、延髓、海马等，褪黑素通过褪黑素受体 1 和 2（MT1 和 MT2）的信号转导途径增加了时钟基因的表达，包括昼夜节律转录因子等。在人类大脑中，MT1 主要在蓝斑和下丘脑外侧等重要神经功能区表达，参与调节睡眠中警觉状态的快速眼动阶段，而 MT2 主要在网状丘脑合成及分泌，可以选择性地调节非快速眼动睡眠阶段。2019 年结构生物学家在 *Nature* 上接连发表两篇文章，揭示了 MT1 与 MT2 的受体结构与工作机制，为节律相关疾病的药物研发做出了重要贡献。另外，作用于下丘脑 - 垂体轴（HPA）的糖皮质激素被发现对松果体褪黑素的合成具有双重作用：在炎症反应的发生过程中，HPA 轴的激活有助于抑制褪黑素的合成；而在炎症的恢复阶段或慢性炎症过程中，HPA 轴的激活则有助于恢复松果体褪黑素的合成，并诱导正常的昼夜节律。以上现象也突出了 HPA 轴和松果体之间的重要相互作用。除此之外，褪黑素还具有调节机体生殖发育与代谢等功能，也被广泛应用于机体的抗氧化防御、神经保护、抗淀粉样蛋白和抗细胞凋亡等诸多领域。

（陈学群　高志华　赵　阳　陆新江　赖欣怡　余沛霖）

第二节　下丘脑 – 垂体和松果体疾病病理及药物

人类对下丘脑 - 垂体疾病的认识仅有百余年。尽管早在部分神话传说中即出现可疑为垂体疾病的描述，但真正客观记录的医案极为罕见。我国明代《名医类案》中有一段记载："皇甫及者，……，及生如常儿，至咸通壬辰岁年十四矣，忽感异疾，非有切肌彻骨之苦，但暴长耳。逾时而身越七尺，……，明年秋，无疾而逝。"这段记述非常符合垂体生长激素瘤所致的巨人症。然而真正认识到该类疾病的病因在于垂体，还要归功于文艺复兴时期开始的病理学进展。直至 19 世纪末 20 世纪初，巨人症与垂体病变的关系才由尸检结果所初步揭示。而此后这一领域得到了长足的发展，并且通过手术摘除垂体瘤的方案已经付诸实施，在一定程度上促进了神经外科的进展。我国在清末民初年间的医疗水平较国际上相去甚远，然而一定程度上也在逐步接受现代医学。到 20 世纪 30 年代，当时的北京协和医院神经外科也开始进行了经颅入路垂体瘤手术的尝试。至 20 世纪 70—80 年代初，经蝶手术取代经颅手术成为垂体瘤切除的主要术式，而北京协和医院耳鼻喉科于 1974 年起也开始尝试这一先进技术。

探讨下丘脑 - 垂体 - 靶腺轴的调节机制在垂体功能得到重视后就成为研究重点。而北京协和医学院 1932—1938 年间的药理学系主任 H.B. van Dyke（范代克）的研究方向正是垂体相关药理学，他撰写了专著《垂体的生理学与药理学》（*Physiology and Pharmacology of Pituitary*）。我国内分泌学奠基人刘士豪教授也于 1938 年赴英国进修，学习并发表了一系列以去垂体动物为研究对象进行的实验研究，其思路与后来用于诊断的功能试验完全一致。

除了直接的占位效应外，垂体瘤另一个与众不同的方面是分泌内分泌激素入血后发挥各种各样的病理生理作用。垂体激素的发现意义重大，这也是 20 世纪开始的突破。在垂体激素的提取、分离和化学合成工作中，华裔生物化学家李卓皓发挥了相当大的作用，他在 20 世纪 50 年代先后从垂体中分离出 8 种激素，包括促肾上腺皮质激素、促黑色素合成激素、生长激素和泌乳素等，并对分离出的所有激素的结构进行了测定，进而研究其人工合成方法，其中化学合成 ACTH 即打开了该领域的先河。

放射免疫测定法的问世使临床内分泌学再次获得迅猛的进步，尤其是垂体疾病的诊治。垂体激素被分离后，每种激素的血清水平也能够定量测定，这极大地推动了垂体疾病的临床工作。垂体疾病的诊断从此不仅依据患者的临床表现和间接的代谢证据，也获得了血清激素水平这样的直接实验室证据，使其诊断准确性大为提高。同时，药理学的发展使多种激素及类似物成为常规治疗药物。因此，至 20 世纪 70—80 年代，各种垂体疾病的诊疗已经基本成熟。

而我国在改革开放初期与国外交流时，垂体疾病的诊治仍然停留在由临床表现和间接实验室证据进行诊断的年代，已落后国际前沿水平数十年。北京协和医院史轶蘩教授，带领由 9 个科室或部门参加的垂体研究组，在国内率先建立了 7 种垂体激素的放射免疫测定方法和 11 种下丘脑 - 垂体 - 靶腺轴的功能试验，并首先应用多种神经递质和神经激素类药物进行治疗；在国际上首先提出了垂体卒中的分类、治疗原则和预后；首次发现生长抑素类似物有形成胆石的副作用等。垂体疾病的临床诊治水平也因此赶上了国际前沿水平。史轶蘩因"激素分泌性垂体瘤的临床和基础研究"，以第一获奖人身份获得 1992 年度国家科学技术进步奖一等奖。

下丘脑 - 垂体疾病的诊疗思路在内分泌疾病中最具代表性。根据临床表现首先推理出可能的激素异常，进而进行激素测定或功能试验后即可确定定性诊断；再进一步进行定位诊断。治疗则应视功能减退还是功能亢进所致，制订相应具体的治疗对策。

一、下丘脑－垂体疾病

1. 垂体疾病的诊疗思路　垂体疾病的诊疗思路是内分泌疾病中最为经典的，而垂体瘤的诊疗思路可以说是最具有代表性的。一般来说，对于初诊垂体瘤患者，需要从以下 4 个方面来对患者的病情进行评估。

（1）某一下丘脑 - 垂体 - 靶腺轴的功能亢进表现。

（2）其他下丘脑 - 垂体 - 靶腺轴的功能减退表现。

（3）鞍区占位表现。

（4）可能发生的垂体卒中（即垂体内血管破裂致大片垂体组织坏死）。

这 4 个方面都评估到位后，根据垂体瘤的功能种类进行分类，必要时可借助内分泌功能试验。治疗则取决于该瘤的性质而采取不同的方法。而治疗后需重新从这几方面进行评价，以观察疾病活动程度，必要时需再次干预并长期随访。

2. 垂体前叶疾病　临床内分泌学通常将经典内分泌疾病简单划分为功能亢进或功能减退，这一思路用于下丘脑 - 垂体疾病其实也是适用的，但较其他经典内分泌疾病更为复杂。因垂体有多种内分泌细胞，分泌各种不同的内分泌激素，因此产生的"功能亢进"各不相同；而垂体的解剖位置在鞍区，一个非常局限且周围多为骨组织的位置，由此造成了占位效应易于放大且其他下丘脑 - 垂体 - 靶腺轴出现功能减退的可能。

◎ **垂体生长激素瘤（垂体 GH 瘤）**

（1）生长激素的生理作用与过量生长激素的临床表现：垂体生长激素瘤（GH 瘤），顾名思义，即垂体中出现了过量分泌 GH 的肿瘤，导致患者临床表现的首要机制是血清中过量 GH 发挥的作用。

GH 有两大类生理作用，即促生长作用和物质代谢作用。对于长骨来说，该作用一般仅发挥于骨骺未闭合时，也即作用于骨骺处生长板细胞，使其不断增殖并向两端生长，因此身高也就随着长骨的生长而不断增高。而一旦骨骺闭合，则骨向两端生长的潜能就基本耗尽，只能在肢端等处有所保留。对于软组织也有促进生长的作用。而 GH 的另一类生理作用为对物质代谢的作用，更多在糖脂代谢方面有所体现。

GH 瘤即意味着 GH 的合成与分泌都大大加速，致血清中 GH 水平明显升高，也即意味着过量 GH 必将发挥其病理作用。

1）过量 GH 促生长作用的放大：如果患者尚未成年，GH 过多将使骨骺的生长板细胞快速生长，促使患者的生长速度远快于常人，此类患者的诊断为巨人症。而如果患者的生长板已经愈合，即患者已经成年，则基本上不必考虑继续长高的可能，但面容常常变得粗陋，手足变大，肢端增粗，这与生长激素对肢端骨的作用有一定关系，此类患者可诊断为肢端肥大症。如果患者起病时骨骺尚未闭合，但并未及时诊治，至就诊时骨骺已闭合，则该类患者可诊断为肢端肥大性巨人症。骨组织的病变不仅影响功能，而且影响容貌，使肢端肥大症患者常常出现特征性的面容。因为面部诸骨除下颌骨外，均非通过关节连接，在过量 GH 作用下缺乏生长空间，因此在非连接处即有向外生长趋势，所以肢端肥大症患者常常出现眉弓突出、颧弓突出、上颌突出的体征，而下颌骨通过颞下颌关节与上颌及颅骨连接，自由度最大，因此生长空间也最大，在病程长的患者常常可见"反咬合"的情形，俗称"地包天"。上下颌骨的外突一方面导致容貌的改变，另一方面可使牙缝增宽，出现进食后易于塞牙的临床症状。

如上所述，骨组织在过量生长激素作用下所产生的临床表现较为明显，而软组织对于过量生长激素的反应也十分强烈。以相对较为常见的肢端肥大症为例。患者的皮肤在过量生长激素的作用下以超出常规的速度生长，而皮肤所覆盖区域的骨组织的生长空间极为有限。对于皮下组织极少的头皮部分，这一矛盾就变得更为突出，于是肢端肥大症患者的头皮常常出现凸凹不平的皱褶，如地形图的山脉与沟壑一般横贯或纵贯整个头皮，形成该病的特征性体征之一。同时，皮肤的附属腺体，汗腺与皮脂腺，在过量生长激素的作用下也出现功能旺盛的趋势，导致肢端肥大症患者出汗量增多，皮脂分泌也明显增加。皮脂分泌增多常常可导致患者衣物易于变油腻的表现，这一特征有时对于治疗后的肢端肥大症患者是否缓解或复发有一定的意义。肢端肥大症患者的面部改变因软组织改变而较为明显。部分患者甚至其眼睑亦可有一定程度的增厚表现，但鼻翼增宽通常十分明显。而鼻甲部分作为软组织实际上也有增厚，与增宽的鼻翼一起压缩鼻腔的空间，使鼻腔通气量有所下降。肢端肥大症患者的上下唇一般均明显增厚，病程较长的患者常常下唇更为突出，这是由下颌骨突出造成的。口腔内的软组织也同样会受到过多 GH 的影响，因此肢端肥大症患者常常出现舌体肥大，一方面会出现构音不清的症状，另一方面也因前文所述的牙缝稀疏而出现明显舌侧齿痕的体征。而位于舌后上方的悬雍垂同样会增生肥大，向下覆盖气道口，与肥大的舌体共同促成患者出现阻塞性睡眠呼吸暂停综合征（obstructive sleep apnea-hypopnea syndrome，OSAS）；而其内的气道管腔又因其构成的软组织增生而导致管腔变窄，使 OSAS 症状进一步加重。喉部特有的软组织（如声带），对过量 GH 的反应也值得注意，声调增粗几乎是女性肢端肥大症患者常见的主诉之一。

除了头面部的各种由 GH 过量导致的症状和体征外，全身的每一处软组织实际上都受到过量 GH 的影响。各内脏脏器也多有增大，但一般并不产生明显的临床表现。理论上讲，潜在的肿瘤在过量 GH 作用下有加速生长的风险，国际学者对肠道肿瘤的关注度尤高。此外，各种骨与软组织在增生以后还可能产生相互影响，如腕管综合征一类的临床表现也非常值得关注。

综上所述，过量 GH 对骨与软组织产生的病理性改变，既导致了肢端肥大症患者的特征性症状和体征，也为治疗后评估提供了一定的观察指征。

2）过量 GH 对物质代谢的影响：GH 是一种合成激素，因此有促进正氮平衡的作用。同时，GH 对糖脂代谢亦有一定影响。总体而言，GH 作为胰岛素的拮抗激素，在其血清水平明显升高时，可造成胰岛素分泌增多才能保证血糖正常，因此也是一种形式的胰岛素抵抗。因 GH 分泌量大小与病程长短和患者易出现糖尿病的程度相关，GH 瘤患者常常会出现糖耐量异常甚至糖尿病。

因此，对肢端肥大症患者筛查糖耐量常常是必需的。如果病程足够长，患者出现糖尿病慢性并发症也是完全可能的。GH 对脂代谢主要呈抑制脂解作用。

总之，肢端肥大症或巨人症的临床表现要先关注 GH 分泌过多产生促生长作用造成的症状和体征，其对物质代谢尤其是糖脂代谢的影响也需进行全面评估。在病程足够长时，需特别注意高血压、糖尿病等各种慢性并发症的出现。

（2）其他下丘脑－垂体－靶腺轴功能减退的临床表现：尽管巨人症或肢端肥大症的经典临床表现十分丰富，但对该类患者还需全面评估。由于垂体 GH 瘤占用过多血供和营养，导致其他轴功能减退的情况是可能存在的。

从理论上讲，对于垂体 GH 瘤，其他轴功能减退的可能临床表现有以下几种。

1）下丘脑－垂体－肾上腺皮质轴：出现继发性肾上腺皮质功能不全，可表现为乏力、纳差等非特异症状，如出现应激状况，有发生肾上腺危象的风险。查体与化验检查对诊断不可或缺。

2）下丘脑－垂体－甲状腺轴：出现继发性甲状腺功能减退症，可表现为便秘、嗜睡、乏力、体重上升等，但轻微甲状腺功能减退时症状往往不明显。查体评估甲状腺及甲状腺功能减退相关体征十分重要，结合甲状腺激素检测可充分评价。

3）下丘脑－垂体－性腺轴：出现低促性腺激素性性腺功能减退症。男性可表现为性欲明显下降，女性可表现为月经稀发甚至闭经；第二性征也会出现相应改变。结合体征与下丘脑－垂体－性腺轴激素水平可评价。

以上指对未予治疗的肢端肥大症/巨人症患者的其他下丘脑－垂体－靶腺轴的评估。但是，当进行干预后，尤其是经手术和（或）放射治疗后，必须对患者进行定期随诊并全面评估，此时对其他下丘脑－垂体－靶腺轴的评估往往更有意义，因手术及放疗的创伤对垂体的损伤还是不小的，故干预后评估需要更加全面和系统。当然，干预前垂体瘤通常对于垂体后叶是不产生明显压迫的，但经干预后，损伤垂体后叶的可能性明显增大，因此手术后一定要定期复查。另一项注意点是，尽管干预前几乎不会出现垂体后叶的激素分泌不足（垂体卒中除外），但干预后却需高度警惕尿崩症的发生。

（3）占位表现：垂体位于颅底的垂体窝中，其下部为鞍底的骨组织，其下即为蝶窦。垂体的前后左右均为骨组织，而上方即为视交叉，为视神经通过之处。因此，成年后垂体的增大空间极为受限，如果出现大腺瘤（瘤体直径 > 1 cm），占位效应可能会较为明显。对于良性肿瘤来说，首选压迫方向是向上，因仅有上方的视交叉是软组织，空间尚有一定余地。而视交叉作为视神经走行的一个特殊部分，因为左右两侧的视神经盘各自发出鼻侧半纤维和颞侧半纤维，延伸至垂体上方开始交汇；颞侧半纤维继续向前，而鼻侧半纤维则向对侧延伸，最终与对侧的颞侧半纤维汇为一束。这样鼻侧半纤维在垂体上方呈交叉状，称为视交叉。然而，视网膜所接收到的影像与实际视野恰恰相反，因此，垂体瘤向正上方生长压迫视交叉，首先出现的问题往往是双颞侧偏盲。真正占位效应明显的甚至可以导致管状视野。因此，对于怀疑垂体瘤的患者，在查体时必须粗测视野，依据即来源于此。

此外，对于部分体积过大的垂体大腺瘤或侵袭性生长的腺瘤，向其他方向生长并突破分隔的骨组织也是有可能的。鞍区两侧是海绵窦，其中有若干重要的神经血管，包括第Ⅲ、Ⅳ、Ⅵ对脑神经和第Ⅴ对脑神经的眼支；颈内动脉也在这一区域。因此，肿瘤侵及海绵窦压迫相应的神经、血管可引起各种各样相应的临床表现。

然而，尽管大腺瘤产生临床表现的机会更多，但并不意味着垂体微腺瘤就不会产生视野的缺损。北京协和医院眼科劳远琇教授于 20 世纪 80 年代发现垂体微腺瘤有"窃血"现象的发生，也可导致一定程度的视野缺损。这也是新中国成立初期我国医药卫生学界被国际认可的为数不多的创新性发现之一。

（4）可能发生的垂体卒中：垂体卒中在垂体瘤生长活跃时，血供如不能满足过度生长的肿瘤细胞需要，就可能出现垂体瘤组织的出血坏死。常发生于大腺瘤。因垂体 GH 瘤以大腺瘤居多，因此对于巨人症和肢端肥大症患者需警惕垂体卒中的可能。

（5）垂体 GH 瘤的定性诊断与定位诊断：垂体 GH 瘤的诊断，按照临床内分泌学的原则，分为定性诊断和定位诊断两个阶段。临床内分泌学的原则是"先定性、后定位"，即首先证明 GH 是自主分泌的而不受调控的，再证明疾病定位的位置。

1）定性诊断：证明 GH 为垂体自主分泌而不受调控。

GH 是一种应激激素，即在应激状态下其分泌量可以升高许多倍，所以用单次取血测定 GH 水平是无法确定 GH 是否为无节制地分泌，因为无法区分应激后生理性升高的 GH 和病理性升高的 GH。因此，鉴别 GH 是否自主分泌增多的功能试验（即葡萄糖 GH 抑制试验）应运而生，即在服用固定量葡萄糖（原用 100 g，现国际统一用 75 g）的情况下，观察 GH 谷值是否足够低。另外，测定生长激素的下游激素 IGF-I 也可提供佐证，因 IGF-I 比 GH 要稳定许多，故比 GH 更适合用于筛查和监测 GH 分泌异常。结合临床有无过量 GH 分泌的表现和其他实验室检查，就可得出是否符合 GH 自主分泌增多的结论。

2）定位诊断：寻找 GH 分泌过多的源头。

下丘脑 - 垂体 - 靶腺轴在 GH 自主分泌增多的情况下，要考虑是垂体分泌 GH 过多所致还是下丘脑分泌 GHRH 过多所致。当然，还有更加特殊的异位 GHRH 综合征，多位于胃肠胰内分泌系统，极为罕见。

尽管全面考虑应进行 GHRH 兴奋试验更加完善，但因下丘脑自主分泌 GHRH 的肿瘤极为少见，而垂体影像学目前已经非常清晰，对大多数垂体 GH 瘤的诊断已经足够。因此，采用垂体影像学结合临床表现，即可进行定位诊断。对于垂体瘤的影像学检查，最重要的是磁共振成像，通常表现为垂体信号不均匀，可见低信号区，冠状位可见垂体柄向一侧偏移；动态增强后可见该占位与其他正常垂体组织有相位延迟。

（6）垂体 GH 瘤的治疗：在对垂体 GH 瘤患者进行治疗前应完善全面评估。当存在下丘脑 - 垂体 - 肾上腺皮质轴功能减退或甲状腺功能减退时，一般需先补充治疗，至其疗效足够时再考虑手术或放射治疗。

垂体 GH 瘤首选手术治疗。如手术不能达到理想疗效，常需考虑继续使用放射治疗。药物治疗通常可作为这两种治疗的补充。在患者不能耐受手术与放射治疗时，药物治疗可作为一线治疗使用。

1）手术治疗：经蝶手术治疗是垂体瘤手术的常规首选。早在 20 世纪初，美国著名外科学家哈维·库欣就尝试过这一术式，但因患者死亡率高而弃用。至 20 世纪 70 年代初，在抗生素使用得以普及等技术进步的基础上，经蝶手术重新启用。我国也由北京协和医院耳鼻喉科的张庆松教授于 1974 年开始尝试这一术式；至 20 世纪 90 年代，先后采用手术显微镜、内镜等对垂体瘤进行手术，取得了很好的疗效。

2）放射治疗：放射治疗对垂体 GH 瘤一般作为次选。当前的主要模式有 X 线放疗和 γ 射线放疗。γ 射线放疗较 X 线放射治疗更加方便（1 次完成），但远期疗效是否能够优于传统放疗尚缺乏足够的临床数据。

3）药物治疗：GH 瘤的药物治疗主要是通过生长抑素类药物（如奥曲肽、兰瑞肽等）、多巴胺激动剂（如溴隐亭）、生长激素受体拮抗剂（如培维索孟）来控制患者生长激素的水平，甚至缩小肿瘤体积。但是，药物的副作用和昂贵的价格也是影响药物治疗的重要因素。

A．奥曲肽

奥曲肽（octreotide）是人工合成的八肽环状化合物，因其结构和药理作用与天然的生长抑素相似，是具有长效药理特性的生长抑素类似物（半衰期为 1.5 h，而天然生长抑素为 2 ～ 3 min），具有多种生理活性。醋酸奥曲肽注射液于 1988 年在美国上市，起始剂量为 150 ～ 250 μg，每天皮下给药 3 ～ 4 次，可滴定以控制症状。为改善多肽药物奥曲肽的半衰期，FDA 于 10 年后即

1998 年批准注射用醋酸奥曲肽微球将给药周期延长至 4 周，可显著延长药物作用时间。

【药理机制】相较于生长抑素，奥曲肽在结构上进行了 3 处改进，包括去除了不稳定的氨基酸，保留生长抑素核心功能基团以及将左旋色氨酸改为右旋色氨酸。奥曲肽的主要作用靶点为生长抑素受体，而分泌生长激素的垂体瘤被最早发现具有高密度的生长抑素受体，这些受体的存在是成功使用奥曲肽控制垂体瘤患者生长激素所必需的。奥曲肽对垂体生长激素瘤患者的治疗作用可能来源于多种途径：①抑制生长激素、胰岛素和胃肠激素等的分泌，减少患者因过量的生长激素导致的肢端肥大症；②奥曲肽通过抑制肿瘤增殖所需的激素和生长因子，例如血管生长因子的分泌以及减少肿瘤区域的血供等抑制肿瘤的生长；③通过影响磷酸蛋白酶途径及腺苷环化酶等抑制癌细胞的 DNA 合成复制，抑制其增殖；除此之外，奥曲肽还可通过钙通道影响细胞的钙离子水平而抑制细胞增殖。

"老药新用"：由于奥曲肽能显著抑制生长激素、胰岛素和胃肠激素等的分泌，除垂体瘤外，奥曲肽目前在临床上也常用于肢端肥大症、消化道内分泌肿瘤、胰高血糖素瘤、胃泌素瘤、胰岛素瘤、急性胰腺炎、肠梗阻等其他疾病。由于奥曲肽可以降低门静脉血压，因此也被用来治疗肝硬化引起的食管或胃底静脉曲张破裂急性出血。除此之外，由于奥曲肽与生长抑素受体高亲和力结合，且生长抑素受体在由内分泌和神经系统细胞引起的肿瘤中高表达，将放射性核素标记在奥曲肽上实现了诊疗一体化，成为对奥曲肽应用场景的新尝试。将放射性核素 Lu-177 连接于奥曲肽上对 SSTR 阳性神经内分泌肿瘤患者进行治疗，目前已进入临床试验三期阶段，而镥 [^{177}Lu] 氧奥曲肽注射液的临床试验也于 2023 年正式获批。

【不良反应】奥曲肽治疗的常见不良反应包括恶心、腹部痉挛、腹泻、脂肪吸收不良和胀气，这些症状于首次注射药物后数小时内开始，其严重程度取决于应用剂量，但这些症状通常可在 10 ~ 14 天内自发缓解。除此之外，由于生长抑素类似物可抑制胰岛素分泌，在奥曲肽治疗期间可能会出现糖耐量降低甚至明显的高血糖。奥曲肽的长期治疗（> 1 个月）与胆固醇胆结石的发病率增加有关（发生在 20% ~ 30% 的患者中）。奥曲肽治疗期间每年大约有 1% 的患者出现胆结石症状。

B．培维索孟

培维索孟目前在欧美属于治疗垂体 GH 瘤的二线药物，是于 2002 年上市的生长激素受体拮抗剂。该药研制的最初目的是研发一种生长激素受体激动剂，但却阴差阳错地研制出了生长激素受体的拮抗剂。因此该药可以阻断生长激素的作用，但不能抑制肿瘤生长。所以，也有部分学者应用生长抑素类似物一起联合治疗。

【药理机制】培维索孟为生长激素受体拮抗剂。生长激素受生长激素释放激素和生长抑素的调节，循环中的生长激素与组织中的生长激素受体结合导致胰岛素样生长因子 -1 的分泌，从而对靶组织产生生长刺激作用，垂体生长激素瘤患者常分泌过量生长激素。培维索孟为生长激素的类似物，能与生长激素受体结合，从而竞争性抑制生长激素与相关受体的结合，降低 IGF-1 的血液水平，使其达到正常水平，从而改善由垂体生长激素瘤导致的肢端肥大症，使用培维索孟的大多数患者平均肿瘤体积并没有发生明显改变。

"老药新用"：除降低肢端肥大症过表达的 IGF-1 以外，由过多生长激素产生的高血糖及高血游离脂肪酸的代谢紊乱状态也可在培维索孟的治疗中得到逆转。此外，Meinhardt 等通过转基因小鼠证实了培维索孟能够防止肾小球硬化。Parkinson 等发现培维索孟能使肢端肥大症患者骨转换指标恢复正常水平。

【不良反应】培维索孟的常见不良反应常表现为注射部位的反应，如出血、皮肤烧灼感、寒冷感、注射部位肤色变化、感染、发炎、瘙痒及硬块等，还包括背部、胸部等部位的疼痛与腹泻或恶心等。此外，生长激素水平将竞争性升高，小部分患者可能出现可逆的转氨酶与血胆固醇水平的升高。

7）垂体 GH 瘤治疗后的再评估和随访：无论采用何种治疗方式，垂体 GH 瘤均须在治疗后进行再评估，尤其是手术后或放射治疗后。评估依然须全面评价，包括 GH 是否仍处于过度分泌状态、其他下丘脑 - 垂体 - 靶腺轴是否出现功能减退、占位效应是否消除等，均须逐一评估。一般手术后不易短期出现垂体卒中，但长期随访中并非没有可能。此外，还需要留意一个新问题，是否有尿崩症状出现；因此记出入量和分记日夜尿量的处理措施是必不可少的。一旦出现相应问题，一般均需对症治疗。

总而言之，对垂体生长激素瘤患者要从生长激素分泌过多、其他下丘脑 - 垂体 - 靶腺轴功能减退、鞍区占位效应和可能发生的垂体卒中 4 个方面进行详细评估，行诊断试验后，如能确诊，应首选积极手术治疗。

◎ **垂体泌乳素瘤（垂体 PRL 瘤）**

（1）PRL 的生理作用与高 PRL 血症的临床表现：PRL 的生理作用主要是泌乳和影响男女两性的生殖系统。而当血清泌乳素水平明显升高时，一方面会出现病理性泌乳，临床可有自发泌乳或触发泌乳的症状，查体时可发现触发泌乳。另一方面，下丘脑 - 垂体 - 性腺轴受到明显干扰，可导致女性月经不规律甚至闭经，或男性的勃起功能障碍和性欲减退。对于男性患者来说，尽管血清睾酮的水平明显下降，但症状往往被忽略或羞于启齿，于是就医时往往经由影像学检查发现垂体大腺瘤。

（2）其他下丘脑 - 垂体 - 靶腺轴功能减退的临床表现：其他下丘脑 - 垂体 - 靶腺轴功能减退的临床表现分析思路与垂体 GH 瘤完全一致，重点需考虑下丘脑 - 垂体 - 肾上腺轴和下丘脑 - 垂体 - 甲状腺轴功能减退的临床表现。因垂体泌乳素瘤多发生于育龄女性，因此仅儿童患者需要高度警惕垂体 GH 分泌不足导致 GH 缺乏症［表现为生长速度明显下降和（或）身材矮小］。下丘脑 - 垂体 - 性腺轴会直接受到血清高浓度 PRL 的抑制，一般与另三条下丘脑 - 垂体 - 靶腺轴功能减退的机制有所不同。

（3）占位表现：垂体 PRL 瘤以微腺瘤为多数，部分由于女性患者出现月经不规律后多及时就诊，而女性在这一疾病中占大多数。而男性 PRL 瘤往往症状隐匿，造成患者多以视力视野障碍就诊，往往以垂体大腺瘤居多。占位表现参见垂体 GH 瘤部分。

（4）可能发生的垂体卒中：如前文所述，女性垂体 PRL 瘤以微腺瘤居多，大腺瘤相对较少；而男性垂体 PRL 瘤以大腺瘤居多，垂体卒中的风险相对增加。

（5）垂体 PRL 瘤的诊断

1）定性诊断：如患者有典型的闭经、泌乳等临床表现，查血清 PRL 水平大于 200 ng/ml，则需高度怀疑垂体泌乳素瘤。对于症状不典型的高 PRL 血症患者，诊断思路上需要先确定 PRL 分泌增多并不受调节。临床上首先需要排除生理性与药理性的高 PRL 血症。首先，正常人的血清 PRL 水平有一定的节律，以凌晨为峰值，中午为谷值。其次，明显应激时血清 PRL 水平也会升高。再次，妊娠时血清 PRL 升高，末期尤为明显。因此，排除生理性高 PRL 血症时需要特别注意取血时间和应激因素。除此之外，仔细询问病史，排除药物性高 PRL 血症也非常重要（其中最为多见的是"甲氧丙普胺"）。即便是病理性高 PRL 血症，也需要除外原发性甲状腺功能减退症等其他疾病所致。

2）定位诊断：垂体 PRL 的定位诊断一般多依据鞍区 MRI，具体影像学表现可参见 GH 瘤。

（6）垂体 PRL 瘤的治疗：垂体 PRL 瘤首选药物治疗。多巴胺受体激动剂对抑制垂体 PRL 瘤十分有效，绝大多数患者均能得到有效控制，临床症状消失而月经恢复。

1）药物治疗：多巴胺受体激动剂溴隐亭用于治疗垂体 PRL 瘤始于 1969 年。待 1971 年正式临床应用后，即很快取代了手术与放射治疗，成为垂体 PRL 瘤治疗的首选。

A．溴隐亭

溴隐亭通常以甲磺酸溴隐亭片的形式提供给患者，是一种具有显著生物学活性的交感多巴胺

D_2 受体激动剂。30 多年来，溴隐亭作为处方药被临床广泛用于治疗高泌乳素血症相关疾病、帕金森病、肢端肥大症、泌乳素瘤和其他垂体激素依赖性腺瘤。根据疾病需要，溴隐亭有 2 种剂型，一种是标准释放剂型，半衰期为 12 ～ 14 h，另一种是新批准的用于治疗糖尿病的快速释放剂型，几小时内就可清除。此外，除口服外，溴隐亭也可通过经皮、经鼻、经阴道、经直肠以及肌内注射等多种途径适当给药。由于溴隐亭已被证实安全有效，且价格相对低廉，在我国大部分医疗部门都可以提供，因此溴隐亭为我国推荐治疗垂体泌乳素瘤的首选药物。

【药理作用】溴隐亭通过激活多巴胺 D_2 受体抑制泌乳素释放来实现肿瘤收缩。在下丘脑 - 垂体系统中，多巴胺可实现泌乳激素的抑制性调节，因此，溴隐亭可以作为垂体泌乳素瘤高表达的多巴胺 D_2 受体的激动剂，以抑制泌乳素的分泌。被激活的多巴胺 D_2 受体通过与抑制性异三聚体 Gi 和 Go 蛋白偶联，阻碍泌乳素的合成和分泌，抑制腺苷酸环化酶和钙通道。此外，溴隐亭激活的多巴胺受体也可通过调节丝裂原激活的蛋白激酶（即 ERK1/2 通路）实现对肿瘤的抗增殖与促凋亡作用，并使垂体泌乳素瘤患者的泌乳素水平正常化。

"老药新用"：除传统的应用领域外，溴隐亭作为一种价格低廉、副作用小的多巴胺受体激动剂，也被用于探索治疗多领域疾病。溴隐亭作为辅助药物在各种神经疾病的治疗中被证实有效，例如精神分裂症和帕金森病。除此之外，溴隐亭也已被报道用于治疗库欣病等，同时溴隐亭也被建议在多种癌症治疗方案中作为一种有效的辅助药物。在不同时期进行的用于围生期心肌病、腺瘤、乳房疼痛、高血压和各种自身免疫病的各种临床试验已成功验证溴隐亭的治疗作用。此外，体外试验和计算机辅助研究表明溴隐亭对多糖贮积症、南美锥虫病有重要的干预作用，目前针对这些疾病，在具体应用溴隐亭前仍需进一步的临床评估。

【不良反应】溴隐亭被认为是安全且耐受性良好的药物，即使长期使用，对肝、肾、心脏或血液功能的损伤也极小。一些患者会随机出现轻到中度的不良反应，其中头痛、恶心、呕吐、鼻塞、干涩、多梦是最常见的不良反应。在罕见情况下会有心肌梗死、卒中和脑血管痉挛等情况的发生。采用大剂量溴隐亭治疗时可能引起肺纤维化。与其他多巴胺受体激动剂类似，在长期使用溴隐亭后停药，可出现停药综合征。法国的一项药物警戒调查提供了溴隐亭用于产后泌乳抑制治疗后发生极其严重但非常罕见的心血管、神经和精神疾病的证据。

B．卡麦角林

卡麦角林于 20 世纪 80 年代被开发出来，其半衰期为 62 ～ 115 h，1 周只需要服药 1 ～ 2 次，患者的治疗依从性较好，在国外已成为治疗垂体泌乳素瘤的一线用药，但目前尚未进入中国大陆市场。瑞金医院吴哲褒教授团队回顾性分析了 2000—2018 年 1362 例垂体泌乳素瘤患者的临床资料，发现应用卡麦角林能使 79.7% 的患者泌乳素水平恢复正常，使 73.9% 的患者肿瘤体积缩小。

【药理机制】垂体腺瘤被认为与多巴胺二型受体的关系最为密切，不同垂体腺瘤其多巴胺二型受体表达水平不同，其中又以垂体泌乳素瘤多巴胺二型受体的表达率最高。卡麦角林作为长效多巴胺受体激动剂，与多巴胺二型受体有高度亲和力，因此卡麦角林对垂体泌乳素瘤具有较高的靶向性。卡麦角林选择性与多巴胺二型受体结合后，可刺激细胞膜超极化，使 K^+ 传导增加，引起电压门控 Ca^{2+} 通道关闭，Ca^{2+} 细胞内流减少，从而减少垂体肿瘤细胞囊泡内垂体激素的释放。此外还可降低细胞内腺苷酸环化酶的活性，导致环磷酸腺苷水平下降，进一步抑制蛋白激酶 A 的活性，通过磷酸化胞质和核蛋白，抑制垂体肿瘤细胞增殖。研究显示，卡麦角林还可以通过对 PI3K/AKT/mTOR 信号通路的抑制，促自噬依赖性细胞死亡以实现抗垂体腺瘤。除相关肿瘤疾病的适应证外，卡麦角林也可用于帕金森病、抑制生理性泌乳、高催乳素血症以及高催乳素血症相关性不孕症等。

【不良反应】卡麦角林最常见的不良反应是胃部不适、恶心和呕吐，以及轻度头晕，症状的强度取决于个体的耐受性，通常相关症状比较轻微，大多出现在治疗开始时，通常可以低剂量开始治疗并缓慢增量的方式来减少或消除以上反应。除此之外，多巴胺激动剂的治疗通常可引起神经精神方面的不良反应，如更具备攻击性、情绪变化和性欲亢进，性欲亢进在既往有泌乳素介导的性腺功能减退的男性中更为常见，这可能是因为在开始多巴胺激动剂治疗后，待性腺功能恢复后，睾丸激素迅速反弹，一般来说，当多巴胺激动剂停止使用或剂量减少时可得到改善。除此之外，应用卡麦角林也常发生非预期的心瓣膜病和相关疾病（如心包炎和心包积液），这可能是我国至今未引进该药物的重要原因之一。同时，停药后血清泌乳素水平可能出现复发性升高也是需要密切监视的。

2）手术治疗：自溴隐亭进入临床应用后，手术就不再作为垂体 PRL 瘤治疗的首选。但对于不能耐受多巴胺激动剂或用药后疗效不理想的少数垂体 PRL 瘤患者，经蝶手术在一定程度上可部分缓解病情。

3）放射治疗：放射治疗同样不作为垂体 PRL 瘤的首选处理。仅在药物与手术均疗效不佳或无法耐受时方可作为首选。近年来，三维适形调强技术的发展使放射治疗在提高疗效和减轻不良反应方面均有所提高。

对于垂体 PRL 瘤，使用多巴胺激动剂后需要定期随访。尽管随访时一般很少出现新发的其他下丘脑 - 垂体 - 靶腺轴功能减退，但仍应定期常规评估高泌乳素血症临床表现是否缓解以及垂体瘤占位效应。如使用手术治疗，则随访与再评估模式可参照垂体 GH 瘤。

◎ **垂体 TSH 瘤**

垂体 TSH 瘤是一类较为少见的疾病，部分病例被误诊为 Graves 病的概率偏高。分析垂体 TSH 瘤依然可用常规思路进行。

（1）下丘脑 - 垂体 - 甲状腺轴功能亢进的临床表现：下丘脑 - 垂体 - 甲状腺轴功能亢进，其实就是 TSH 或 TRH 升高导致甲状腺分泌甲状腺激素过多所致。TSH 瘤的临床表现极为丰富，高代谢症状从最轻的亚临床甲亢到甲亢危象，均有病例发生。

（2）其他下丘脑 - 垂体 - 靶腺轴功能减退的临床表现：对于垂体 TSH 瘤，主要需要考虑的是继发性肾上腺皮质功能不全、低促性腺激素性性腺功能减退症。如果是儿童，则还需关注是否有生长激素缺乏症的可能。

（3）占位表现：垂体 TSH 瘤在占位方面与其他激素分泌性垂体瘤并无明显区别。如果达到大腺瘤的标准，则更需积极治疗。

（4）垂体 TSH 瘤的诊断

1）定性诊断：如有典型高代谢临床表现，化验显示血清 FT_3、FT_4 水平升高。

2）定位诊断：血清 TSH 水平在 FT_3、FT_4 升高时未下降，同时影像学检查提示鞍区占位。

在临床表现不典型、难以确定是 TSH 瘤还是甲状腺激素抵抗综合征时，可行奥曲肽抑制试验及其他相关信息辅助鉴别。

（5）垂体 TSH 瘤的治疗

1）手术治疗：手术治疗摘除垂体瘤依然是垂体 TSH 瘤的首选方案。但与其他垂体瘤不同，在甲状腺功能亢进的高代谢状态下进行手术会大大增加手术风险。因此多数情况下均需提前将甲状腺功能控制到正常。控制甲状腺功能的最佳方案为生长抑素类似物，但效果因人而异。如果生长抑素类似物效果不佳，则抗甲状腺药物也可使用，但只能短期使用，因该类药物可能有通过负反馈机制促进垂体瘤增大的风险。

2）放射治疗：放射治疗同样也是手术不能完全摘除垂体瘤或不具备手术条件的患者所需要的替代治疗方案。放疗可能出现的不良反应和并发症与其他类型垂体瘤基本一致。

3）药物治疗：药物治疗仅在术前控制甲状腺功能水平时使用，多用奥曲肽。在手术与放射治疗均不能使用的情况下，长效生长抑素类似物长期应用也是一种治疗方案。垂体促甲状腺激素瘤的药物治疗主要依赖于生长抑素类似物与多巴胺受体激动剂。

A．兰瑞肽

兰瑞肽（lanreotide）于 20 世纪 90 年代被首次研发，是首个缓释长效的生长抑素八肽类似物，具有与奥曲肽相似的作用机制。醋酸兰瑞肽缓释注射液于 2007 年获得美国 FDA 批准，我国于 2002 年批准该药上市，临床上用于治疗肢端肥大症以及神经内分泌肿瘤引发的综合征（特别是针对类癌瘤综合征），适用于不适合手术和放疗或对手术和放疗不应答的患者。

【药理机制】兰瑞肽由一对位于半胱氨酸和半胱氨酸之间的二硫键环化而得，是人工合成的生长激素抑制素类似物，通过与相关生长抑素受体结合，对多种激素的分泌产生抑制作用，其中包括生长激素、促甲状腺激素、胰岛素以及胰高血糖素。兰瑞肽与腺垂体细胞上的生长抑素受体结合力强于奥曲肽。研究表明，兰瑞肽主要亲和生长抑素受体中的二型受体和五型受体，即 SSTR2 和 SSTR5，对外周生长抑素受体的亲和力较强，而对中枢受体的亲和力较弱，相较于生长抑素具备更长的衰减期。而垂体促甲状腺激素瘤普遍具备高表达的生长抑素受体，因此超过 90% 的垂体促甲状腺激素瘤对生长抑素类似物（包括兰瑞肽、奥曲肽）治疗有反应，73% ～ 100% 的病例经治疗后可恢复甲状腺功能状态，肿瘤大小缩小 20% ～ 70%。

"老药新用"：除肢端肥大症与类癌综合征外，兰瑞肽也常被应用于其他新的适应证中。NEJM 于 2014 年公布了一项研究，探讨了兰瑞肽对胃肠胰神经内分泌肿瘤患者无进展生存期（PFS）的影响。患者被随机分配接受兰瑞肽缓释水凝胶制剂或者安慰剂，研究发现，兰瑞肽相比于安慰剂可明显延长患者 PFS（中位未达到 vs 18.0 个月，$p < 0.001$），24 个月预计无进展生存率，兰瑞肽和安慰剂组分别为 65.1% 和 33.0%，说明兰瑞肽对延长转移性胃肠胰神经内分泌肿瘤患者无进展生存期有显著作用。基于上述研究，水凝胶剂型兰瑞肽长效注射液已于 2021 年在中国开展用于治疗无法切除的局部晚期或转移性 1 级或 2 级胃肠胰神经内分泌肿瘤的 III 期临床试验，并于 2023 年 3 月完成，但尚未公布结果。

【不良反应】兰瑞肽的副作用较轻，在接受兰瑞肽治疗时，最常见的不良事件是疲劳，胃肠功能异常（最常报告的反应为腹泻和腹痛）和恶心或呕吐、胆石症（通常无症状）和注射部位反应（疼痛、结节和硬结），除此之外，也有发生血糖波动、心率减慢等的可能。

除了生长抑素受体外，60% 的垂体促甲状腺激素瘤组织中多巴胺二型受体也被检测到高表达，为多巴胺受体激动剂用于垂体促甲状腺激素瘤治疗提供依据，因此，如卡麦角林可能也可以稳定肿瘤大小。其他辅助治疗药物包括甲状腺激素拮抗剂、β 肾上腺素受体阻滞剂都是为了控制超量甲状腺素所带来的不利影响。

◎ **垂体 ACTH 瘤**

垂体 ACTH 瘤即 Cushing 病，因其在第五章"肾上腺"部分会重点阐述，本部分仅稍作简介。

（1）下丘脑 - 垂体 - 肾上腺皮质轴功能亢进的临床表现：下丘脑 - 垂体 - 肾上腺皮质轴的靶腺激素主要是皮质醇，其生理作用极为庞杂。下丘脑 - 垂体 - 肾上腺皮质轴功能亢进本质上是皮质醇分泌增多，因此临床表现往往极为明显，具体可参见第五章"肾上腺"相关内容。

（2）其他下丘脑 - 垂体 - 靶腺轴功能减退的临床表现：其他下丘脑 - 垂体 - 靶腺轴功能减退的临床表现与其他类型垂体瘤基本相似。垂体 ACTH 瘤以微腺瘤为多，在干预前一般出现的可能性相对小，但在干预后需高度重视。值得强调的是，对于患垂体 ACTH 瘤的儿童患者，生长激素缺乏症有可能被忽略，通常在病史中可以采集到生长发育迟滞的信息；而这一信息对疾病病程来说具有提示意义。

（3）占位表现：垂体 ACTH 瘤多为微腺瘤，有时可见大腺瘤。因此，其占位效应相对并不突出。如出现，则与其他垂体腺瘤相似，可参照垂体 GH 瘤。

（4）可能出现的垂体卒中：垂体 ACTH 瘤出现垂体卒中的报道很少，可能与其一般为微腺瘤有关。

（5）垂体 ACTH 瘤的诊断与治疗：对于垂体 ACTH 瘤的诊断和治疗，可参见第五章"肾上腺"相关内容。因该类垂体瘤往往通过手术不易摘除彻底，复发概率偏高，故其随访与再评价尤为重要。

◎ **垂体功能性促性腺激素瘤**

垂体功能性促性腺激素瘤极为罕见。尽管从垂体瘤标本的免疫组化病理分类来看，分泌 FSH 和（或）LH 的类型并不少见，但真正由瘤体分泌有活性的 FSH 或 LH 产生内分泌功能的垂体瘤患者即便在大型垂体瘤诊疗中心也属罕见。更多的情况是分泌 LH 和（或）FSH 片段的类型，因此往往表现为垂体无功能瘤。

（1）LH/FSH 持续分泌增多的临床表现：下丘脑 - 垂体 - 性腺轴的生理作用在成年女性为保证有排卵的月经周期，维持女性第二性征；在成年男性为保证精子生成和维持男性第二性征；在儿童还有促进青春期发育的作用。当垂体瘤分泌 LH/FSH 过多时，因其不能呈脉冲式生理分泌，对卵细胞 / 精子的形成并非正常的促进作用。因此，LH/FSH 持续分泌增多的临床表现有：在成年女性表现为月经紊乱、不孕、卵巢过度刺激综合征等，在成年男性可表现为睾丸增大，而儿童患者则可表现为同性性早熟。绝大多数患者以月经不规律起病，因此首诊常就诊于妇产科。

（2）其他下丘脑 - 垂体 - 靶腺轴功能减退的临床表现：理论上与其他功能性垂体瘤相似，其他下丘脑 - 垂体 - 靶腺轴功能减退的可能性均需考虑。如为儿童或青少年，还需特别注意生长速度。

（3）占位表现：占位表现与其余类型垂体瘤相似，视野缺损与头痛并不少见。参见前文垂体 GH 瘤部分。

（4）垂体卒中：垂体卒中在目前功能性促性腺激素瘤中罕有报道，但根据目前报道，大腺瘤居多，故产生卒中的风险不可忽视。

（5）垂体功能性促性腺激素瘤的诊断与治疗：因病例数过少，目前有关垂体功能性促性腺激素瘤的诊断仍以病例系列经验总结为标准：具有月经不规律临床表现且促性腺激素与雌二醇水平不相匹配；垂体磁共振成像提示占位；手术摘除垂体瘤后患者月经恢复正常。治疗上仍以手术治疗作为首选。其余临床处理与其他类型功能性垂体瘤相仿。

◎ **垂体无功能瘤与垂体前叶功能减退**

垂体无功能瘤是指垂体瘤不具备分泌功能或分泌的仅为无生理活性的蛋白物质，因而如果仅仅是微腺瘤，通常不产生临床表现，也不需要任何处理；但如果是垂体无功能大腺瘤，则常常主要表现为占位症状，严重时可产生部分或全部下丘脑 - 垂体 - 靶腺轴功能减退的临床表现。因此，与功能性垂体瘤不同，垂体无功能瘤通常安排在垂体前叶功能减退症部分讲解，因其是前叶功能减退症的最主要病因之一。

（1）垂体前叶功能减退症的临床表现：一般来说，如果是全部垂体前叶功能减退，则会出现所有靶腺的功能减退，严重时可出现垂体危象；但许多情况下，GH 与 FSH、LH 缺乏明显，而下丘脑 - 垂体 - 肾上腺轴和下丘脑 - 垂体 - 甲状腺轴功能减退相对较轻。垂体病变也可以导致 PRL 的分泌不足，但其临床表现仅在哺乳期能够被注意到。

1）促肾上腺皮质激素分泌不足：造成继发性肾上腺皮质功能减退症，肾上腺分泌皮质醇不足，可表现为乏力、食欲缺乏、血压偏低、空腹易出现低血糖、皮肤缺少色素沉着、易患上呼吸道感染等。

2）促甲状腺激素分泌不足：造成甲状腺激素合成与分泌不足，临床上可表现为表情淡漠、反应迟缓、健忘、怕冷、便秘、眉毛外 1/3 脱落、头发干而细、心率减慢等。

3）促性腺激素分泌不足：造成低促性腺激素性性腺功能减退症。女性可出现卵巢萎缩，雌二醇分泌不足且卵泡发育障碍，临床上可表现为闭经、性欲减退、阴毛脱落、乳房萎缩、阴道分泌物减少等。男性可出现性欲下降及不同程度勃起功能障碍、阴毛稀疏、肌肉量下降等。

4）生长激素分泌不足：成人往往缺乏特征性临床表现，瘦体重减少、脂肪量增加、血脂异常、肌肉量和运动能力下降、骨密度降低等，鉴别相对较困难。

5）泌乳素分泌不足：一般表现为哺乳期女性产后无乳。

（2）垂体前叶功能减退症的病因：垂体前叶功能减退可按照病变部位分为垂体性（原发性，病变位于垂体）和下丘脑性（继发性，病变位于下丘脑）两种类型，各有数种不同病因。其中可造成垂体前叶功能减退症的下丘脑区病变包括下丘脑区肿瘤、创伤及其他中枢神经系统病变，或损伤连接下丘脑与垂体的垂体柄部分均可能造成垂体前叶功能减退症，常同时会造成垂体后叶分泌抗利尿激素不足而造成中枢性尿崩症。可造成垂体前叶功能减退症的垂体病变包括垂体无功能大腺瘤、产后大出血造成的垂体缺血性坏死、垂体卒中、前文述及的垂体手术或放射治疗造成的损伤等。以下简介两种较为典型的垂体前叶功能减退症。

1）垂体无功能大腺瘤：垂体无功能大腺瘤因其瘤体并不分泌有生理功能的激素，因此不会出现某种激素的过量。而该垂体瘤一般均为良性，多生长缓慢，因此也就造成了患者的症状十分隐匿，且患者往往因为出现视野缺损症状而首诊于眼科。因此对于垂体无功能大腺瘤患者，一方面需对其进行神经眼科的检查和以磁共振成像为主的影像学检查，另一方面也需对垂体激素是否缺乏进行充分评估。此外，垂体无功能大腺瘤同样可能出现垂体卒中，而垂体卒中本身即可引起相当一部分的垂体坏死，急性期恢复后也必须高度警惕垂体前叶功能减退症的可能。

2）希恩综合征：希恩综合征（Sheehan syndrome）是特指产后大出血造成的垂体前叶功能减退症。一般来说，无论男女，出血性休克并不易引起垂体前叶功能减退症；但妊娠时腺垂体（即垂体前叶）增生肥大，血运极为丰富，同时也对缺血缺氧极为敏感。于是产后大出血时所造成的垂体门脉系统供血骤减甚至中断，则造成腺垂体组织大面积缺血坏死。如果未能及时、足量输血，则患者在度过休克的危险阶段以后，其腺垂体的损伤已不可逆，往往最终仅剩极为菲薄的组织，在磁共振成像影像学上称为"空泡蝶鞍"。患者通常首先表现为产后无乳，其后一直闭经，而肾上腺皮质功能减退症和甲状腺功能减退症的症状有可能一开始并不明显，其后逐渐表现出来。因此，对产后大出血的患者应定期评估其下丘脑－垂体－靶腺各轴功能，尤其需要注意迟发出现的肾上腺皮质激素缺乏和甲状腺激素缺乏状况。希恩综合征曾经是我国垂体前叶功能减退症最主要的病因，新中国成立后，随着妇幼卫生的进步，目前已较为少见；但不典型病例仍时有发生，仍须警惕。

（3）垂体危象：又称垂体前叶功能减退症危象，一般可有感染、过度劳累、停用常规补充治疗用药、服用镇静安眠药等诱因，以感染最为多见。危象期往往有严重低血糖、昏迷、休克，有时出现精神病样发作的临床表现，如不能及时诊治，极易导致死亡。

（4）垂体前叶功能减退症的治疗原则：垂体前叶功能减退的治疗原则为补充治疗，俗称"缺什么补什么"，根据各轴激素缺乏程度，予以相应激素补充治疗，其剂量一般以生理性分泌量为上限。尽管泌乳素缺乏也是非常普遍的情况，但其生理作用主要限于哺乳期，因此并不专门行补充治疗。

1）肾上腺皮质激素：肾上腺皮质激素的补充是垂体前叶功能减退症患者首要的处理措施。因该种情况是 ACTH 缺乏引起皮质醇缺乏，对醛固酮的调节影响很小，因此补充泼尼松即可。常用剂量为早 5 mg、晚 2.5 mg，口服，即可达到生理作用所需的血药浓度。患者的食欲、体力、血压、心率、血糖、电解质等均可作为观察指标。需要注意的是，补充治疗越接近生理性分泌越好，而肾上腺皮质激素在应激时分泌量会成倍上涨，因此在补充治疗过程中，如患者出现任何应激状况，应将治疗剂量加量；当遇有较强应激时，宜尽快至医院急诊，必要时评价机体状况后采用静脉输注肾上腺皮质激素为妥。

2）甲状腺激素：甲状腺激素的补充也非常重要，但总体来说要按照循序渐进的原则加量，直至 FT_3、FT_4 进入正常范围，此后可用该剂量作为维持量。因垂体前叶功能减退症患者的 TSH 分泌缺乏，因此血清 TSH 水平完全不能对补充治疗的剂量调整有所帮助。补充甲状腺激素时特别需要注意的一点是，治疗顺序应该是先补充肾上腺皮质激素，再补充甲状腺激素；或者两者一起补充治疗。

　　3）性激素与生育：性激素补充要视性别、年龄不同而采取不同的策略，但对于多数患者仍相当重要。如果为男性，则雄激素的补充一般用十一酸睾酮，目前多采取肌内注射剂型，每月 1 次一般可维持患者血清睾酮水平。年龄超过 50 岁的男性患者，补充原则与其他原因所致的性腺功能减退症原则相同。可参见性腺疾病部分。对于育龄女性患者，原则上应采用人工周期疗法；而对于绝经期女性患者，补充雌激素必须谨慎，治疗原则参见性腺疾病部分。对于有生育要求的患者，使用重组 FSH 与重组 hCG 通常有可能恢复排卵或生精功能，试用皮下便携式 GnRH 输注泵也是一种治疗选择。如果是希恩综合征患者，再次妊娠如果成功，因其有促进垂体增生的作用，对垂体前叶功能减退症反而有一定的治疗作用。

　　4）生长激素：对于儿童患者，重组 GH 的治疗十分重要，保证患者可以达到其正常终身高。对于成人患者，目前不少学者也主张进行补充治疗，但最佳剂量如何掌握尚缺乏足够临床证据。

　　5）有关垂体危象的处理：垂体危象目前因希恩综合征患者明显减少并能得到及时诊治而相对不太多见。垂体危象通常以严重低血糖昏迷、休克及精神病样发作为主要表现。临床处理上，要高度警惕并处理低血糖昏迷。一旦怀疑垂体危象，须立即检测血糖，尤其是有神志或精神异常的患者。如证实为低血糖，需立即以 50% 葡萄糖溶液静脉注射，并用 10% 葡萄糖溶液静脉滴注维持治疗。如患者神志恢复，可予以口服糖水。其次要尽快处理肾上腺皮质激素严重缺乏的状态。出现垂体危象时是需要静脉给予应激剂量的，处理方法同肾上腺危象。血压明显下降的患者可先给予氢化可的松琥珀酸钠 50 mg 静脉注射，其后再加用氢化可的松。对症处理电解质紊乱和休克也十分重要。而对于诱因的识别和去除，如果能够尽早发现并予以针对性治疗，则对于危象的治疗希望是很大的。感染常常是最主要的诱因，因此找到病原菌、根据药敏结果使用足疗程的合理抗生素十分重要。垂体危象时，需特别留意的是，即使患者有以躁狂为主要表现的精神症状，也必须慎用镇静安眠药。

　　◎ 垂体卒中

　　垂体卒中指由垂体瘤出血和（或）梗死引发的一种较少见的急症。尽管有部分学者将症状隐匿或无症状的垂体瘤出血/梗死也纳入垂体卒中的概念范畴，但临床上更为重视的仍然是垂体卒中的急症处理。垂体瘤出血和（或）梗死可导致严重水肿，蝶鞍内容物增加，造成鞍内压力升高，继而又导致邻近神经、血管等结构受压，导致相应临床表现。典型表现常常包括鞍上和鞍旁结构压迫、颅内压增高以致脑膜刺激征出现。症状的轻重则通常取决于出血、水肿和坏死的程度。突发剧烈头痛为垂体瘤卒中最常见的首发症状，往往同时伴有恶心、呕吐。视力视野障碍也十分常见，因鞍区内容物对视交叉形成急性压迫所致；视野缺损以双颞侧偏盲最为普遍；眼肌麻痹一般由第 III 对脑神经受累所致，第 IV、VI 对脑神经亦可累及。此外，不同程度的垂体前叶功能减退症也是临床关注的重点，尤其是下丘脑 - 垂体 - 肾上腺轴功能障碍所导致的电解质紊乱。垂体卒中压迫下丘脑及垂体柄的可能性也是存在的，因此中枢性尿崩症和体温调节障碍均有报道。治疗上需要考虑手术减压的必要性，起病越急、眼部症状及神经系统症状越重，则越需要考虑手术干预；但术前需注意下丘脑 - 垂体 - 肾上腺轴的功能减退甚至危象的可能性，按应激剂量进行糖皮质激素补充治疗往往是常用的选择。急性症状缓解后需注意对患者定期进行全面评估，以避免漏诊迟发性垂体前叶功能减退症。

　　◎ 孤立性下丘脑 - 垂体 - 靶腺轴功能减退与免疫治疗相关垂体不良反应

　　垂体前叶功能减退症如果因外伤、肿瘤等引起，通常为全垂体前叶功能减退症，常常出现 GH 和促性腺激素缺乏非常严重、而 ACTH 和 TSH 缺乏并不明显的情况。这种情况下，患者的日常生活尚能维持，但一旦出现应激，就会出现肾上腺皮质激素不足的表现，严重应激时也可能出现危象。但因基因突变造成的遗传性下丘脑或垂体激素缺乏症或自身免疫病所致者，则可以出现孤立性下丘脑 - 垂体 - 靶腺轴功能减退。Kallmann 综合征即为基因突变所致的 GnRH 神经元发育不良而导致孤立性低促性腺激素性性腺功能减退症,具体可参见《生殖系统》。孤立性 ACTH 缺乏症、孤立性 TSH 缺乏症、孤立性 GH 缺乏症和孤立性 PRL 缺乏症皆有少量病例报告,均属罕见病范畴。治疗原则均以补充治疗为主。

免疫检查点抑制剂目前已经成为治疗恶性肿瘤的一类重要治疗方法,其有效性目前已被公认。然而其不良反应也种类繁多,其中对垂体产生的不良反应已经有诸多报道。根据目前的临床病例总结,免疫治疗相关垂体不良反应可累及多条下丘脑 - 垂体 - 靶腺轴,但从累及的比例看为 ACTH 缺乏 > TSH 缺乏 > Gn 缺乏(与一般垂体瘤所致垂体前叶功能减退症的各轴损伤不一致,其原因正是该种不良反应为免疫攻击所致);也可单独累及某一条轴。治疗原则也同样是补充治疗。

◎ 生长激素缺乏症与身材矮小

生长激素缺乏症所致身材矮小曾经在很长一段时间内被称为"侏儒症",后因该词有歧视色彩而被废除。该病为幼年时即缺乏 GH 所致,具体原因可包括下丘脑区肿瘤、外伤及基因缺陷等。如排除以上病因,常诊为特发性 GH 缺乏症。一般来说,身高低于同年龄、同性别、同种族儿童身高的第 3 百分位方可认为其为矮小患儿,必须进行内分泌疾病的筛查。同时,生长速度明显下降也是十分重要的临床表现。诊断儿童 GH 缺乏症需首先确定血清甲状腺激素水平正常(因其也可导致矮小),且胰岛素样生长因子水平下降。儿童 GH 缺乏症的诊断需行 GH 兴奋试验以明确,目前仍然需要行两种兴奋试验(胰岛素低血糖 GH 兴奋试验、左旋多巴 GH 兴奋试验和精氨酸兴奋试验中的两种),均不能使 GH 水平升高至 10 ng/dl 方可确诊。确诊后仍须注意其他下丘脑 - 垂体 - 靶腺轴有无功能减退的可能。排除其他疾病后,可考虑重组 GH 的补充治疗。

◎ 垂体前叶其他疾病

(1)淋巴细胞性垂体炎:淋巴细胞性垂体炎经常作为垂体瘤的重要鉴别诊断。淋巴细胞性垂体炎患者临床上可以头痛、视野缺损为首发症状,常伴不同程度的垂体前叶功能减退症和中枢性尿崩症表现。磁共振成像影像学表现常常与垂体瘤尤其是垂体大腺瘤有相似之处,可压迫视交叉。但一般淋巴细胞性垂体炎的磁共振成像影像学特点常常是整个垂体的信号较为均匀,而垂体瘤则通常呈现为不均匀的信号。如需彻底明确诊断,需行垂体肿物活检。该病有相当一部分发生于妊娠期或产褥期,与自身免疫有关,但并未发现特征性抗体。糖皮质激素常常作为诊断性治疗的一种干预措施。

(2)垂体脓肿:垂体脓肿非常少见,且常常不易与垂体大腺瘤鉴别。常表现为头痛、垂体前叶功能减退症及视野缺损(如影响视交叉),有时有中枢性尿崩症表现。可为细菌感染或真菌感染所致。诊断时病史采集与影像学检查通常可提供重要依据。此外,垂体大腺瘤一般不会伴有尿崩症(除非出现垂体卒中)。治疗需通过外科手术或引流。

(3)作为多发性内分泌腺瘤病或多内分泌腺自身免疫综合征的组分:垂体疾病也可能作为某些内分泌综合征的一个组分。比如 1 型多发性内分泌腺瘤病(MEN-1),通常包括垂体瘤、胰腺神经内分泌肿瘤、甲状旁腺功能亢进症。多内分泌腺自身免疫综合征亦可出现累及垂体的情况。而功能性垂体瘤作为 McCune-Albright 综合征的组分、POEMS 综合征累及垂体前叶的情况也不少见。这些均提示,在垂体疾病诊断明确以后,尚需留意有无相关综合征的可能性,以免贻误诊治。

3．垂体后叶疾病

◎ 中枢性尿崩症

中枢性尿崩症(central diabetes insipidus,CDI)是由于抗利尿激素(ADH)分泌不足而产生的排大量低渗透压尿、烦渴、多饮等临床表现的一种疾病。

(1)抗利尿激素的生理作用和尿崩症的病理生理机制:ADH 是一种肽类激素,由下丘脑视上核神经元细胞合成并运送至位于垂体后叶的神经轴突,从垂体后叶分泌入血。ADH 在水平衡中起着重要作用,是水代谢中的中心环节。ADH 最主要的生理作用是促进肾集合管和远曲小管后段对水分子的重吸收，而尿液则得到浓缩成为高渗状态。这一作用是通过结合集合管周侧细胞膜的 V2 受体，继而改变水通道蛋白的通透性而完成的。控制 ADH 调节的主要因素是血浆渗透压，血容量等也有一定作用。当血容量降低、血浆渗透压升高到一定程度时，ADH 就会大量分泌，促进水的重吸收；待到血容量重新恢复、血浆渗透压下降至正常，ADH 分泌就会明显下降，甚至暂时不分泌。

当 ADH 缺乏时，肾集合管和远曲小管后段对水的重吸收功能明显下降，于是尿液浓缩功能基本丧失，低渗尿大量排出，导致尿量大为增加；同时因水分重吸收过少，血容量也会下降，患者出现烦渴症状，进而导致多饮症状明显。

（2）尿崩症的临床表现：尿崩症的典型临床表现包括多尿、烦渴、多饮，严重者每日尿量可达 16 ～ 24 L，尿色呈清水样，排尿频率可达每半小时至 1 小时 1 次，且日夜尿量相当。

（3）中枢性尿崩症的定性诊断和定位诊断：尿崩症的诊断按定性诊断和定位诊断的思路进行。定性诊断所用的功能试验是禁水试验，而定位诊断所用的是加压素试验（加压素，即垂体后叶素，以 ADH 为主）。临床上经常将两个试验序贯进行，称为"禁水 - 加压素试验"。

禁水试验的原理是在水代谢调节正常的情况下，禁水后随着血浆渗透压逐渐升高，ADH 分泌增多并大大促进肾集合管和远曲小管后段对水分子的重吸收，而尿液则明显浓缩。如果血浆渗透压已明显升高（＞ 295 mOsm），而尿渗透压仍低于血浆渗透压，则为完全性尿崩症，尿渗透压＞血浆渗透压但仍低于 600 mOsm 则为部分性尿崩症。

加压素试验的原理是对于尿崩症的患者，给予垂体后叶素皮下注射后，观察尿量与尿渗透压变化。中枢性尿崩症患者正是由于 ADH 缺乏所致，因此注射后尿液可浓缩，而尿渗透压明显升高；肾性尿崩症则是由于 ADH 抵抗，因此补充后不会有明显改善。

（4）中枢性尿崩症的病因鉴别：中枢性尿崩症可由下丘脑 - 垂体柄区域的肿瘤、外伤、炎症等多种因素导致。其中垂体瘤手术所致损伤在造成垂体前叶功能减退症的同时，也可能导致中枢性尿崩症的出现。肿瘤导致中枢性尿崩症的情况也散见于临床，往往是下丘脑区肿瘤，病变隐匿时影像学上也很难鉴别。因此对于特发性尿崩症患者，定期随诊相当重要，随访中早期发现肿瘤尚可及时把握治疗机会。

（5）中枢性尿崩症的对症治疗与对因治疗

1）对症治疗：对症治疗指补充 ADH。目前常用药物为去氨加压素，是将天然人体 ADH 的结构进行少许改造后制成的 ADH 类似物。口服制剂即可达到理想治疗效果，常每日使用 2 ～ 3 次即可满足临床需求。

2）对因治疗：对因治疗主要指治疗可能进一步发展导致中枢性尿崩症的原发病。最需要警惕的是肿瘤，尤其对于中枢性尿崩症合并生长发育障碍的儿童患者，即使影像学检查未发现肿瘤，也必须密切随诊。对于淋巴细胞性垂体炎导致中枢性尿崩症的患者，采用药理剂量糖皮质激素治疗往往值得尝试。

框 2-2　肾性尿崩症

与中枢性尿崩症病因为 ADH 不同，肾性尿崩症（nephrogenic diabetes insipidus，NDI）的机制为肾对抗利尿激素（antidiuretic hormone，ADH）无反应，也可以理解为 ADH 抵抗。NDI 可由编码精氨酸加压素 V2 受体（AVP V2R）或水通道蛋白 2（AQP2）的基因突变所致，也可继发于某些获得性病因。NDI 与 CDI 同样具有排大量低渗透压尿、烦渴、多饮的临床表现。NDI 患者在禁水试验的情况下与 CDI 一致，而行加压素试验时则完全无反应。

先天性 NDI 为罕见疾病，发病率约为 5/1 000 000。通常起病较早，在出生后几个月内可出现高热、呕吐、生长发育不良等症状；部分患者表现较轻，在婴儿期后出现多尿或遗

Note

尿，发育可正常。约 90% 先天性 NDI 患者具有 *AVPR2* 基因突变，该基因位于 X 染色体，为 X 连锁遗传，因此大多数先天性 NDI 患者为男性。约 10% 先天性 NDI 是由位于 12 号染色体上 *AQP2* 基因突变所致，通常为常染色体隐性遗传。成年起病的 NDI 多继发于获得性病因，包括药物暴露（如锂）、肾脏疾病（如多囊肾、尿路梗阻）、电解质异常（如高钙血症、低钾血症）等，其中锂剂暴露是主要原因。

治疗原则上，先天性 NDI 以改善症状、维持电解质平衡为主，获得性 NDI 则应积极对因治疗，如停止锂剂应用、缓解尿路梗阻等。治疗策略包括专业的营养饮食管理、间断使用噻嗪类利尿剂等。近年来，AVPR2 拮抗剂、加压素类似物等新药为该病的进一步合理控制带来了新的希望。

框 2-3　抗利尿激素不适当分泌综合征

抗利尿激素不适当分泌综合征（The syndrome of inappropriate antidiuresis, SIAD）是由于体内抗利尿激素（ADH）过度分泌或活性增加，导致机体水排泄障碍、尿钠浓度增加，继而引起稀释性低钠血症的一种疾病。SIAD 的病因种类繁多，恶性肿瘤、肺部疾病、中枢神经系统疾病（如感染、出血、血栓形成、创伤等）、药物（如奥美拉唑、卡马西平等）等均有可能。治疗方面，对于 SIAD 最重要的是明确病因、对因治疗。对症治疗主要包括限制液体入量，口服或静脉补钠，口服血管加压素 V2 受体拮抗剂托伐普坦，以逐步纠正血钠浓度。

◎ 垂体转移瘤

垂体转移瘤较为少见，多发生于恶性肿瘤病程的后期。尽管可见于垂体的各部位，但以垂体后叶多见，可能是其血运丰富的缘故；因而尿崩与头痛往往成为首发症状。血运首先经过垂体后叶再供应垂体前叶，因而垂体前叶受累的概率相对较低；又因原发肿瘤出现垂体转移时已是病程后期，进展迅速，往往在引发垂体前叶功能减退症之前就发生了更为致命的并发症。

二、松果体相关疾病

松果体相关疾病是指发生在松果体部位的一系列病变，常见的包括肿瘤、炎症、囊肿、钙化以及由于外伤或其他原因导致的松果体损伤等，疾病的发生将影响松果体的正常功能，干扰患者的生物钟节律、睡眠质量和情绪等。

1. 常见疾病

（1）松果体钙化：松果体钙化是发生在松果体中的钙沉积，经常出现在松果体间质的结缔组织内。松果体是人体中钙化率最高的区域之一。一项针对 12 000 名健康受试者的调查发现，有 71.6% 的受试者被观察到存在松果体钙化，松果体钙化的发病率也被发现随年龄的增长而增加，甚至在某些物种中松果体钙化率随年龄增长可能高达 100%。钙化主要是由松果体细胞分泌的激素、激素载体蛋白等与矿物质一起沉积在胶原纤维表面而形成。钙化部位主要位于小叶和胶原纤维间隔内，甚至钙沉积会包裹住一些胶原细纤维。医学影像学的进步使各种类型的颅内钙化被发现，CT 和 MRI 是被临床医生广泛应用于评估松果体区域钙化程度的手段。松果体钙化将危害褪黑素的合成能力，并被认为与多种神经元疾病有关。

（2）松果体肿瘤：据统计，松果体区肿瘤约占所有颅内肿瘤的 1%，较为罕见，在世界卫生组织 2021 年的分类中，"松果体肿瘤"类别包括源于松果体细胞或其前体的原发性松果体肿瘤，这种多样性是由松果体腺体及邻近结构组织类型的多样性决定的。松果体区的肿瘤又可分为许多亚型，在松果体区肿瘤转化过程中可形成星形细胞瘤、脑胶质瘤、松果体实质瘤等，松果体区也可能是转移瘤、神经源性肿瘤、血管内皮瘤及淋巴瘤等病理类型肿瘤的聚集地，它们的组织病理类型多样，诊断困难。同时由于影像学特征的重叠，影像学在区分特定类型的松果体肿瘤方面几乎没有作用，通常仅可帮助实现对肿瘤的定位与定性诊断。除颅内肿瘤外，松果体功能的紊乱甚至能影响机体其他部位的肿瘤发生率。夜班工作者等经常暴露在夜间光线下的人，被报道具有更高的罹患乳腺癌、结肠癌、前列腺癌和子宫内膜癌的风险。

（3）松果体囊肿：松果体囊肿是最常见的松果体病变，大多数松果体囊肿是无症状的。典型的松果体囊肿常常呈圆形或椭圆形，壁薄、规则、边界清晰，组织学上由内部胶质细胞和中间松果体实质组织组成，周围有外部软脑膜结缔组织层。根据目前的研究，囊肿的存在和大小与其相关的临床症状，尤其是头痛之间的关系尚不完全清楚。在某些情况下，如果松果体囊肿足够大，形成脑积水会产生压迫，进而导致晕厥或猝死。松果体囊肿的发病率很高，囊肿患病率的年龄分布在儿童晚期和成年早期达到峰值，这表明松果体囊肿在儿童时期形成并经历一段生长期，然后达到一段静止期，随后在老年时逐渐消退。

（4）阿尔兹海默病：阿尔茨海默病（AD）是最常见的神经退行性疾病之一，AD 患者从早期就可表现出睡眠障碍。与健康老年人相比，AD 患者体内褪黑素分泌节律的幅度显著降低。AD 患者的睡眠障碍是预测 AD 进展的重要诊断指标。在 Aβ 蛋白沉积增加的 AD 模型中，认知能力下降被发现与睡眠质量受损之间具有相关性，Holtzman 课题组于 2012 年在 *Science Translational Medicine* 中报道了睡眠 - 觉醒周期的变化可能是由 Aβ 负荷增加引起的。而机体控制睡眠障碍的昼夜节律正是由视交叉上核和松果体调节的，因此，松果体功能障碍在 AD 神经病理学之间扮演的角色也越来越被关注。研究发现，AD 患者被发现出现松果体大小异常，同时 AD 患者脑脊液和血清中的褪黑素水平与正常受试者相比也出现明显降低，而 AD 患者大脑中褪黑素水平的降低也被认为是导致认知能力下降的重要因素。此外，在 AD 患者中，褪黑素可有效抑制 tau 样蛋白的过度磷酸化，并降低神经元分泌的淀粉样前体蛋白的水平，从而减弱 Aβ 斑块的积聚，减轻 Aβ 斑块所引发的大脑中炎症反应和氧化应激导致的认知障碍；同时，Aβ 斑块也可与大鼠松果体中的 Toll 样受体（TLR）相互作用，触发细胞因子的合成，通过松果体免疫轴调节褪黑素的合成。可见，松果体功能障碍导致的褪黑素分泌减少会引发 AD 患者的睡眠障碍，并参与导致 AD 的认知障碍，而褪黑素可通过多条途径改善 AD 导致的神经病变及其相关症状。

（5）性早熟：早熟是松果体功能障碍的合并症之一，松果体功能障碍的儿童或年轻人经常出现性早熟。青春期的启动主要源于下丘脑 - 垂体 - 性腺轴的激活，表现为下丘脑脉冲式释放促性腺激素释放激素增加，随后刺激垂体释放促性腺激素，包括卵泡刺激素和黄体生成素等，接着刺激外周性腺发育成熟并分泌性激素。研究发现，褪黑素受体在下丘脑 - 垂体 - 性腺轴中广泛表达，而血浆褪黑素的含量被认为可以调节下丘脑 - 垂体 - 性腺轴，因此松果体功能障碍可与性早熟联系起来。早在 1979 年，*Nature* 中即报道了松果体肿瘤与性早熟有关，推测人类的松果体会产生一种阻止性成熟的物质，而同时年轻男性青春期启动时血液中褪黑素水平逐渐下降，被认为是加速青春期开始的必要条件。另外，也有研究发现，雄性仓鼠在缩短光照时间或切除双眼的条件下会导致性腺萎缩，而手术切除松果体可阻断对性腺发育的抑制；而过高浓度的褪黑素处理则会导致激素失效，甚至导致动物内分泌紊乱、性成熟延迟，抑制动物的生长发育。

（6）心脏病：在健康人体内，睡眠与觉醒周期被认为受到褪黑素昼夜分泌的严格控制，褪黑素的合成发生在松果体中，并且受到颈上神经节中交感神经元的调控，而在颈上神经节中除了调控松果体的神经元外，还有调节心脏的神经元。研究发现，心脏病患者经常会出现褪黑素水平降

低以及睡眠 - 觉醒节律紊乱。除此之外，将心脏病患者的松果体与健康人进行对照，可发现心脏病患者的松果体组织轴突密度显著降低；而在诱发病理性心肌肥厚以及心力衰竭的小鼠模型中，血浆中褪黑素浓度也被发现有显著降低，并且与对照组相比其节律发生了显著的变化。2023 年一项发表于 *Science* 的最新研究发现，在心脏疾病发生的早期阶段，巨噬细胞与松果体中交感神经元之间的细胞通信会受到显著影响，而抑制巨噬细胞可以预防松果体去神经化以及功能损伤，使松果体交感神经轴突密度与褪黑素水平出现增加。

2. 药物靶点与药理学　在脊椎动物中，褪黑素激素主要由松果体分泌，通过作用于褪黑素受体，在调节机体昼夜节律和维持稳定睡眠模式中发挥重要作用。此外，褪黑素 - 褪黑素受体信号通路的激活还可以调节其他生理过程，包括心血管系统和免疫系统等，该信号通路激活在抑制癌症、促进骨形成、调节糖代谢以及神经退行性疾病中的作用也得到了证实。

(1) 慢性失眠：慢性失眠已成为影响人们健康的重要因素。据世界卫生组织统计，全球范围内成人的失眠率为 27%，而中国成人的失眠率更是达到 38.2%。慢性失眠有多种病因和并发症，包括精神疾病（如抑郁、焦虑）与神经疾病（如阿尔茨海默病、帕金森病）等，严重影响患者的生活质量。对松果体切除受试者的调查发现，相关患者表现出明显的昼夜节律紊乱、睡眠时间减少以及睡眠质量下降，并在服用褪黑素后得到逆转，表明褪黑素水平对人类睡眠十分重要。松果体在夜间按昼夜节律释放褪黑素，激活下丘脑视交叉上核的褪黑素受体，使动物的生理功能和行为与光 - 暗周期同步，而由于 MT1 和 MT2 的不同生理作用，获得选择性配体具有重要的应用前景。然而，目前市场上或临床评估中的大多数药物，如雷美替昂、他司美替昂和阿戈美拉汀等，都是非选择性的褪黑素受体激动剂，因此针对褪黑素受体开发更安全有效且特异的药物帮助治疗睡眠障碍是未来重要的发展方向。近年来，人类两种褪黑素受体的三维结构被解析，为设计特异性靶向 MT1 或 MT2 并显著降低不良反应的药物提供了重要信息。Dubocovich 等课题组于 2020 年在 *Nature* 发表研究，利用计算机辅助药物设计，将超过 1.5 亿个虚拟分子对接到已被解析的褪黑素受体 MT1 的晶体结构，测试并获得多个排名靠前的分子，经过结构优化最终获得选择性靶向 MT1 的反向激动剂，为药物研发及临床转化提供了重要的工作基础。

(2) 肥胖：褪黑素及其受体被认为参与调节摄食、脂肪代谢和脂肪积累。褪黑素在脂质代谢中的作用已被广泛报道，在高脂饮食喂养的小鼠模型中，高脂饮食诱导的肥胖改变了肝和肾的生物钟相关基因，而外源性褪黑素可通过重编程肠道微生物的组成对脂质代谢紊乱起到保护作用。此外，补充褪黑素可诱导糖尿病肥胖大鼠和对照组大鼠的腹股沟白色脂肪组织转化为棕色脂肪；敲除 MT1 的小鼠被认为可通过调节 PI3K 转录和活性而引发全身性胰岛素抵抗，缺乏 MT1 的小鼠也表现出积累更多脂肪和体重增加的趋势，并以弓状核特定的方式诱导瘦素抵抗。同样，MT2 编码基因变异的患者即使在食用低脂饮食时也表现出更高的身体肥胖、脂肪分布和 2 型糖尿病风险。一项来自丹麦的人群研究发现：即使在没有任何饮食和运动干预的情况下，与服用安慰剂的人群相比，每天服用 1 ~ 3 mg 的褪黑素，会使受试者在 12 个月内减少 7% 的体脂。基于以上的系列研究，褪黑素被认为可能在发挥治疗失眠症功效的同时起到减肥作用，而利用褪黑素作用机制的"昼夜节律保健"，也被研究人员认为可用以引导公众保持作息健康的习惯以控制肥胖。

（李乃适　余沛霖　丛　馨　庞　炜）

小　结

下丘脑 - 垂体是神经系统和内分泌系统连接的核心，是维持机体内稳态和应对内外界环境变化的生理反应调控的中心。下丘脑为大脑的心脏，其中不同区域和核团有不同的功能，其中具有调节垂体内分泌功能的神经内分泌细胞，将神经活动的电信号转变为化学信号而合成分泌激素，具有神经元和内分泌细胞双重特征。通过与垂体的解剖联系将神经系统和内分泌系统信号有机协调整合，垂体细胞包括分泌 ACTH 的细胞、分泌 TSH 的细胞、分泌 GH 生长激素的细胞和分泌 FSH/LH 激素的细胞，经垂体分泌后直接控制和调节肾上腺、甲状腺、卵巢 / 睾丸等应激反应、代谢、生长发育及生殖功能。胰腺、肝、肠道以及脂肪和肌肉组织都具有重要的内分泌功能，参与调节机体新陈代谢和免疫反应等。

参考答案

整合思考题

1. 试述下丘脑的形态、位置、主要核团及功能。
2. 试述下丘脑 - 垂体的应激轴、生长轴、生殖轴和甲状腺轴的主要功能。
3. 分析垂体疾病及肿瘤会产生各种不同症状的解剖学基础。

Note

第三章 甲状腺和甲状旁腺

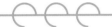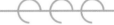

导学目标

通过本章内容的学习，学生应能够：

※ **基本目标**

1. 概括甲状腺的发生、解剖和组织学特征，说出甲状腺激素合成的过程、生理作用和调节机制，了解甲状腺激素代谢的过程。
2. 概括甲状旁腺的发生、解剖和组织学特征，说出钙调节激素的生物学作用与分泌调节。
3. 认识非毒性甲状腺肿和毒性甲状腺肿的病理形态学特点，了解其发病机制。
4. 解释甲状腺炎的病理学特点及临床病理联系。
5. 分析甲状腺良恶性肿瘤的鉴别要点，说出甲状腺癌的病理分型及临床病理联系。
6. 分析抗甲状腺药硫脲类、碘及碘化物的药理作用与机制、临床应用及不良反应和注意事项。
7. 概括放射性碘和β肾上腺素受体阻断药的药理作用与机制、临床应用及不良反应和注意事项。

※ **发展目标**

1. 结合甲状腺激素合成过程提出影响体内甲状腺激素水平的因素。
2. 结合甲状腺激素的生理作用说出甲状腺功能异常时的表现。
3. 鉴别结节性甲状腺肿和甲状腺腺瘤。
4. 根据典型甲状腺癌的病理图片进行准确分型。
5. 深刻领悟甲状腺癌精准病理分型关乎患者的精准治疗，感悟医疗工作者的责任重大。
6. 举例说明甲状腺激素分泌过多或过少所导致的疾病，并理解其发生机制。
7. 根据药物的药理知识正确、合理地使用抗甲状腺药物，并能为患者提供相关用药咨询服务。

　　甲状腺（thyroid gland）是人体内最大的内分泌腺，主要合成与释放甲状腺激素（thyroid hormone，TH）。TH 几乎可作用于机体的所有组织，调节新陈代谢和生长发育，是维持机体功能活动的基础性激素，其生物学效应十分广泛。甲状腺疾病较为常见，主要涉及甲状腺肿、甲状腺炎和甲状腺肿瘤。在甲状腺的背面有甲状旁腺（parathyroid gland），可分泌甲状旁腺激素，后者与甲状腺中 C 细胞分泌的降钙素共同参与钙磷代谢的调节。

第一节　甲状腺和甲状旁腺的发生

一、甲状腺的发生

胚胎第4周初，在原始咽底壁正中线处（相当于第1对咽囊平面），内胚层细胞增生，向间充质内下陷形成一盲管，称为甲状舌管，即甲状腺原基。它沿颈部正中向尾端方向生长、延伸，末端向两侧膨大，形成甲状腺的侧叶。第7周时，甲状舌管的上段退化消失，仅在起始处残留一浅凹，称为舌盲孔。第11周时，甲状腺滤泡出现，内含胶质，不久即开始分泌甲状腺素。

二、甲状旁腺的发生

原始咽为消化管头端的膨大部，起自口咽膜，止于喉气管憩室起始部；呈左右宽、腹背窄、头端宽、尾端窄的扁漏斗形。原始咽侧壁有5对膨向外侧的囊状突起，称为咽囊，分别与外侧的鳃沟相对。随着胚胎的发育，咽囊演化出一些重要的器官。

第3对咽囊背侧份细胞增生，下移至甲状腺原基背侧，分化为下一对甲状旁腺。第4对咽囊细胞增生并迁移至甲状腺背侧上方，分化为主细胞，形成上一对甲状旁腺。第5对咽囊形成一细胞团，称为后鳃体，后鳃体的部分细胞迁入甲状腺内，分化为滤泡旁细胞。也有学者认为，滤泡旁细胞来源于神经嵴细胞。

（胡永斌）

第二节　甲状腺和甲状旁腺的解剖

一、甲状腺的解剖

甲状腺是人体最大的内分泌腺，为红褐色腺体，呈"H"形，由左、右侧叶和中间的甲状腺峡部组成。甲状腺平均重量在成年男性约26 g，在女性约25 g。甲状腺侧叶位于喉下部和气管颈部的前外侧。左、右侧叶分为前后缘、上下端和前外侧面、内侧面；上端到达甲状软骨中部，下端至第6气管软骨环，后方平对第5~7颈椎高度，甲状腺峡部位于第2~4气管软骨环的前方，连接甲状腺左右侧叶。约50%的甲状腺峡部向上伸出锥状叶，长者可达舌骨平面。

甲状腺被气管前筋膜包裹，该筋膜形成甲状腺假被膜，即甲状腺鞘。甲状腺的外膜称为真被膜，即纤维囊，二者之间形成的间隙为囊鞘间隙，内有疏松结缔组织、血管、神经和甲状旁腺。假被膜内侧增厚形成甲状腺悬韧带，使甲状腺两侧叶内侧和峡部连于甲状软骨、环状软骨和气管软骨环，将甲状腺固定于喉和气管壁。吞咽时，甲状腺随喉的活动而上下移动。

二、甲状旁腺的解剖

甲状旁腺为棕黄色、黄豆大小的扁椭圆形腺体，位于甲状腺左、右侧叶的后面，甲状旁腺亦可埋入甲状腺实质内或位于甲状腺鞘外。甲状旁腺一般分为上、下两对，每个重 35 ～ 50 mg，甲状旁腺表面覆有薄层的结缔组织被膜，被膜携带血管、淋巴管和神经伸入腺内，成为小梁，将甲状旁腺分为不完全的小叶。上甲状旁腺的位置恒定，位于甲状腺侧叶后缘的上、中 1/3 交界处；下甲状旁腺的位置变异较大，多位于甲状腺侧叶后缘靠近下端的甲状腺下动脉处。

（胡永斌）

第三节　甲状腺和甲状旁腺的组织学

一、甲状腺的组织学

甲状腺分左、右两叶，中间以峡部相连，表面包有薄层结缔组织被膜。腺实质由大量甲状腺滤泡组成，滤泡间有少量疏松结缔组织和丰富的有孔毛细血管。

（一）甲状腺滤泡

甲状腺滤泡（thyroid follicle）大小不等，直径 0.02 ～ 0.9 mm，呈圆形或不规则形。滤泡主要由单层立方的滤泡上皮细胞（follicular epithelial cell）围成，滤泡腔内充满均质状、嗜酸性的胶质（colloid）（图 3-1）。滤泡上皮细胞可因功能状态不同而发生形态差异。在功能活跃时，细胞增高呈低柱状，腔内胶质减少；反之，细胞变矮且呈扁平状，腔内胶质增多。电镜下，滤泡上皮细胞胞质内有较丰富的粗面内质网和较多的线粒体，溶酶体散在于胞质内，高尔基复合体位于核上区。顶部胞质内有电子密度中等、体积很小的分泌颗粒，还有从滤泡腔摄入的低电子密度的胶质小泡。滤泡上皮基底面有完整的基膜。滤泡上皮细胞合成和分泌甲状腺激素。

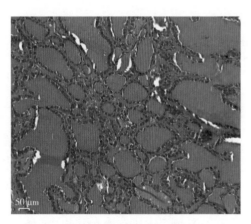

图 3-1　甲状腺滤泡镜下组织学（×200）

（二）滤泡旁细胞

滤泡旁细胞（parafollicular cell）位于甲状腺滤泡之间和滤泡上皮细胞之间。细胞稍大，在 HE 染色切片中胞质着色较淡，银染色切片可见其胞质内有黑色的嗜银分泌颗粒。电镜下，位于滤泡上皮中的滤泡旁细胞顶部被相邻的滤泡上皮细胞覆盖。滤泡旁细胞以胞吐方式释放分泌颗粒，内含降钙素（calcitonin，CT）。

二、甲状旁腺的组织学

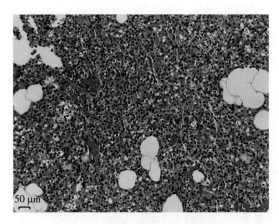

图 3-2　甲状旁腺镜下组织学

甲状旁腺表面包有薄层结缔组织被膜，实质内腺细胞排列成条索状或团状，其间有丰富的有孔毛细血管、散在的脂肪细胞以及少量结缔组织。腺细胞分主细胞和嗜酸性细胞两种（图 3-2）。

1. 主细胞（chief cell）　数量最多，呈多边形，核圆，居中，HE 染色胞质着色浅。主细胞分泌甲状旁腺激素。在甲状旁腺激素和降钙素的共同调节下，机体可维持血钙的稳定。

2. 嗜酸性细胞（oxyphil cell）　从青春期开始，甲状旁腺内出现嗜酸性细胞，并随年龄而增多。细胞单个或成群存在于主细胞之间。嗜酸性细胞比主细胞大，核较小，染色深，胞质呈强嗜酸性染色；电镜下，其胞质内含丰富的线粒体。

（胡永斌）

第四节　甲状腺激素的合成和代谢

一、甲状腺激素的合成

甲状腺激素（thyroid hormone，TH）是酪氨酸的碘化物，其主要形式是四碘甲腺原氨酸（3,5,3',5'-thetraiodothyronine，T_4，又称甲状腺素，thyroxin）、三碘甲腺原氨酸（3,5,3'-triiodothyronine，T_3）（图 3-3）和极少量的逆 - 三碘甲腺原氨酸（3,3',5'-triiodothyronine T_3 或 reverse T_3，rT_3）。人体中 T_4、T_3 和 rT_3 的含量占比分别是 90%、9% 和 1%。其中，T_3 的生物活性最强，约为 T_4 的 5 倍，是 TH 发挥生理作用的主要形式，而 rT_3 的生物活性很小。

1. 甲状腺激素的合成条件　人体内合成 TH 的关键酶是甲状腺过氧化物酶，必需原料是碘和甲状腺球蛋白（TG）。

（1）碘：人体合成 TH 所需的碘主要来源于食物中的碘化物，如碘化钠和碘化钾。人体内的碘含量为 20 ~ 50 mg，由于甲状腺具有强大的聚碘能力，因此绝大部分的碘存在于甲状腺中。人体每日合成 TH 需要碘的量为 60 ~ 75 µg，若低于 50 µg/d，将不能保障 TH 的正常合成。人每天可从食物中摄取 100 ~ 200 µg 的碘，碘化物经肠黏膜吸收后进入体内，以碘离子（I⁻）的形式存在。WHO 推荐成年人碘的适宜供给量为 150 µg/d，而孕妇和哺乳期妇女应不低于 200 µg/d。碘与甲状腺疾病关系密切，碘缺乏和碘超量均可导致甲状腺疾病。

（2）甲状腺球蛋白（thyroglobulin，TG）：TG 是甲状腺滤泡上皮细胞合成的分泌至胞外的糖蛋白，由 5496 个氨基酸残基组成，分子量约为 660 kD。TG 在甲状腺滤泡上皮细胞内合成后以出胞方式分泌到滤泡腔储存，成为胶质的基本成分。1 分子 TG 约含 140 个酪氨酸残基，其中约 20% 可被碘化，用于合成 TH。因此，TG 可被认为是 T_3 和 T_4 的前体。

（3）甲状腺过氧化物酶（thyroid peroxidase，TPO）：TPO 是催化 TH 合成的关键酶，由甲状腺滤泡上皮细胞合成，在滤泡腔面的微绒毛处含量最为丰富。TPO 的合成与活性受 TSH 的调控，被摘除垂体 48 h 后的大鼠其体内 TPO 活性消失。因此，TH 的合成和分泌过程也受 TSH 的调节。

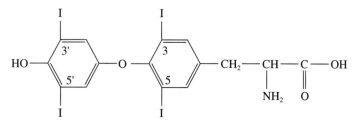

3,5,3',5'- 四碘甲腺原氨酸（甲状腺素，T_4）

3,5,3'- 三碘甲腺原氨酸（T_3）

图 3-3　T_4 和 T_3 的分子结构

2. 甲状腺激素的合成过程　TH 的合成过程包括聚碘、碘的活化、酪氨酸碘化和碘化酪氨酸的缩合 4 个步骤（图 3-4）。

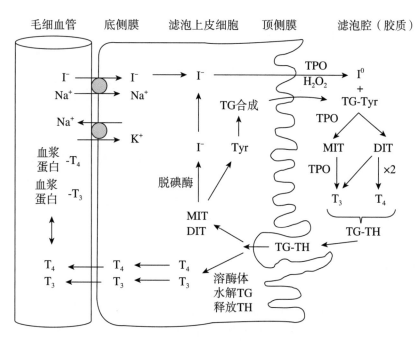

图 3-4　甲状腺激素的合成、分泌与运输

（1）聚碘：生理情况下，食物中的碘经肠道吸收，以 I^- 的形式存在于血液中，浓度约为 250 μg/L。而甲状腺滤泡上皮细胞内 I^- 浓度约为血清的 30 倍，因此，滤泡上皮细胞对碘的摄取是逆电 - 化学梯度的主动转运过程，称为碘捕获（iodide trap）。滤泡上皮细胞基底膜存在钠 - 碘同向转运体，在 Na^+ 顺电 - 化学梯度进入胞内的同时，以 $2Na^+ : 1I^-$ 的模式逆电 - 化学梯度摄取 I^-，实现 I^- 的继发性主动转运；随后 I^- 在滤泡上皮细胞顶端膜的碘转运蛋白的介导下转运至滤泡

腔中，而进入胞内的 Na^+ 在钠泵主动耗能的作用下排出胞外，以维持胞内低钠的状态。甲状腺具有强大的聚碘能力，因此在临床上常常应用放射性碘来测定甲状腺功能，亦可用于甲状腺功能亢进等疾病的治疗。

（2）碘的活化：碘活化的部位在滤泡上皮细胞顶端膜微绒毛与滤泡腔的交界处，该处富含 TPO。在 H_2O_2 存在的条件下，TPO 能迅速催化 I^- 为"活化碘"，活化碘的形式可能是 I^0（碘原子）。

（3）酪氨酸碘化：酪氨酸碘化是活化的碘原子取代酪氨酸残基苯环上氢原子的过程。在 TPO 催化下，TG 的酪氨酸残基上的氢原子被碘原子取代，可合成一碘酪氨酸（monoiodotyrosine，MIT）和二碘酪氨酸（diiodotyrosine，DIT）。

（4）碘化酪氨酸的缩合：碘化酪氨酸的缩合或耦联亦由 TPO 催化完成。2 分子的 DIT 耦联生成 T_4，或 1 分子的 MIT 与 1 分子的 DIT 发生耦联生成 T_3 以及极少量的 rT_3。在一个 TG 分子上，T_4 与 T_3 之比受机体碘含量的影响。当甲状腺内碘化活动增强时，由于 DIT 含量增加，T_4 含量也相应增加；反之，当碘缺乏时，TG 上 MIT 含量增加，则 T_3 含量明显增加。

上述 I^- 的活化、酪氨酸碘化以及耦联过程，主要发生在腺泡上皮细胞微绒毛与腺泡腔交界处，并在同一过氧化酶 TPO 的催化下完成。因此，抑制 TPO 活性的药物，如硫脲类的硫氧嘧啶类药物，具有抑制 T_3 和 T_4 合成的作用，可用于治疗甲状腺功能亢进。

┃ 二、甲状腺激素的贮存、释放、运输及降解

1. 贮存　甲状腺合成的 T_3 和 T_4 以胶质的形式贮存于甲状腺滤泡腔内，其储存量大，可供人体利用 50 ～ 120 天，是人体贮存量最大的激素。由于 TH 贮存量能保证机体长时间的代谢需求，因此临床进行抗甲状腺治疗时，需要较长的疗程方能奏效。

2. 释放　TH 分泌受 TSH 的调控。在 TSH 作用下，滤泡上皮细胞顶端侧的微绒毛伸出伪足，将腺泡中含有多种碘化酪氨酸的 TG 胶质小滴吞饮入细胞内，形成吞饮小体（胶质小泡），在溶酶体蛋白水解酶的作用下，将 MIT、DIT、T_3、T_4 从 TG 分子中水解并释放出来。MIT 和 DIT 在脱碘酶的作用下迅速脱碘，可循环利用合成激素。对脱碘酶不敏感的 T_3 和 T_4，则由滤泡上皮细胞底部分泌到血液中。

3. 运输　T_3、T_4 释放入血后，99% 以上与血浆蛋白结合，仅极少量以游离形式存在。血浆中能与 TH 结合的血浆蛋白主要是甲状腺素结合球蛋白（thyroxine-binding globulin，TBG）、甲状腺素结合前白蛋白（thyroxine-binding prealbumin，TBPA）和白蛋白，其中与 TBG 结合的 TH 约占总量的 75%。只有游离型 TH 才能进入靶组织细胞发挥生物学作用，而结合型没有生物活性，但可避免 TH 经肾排出体外。游离型和结合型的 TH 可相互转变并维持动态平衡，游离形式存在的 T_4 仅占 0.03%，T_3 仅占 0.3%。

4. 降解　血浆中 T_3 半衰期为 1 ～ 2 天、T_4 半衰期为 6 ～ 7 天。肝、肾、垂体和骨骼肌是 TH 降解的主要部位，脱碘是 TH 降解最主要的方式。T_4 在外周组织脱碘酶的作用下生成 T_3 和几乎无生物活性的 rT_3，血液中 80% 的 T_3 由外周 T_4 脱碘而来，构成 T_3 的主要来源。T_4 脱碘转化的产物取决于机体状态，当生理活动需要更多的 TH 时，如机体处于寒冷状态下，T_4 转化为 T_3 多于 rT_3；而在妊娠、饥饿和应激等状态下，T_4 转化为 rT_3 的比例增加。T_3 或 rT_3 可进一步脱碘，所脱下的碘可由甲状腺再摄取或由肾排出。

（周　勇　管茶香）

Note

第五节　甲状腺激素的作用机制和生理作用

甲状腺激素是维持机体基础性功能活动的激素，其生物效应十分广泛，几乎对各组织细胞均有影响，其主要作用是促进人体生长发育和新陈代谢。

一、甲状腺激素的作用机制

TH 为胺类激素，但可穿越细胞膜，通过与细胞核内的甲状腺激素受体（thyroid hormone receptor，THR）结合发挥生物调节作用（图 3-5）。T_3 与 THR 结合的亲和力约为 T_4 的 10 倍。THR 具有与其他核转录因子家族成员相似的结构，包括激素结合域、DNA 结合域和转录激活域，其中 DNA 结合域可以识别特定 DNA 序列。TH 与 THR 结合后，通过启动特异性 TH 应答基因的转录表达，产生一系列生物学效应。此外，在心肌、骨骼肌、脂肪和垂体等组织中，TH 还能发挥快速反应的非基因组效应，如增加氧化磷酸化反应以及葡萄糖和氨基酸的跨膜转运等。

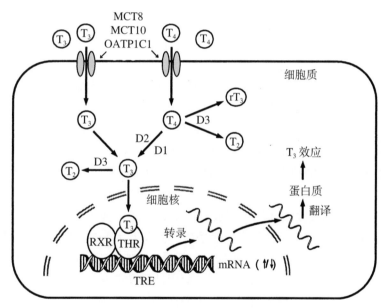

图 3-5　甲状腺激素的作用机制

T_4 和 T_3 在膜转运体 MCT8、MCT10 和 OATP1C1 介导下入胞。脱碘酶 D1、D2 和 D3 参与调节细胞内甲状腺激素的相对活性，D1 和 D2 将 T_4 转化为 T_3，而 D3 将 T_3 和 T_4 转化为 T_2 和 rT_3 而灭活。T_3 进入细胞内后与其他核受体［如视黄醛衍生物 X 受体（retinoid X receptor，RXR）等］形成 THR/RXR 异源二聚体，通过与甲状腺激素应答元件（TRE）相互作用调节靶基因转录。

二、甲状腺激素的生理作用

（一）促进生长发育

TH 具有全面促进组织细胞分化、生长及发育成熟的作用，是人体正常生长发育必不可少的激素。

TH 是胎儿和新生儿脑发育的关键激素。TH 能促进胚胎期的神经元增殖、分化、突起和突触形成，促进胶质细胞生长和髓鞘形成，诱导神经生长因子和某些酶的合成，促进神经元骨架的发育等。TH 还能与生长激素协同促进幼年期的生长发育。TH 可刺激骨化中心发育成熟，加速软骨骨化，促进长骨和牙齿的生长。因此，在人类先天性甲状腺功能不足的患者，胚胎时期缺碘导致 TH 合成不足，或出生后甲状腺功能低下的婴幼儿，不仅身材矮小，且呈现明显的脑发育障碍，称为克汀病（Cretinism），或称呆小症。因此，孕妇应适当增加碘的补给量，保证 TH 的合成以预防克汀病的发生。TH 对胚胎期骨生长并非必需，因此先天性甲状腺功能不全的患儿出生时身长可基本正常，但脑的发育受到影响，一般在出生后数周至 3～4 个月后出现明显的智力障碍和生长发育迟缓。因此，婴儿出生后应常规检测甲状腺功能，如果发现有甲状腺功能低下的表现，应尽快补充 TH。

（二）调节新陈代谢

1. 促进能量代谢　TH 具有显著的产热效应，能增加体内绝大多数组织细胞的耗氧量，提高基础代谢率，增加产热量。因此，甲状腺功能亢进（甲亢）患者基础代谢率可较正常人高 25%～80%，产热增多，怕热多汗；反之，甲状腺功能减退（甲减）患者的基础代谢率降低 30%～50%，产热减少，喜热恶寒。TH 对不同组织的产热效应存在差别，对心、肝、骨骼肌和肾的产热效应最为显著，这可能与 THR 分布量有关。T_3 的产热作用为 T_4 的 3～5 倍，但持续作用时间较短。TH 的产热效应有多种机制参与：① TH 可促进靶细胞 Na^+-K^+-ATP 酶的转录，增加耗氧量和细胞耗能，如采用哇巴因抑制 Na^+-K^+-ATP 酶的活性，则 TH 的产热效应可被消除；② TH 可促进线粒体的生物发生，使其数量增加，加速线粒体生物氧化过程，加强氧化磷酸化；③ TH 可促进靶细胞线粒体膜上解耦联蛋白的活性，导致化学能不能转化为 ATP，而更倾向于以热能形式释放。

2. 调节物质代谢　TH 对物质的合成和分解代谢均有影响，其作用十分复杂。生理水平的 TH 对蛋白质、糖、脂肪的合成和分解代谢均有促进作用，但总体上可促进蛋白质合成、脂肪分解和血糖升高；而大剂量的 TH 则促进分解代谢的作用更为显著。

（1）蛋白质代谢：TH 对蛋白质代谢的影响取决于 TH 的分泌量。生理情况下，TH 可作用于靶细胞的核受体，加速 DNA 复制并转录形成 mRNA，促进结构蛋白和功能蛋白的表达，有利于机体的生长发育和各种功能活动，表现为正氮平衡。但 TH 分泌过多时，则会加速蛋白质的分解，表现为负氮平衡。因此，甲状腺功能亢进时，大剂量 TH 加速以骨骼肌为主的组织蛋白质分解，患者可表现为肌肉消瘦、肌缩无力和骨质疏松；而甲状腺功能减退时，蛋白质合成减少，肌肉乏力，但组织间隙中黏蛋白增多，后者可结合大量阳离子和水分子，在皮下形成特殊的非凹陷性水肿，称为黏液性水肿。

（2）糖代谢：TH 通过促进肠黏膜对糖的吸收，增强肝糖原分解和肝糖异生，使血糖升高；TH 还可加强肾上腺素、胰高血糖素、皮质醇和 GH 升高血糖的效应。同时，TH 又可增加外周组织对葡萄糖的利用和葡萄糖氧化，使血糖降低。因此，甲状腺功能亢进患者在进食后血糖可迅速升高，甚至出现糖尿，但随后又快速降低。

（3）脂肪代谢：TH 对脂肪和胆固醇的合成与分解均有调节作用。一方面，TH 可促进脂肪酸氧化，加速胆固醇降解，并增强儿茶酚胺与胰高血糖素对脂肪的分解作用；另一方面，TH 可促进胆固醇的合成，增加低密度脂蛋白受体的可利用性，使更多的胆固醇从血中清除，从而降低血清胆固醇水平。生理情况下，促分解作用大于促合成作用；而甲状腺功能亢进时，大剂量 TH 促进脂肪分解的作用更明显。因此，甲状腺功能亢进患者脂肪分解代谢增强，总体脂量减少，且血中胆固醇的含量低于正常；反之，甲状腺功能减退患者脂肪合成与分解代谢均降低（其中分解代谢降低更明显），体脂比增大，血清胆固醇含量升高，易发生动脉粥样硬化。

（三）对其他器官系统的影响

1. **对神经系统的影响**　TH对成年人已分化成熟的神经系统的活动也有调节作用，可提高中枢神经系统的兴奋性。TH通过增加神经元β肾上腺素受体的数量和亲和力，提高神经元对儿茶酚胺的敏感性。因此，甲状腺功能亢进患者常表现为易激动、烦躁不安、喜怒无常、注意力分散、多言多动和失眠多梦等症状；而甲状腺功能减退患者则常表现为记忆力减退、言行迟钝、表情淡漠和少动嗜睡等中枢神经系统兴奋性降低的症状。

2. **对心血管系统的影响**　TH可使心率加快、心肌收缩力增强、心输出量增大和心肌耗氧量增加；同时因耗氧量大而使血管平滑肌舒张，舒张压下降。甲状腺功能亢进患者可出现心动过速、心律失常和脉压明显变大，患者还可因心脏做功增加而出现心肌肥大，甚至心力衰竭。

3. **对消化系统的影响**　TH可促进消化道的运动和消化腺的分泌。甲状腺功能亢进时，患者食欲旺盛，进食量明显增加，胃肠运动加速，肠吸收减少，可出现顽固性吸收不良性腹泻；但由于TH过度分泌导致蛋白质分解增强，患者体重反而降低；而甲状腺功能减退患者食欲减退，胃肠运动减弱导致腹胀和便秘。

TH分泌过多（甲状腺功能亢进）或分泌不足（甲状腺功能减退）都可影响机体新陈代谢和生长发育，甚至引起器官功能障碍等一系列复杂的临床表现。TH主要的生理作用及分泌异常时的临床表现见表3-1。

表 3-1　甲状腺激素主要的生理作用及分泌异常时的临床表现

作用靶点	主要生理作用（促进或增强）	分泌过多的表现	分泌不足的表现
能量代谢	能量代谢和基础代谢率	产热↑基础代谢率↑ 喜凉怕热	产热↓基础代谢率↓ 喜热恶寒
蛋白质代谢	肌肉、肝和肾等 蛋白质合成	蛋白质分解↑ 消瘦、骨质疏松	蛋白质合成↓ 组织黏蛋白↑ 黏液性水肿
糖代谢	肠吸收、糖原分解 糖异生、血糖 外周组织利用导致血糖下降	餐后血糖↑、随后血糖↓	血糖↓
脂代谢	脂肪分解、合成（分解＞合成） 胆固醇降解、合成（降解＞合成）	体脂比↓ 血清胆固醇↓	体脂比↑ 血清胆固醇↑
生长发育	胚胎生长发育（脑） 骨生长发育（协同GH）	骨质疏松 体重↓	智力发育迟缓、身材矮小 （克汀病）
神经系统	中枢神经系统兴奋性	易激动、烦躁不安、喜怒无常、注意力分散、多言多动和失眠多梦	记忆力减退、言行迟钝、表情淡漠和少动嗜睡
心血管系统	心率、心肌收缩力、心输出量	心动过速、心律失常、心力衰竭	心率↓搏出量↓
消化系统	消化道运动、腺体分泌	食欲↑进食量↑ 腹泻	食欲↓进食量↓ 腹胀、便秘

注：↑：增强；↓：降低。

此外，TH对全身其他多种器官组织也有不同程度的影响。例如，TH可增加呼吸频率和深度，以及促进肺表面活性物质的生成；可增加肾小球滤过率，促进水排出；可维持正常性欲和性腺功能。

（周　勇　管茶香）

第六节 甲状腺功能的调节

　　TH 的合成和分泌主要受下丘脑 - 腺垂体 - 甲状腺轴（hypothalamus-pituitary-thyroid axis）的调节，具体包括下丘脑 TRH 对腺垂体 TSH 的调节、TSH 对甲状腺的直接调节以及 TH 的负反馈调节，以维持血中 TH 水平的相对稳定和甲状腺的正常功能。此外，TH 的分泌还存在自身调节和神经调节等机制。

▎一、下丘脑 − 腺垂体 − 甲状腺轴的调节

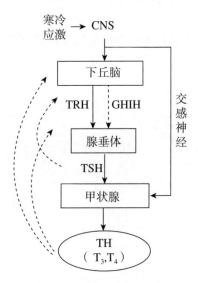

图 3-6　甲状腺激素分泌的调节
──▶ 促进作用；---▶ 抑制作用

　　在下丘脑 - 腺垂体 - 甲状腺轴调控系统中，下丘脑室旁核和视前区肽能神经元合成与分泌 TRH，经由垂体门脉系统运输至腺垂体，促进腺垂体合成与释放 TSH；TSH 刺激甲状腺腺体的增生和 TH 的合成与分泌；血液中游离的 TH 达到一定水平时，可负反馈抑制 TSH 和 TRH 的分泌，如此形成 TRH-TSH-TH 分泌的自动控制环路（图 3-6）。

　　1. TRH 对腺垂体的作用　下丘脑分泌的 TRH 可直接刺激腺垂体 TSH 细胞合成与释放 TSH，1 分子 TRH 可使腺垂体释放约 1000 分子 TSH。TRH 还可促进 TSH 的糖基化，保证 TSH 生物活性的完整性。因此，TRH 能从量和质两方面调节 TSH 的分泌。

　　下丘脑广泛的上行和下行神经通路联系，使 TRH 神经元接受神经系统其他部位传入信息的调控，响应体内外刺激，借 TRH 神经元与腺垂体建立神经 - 体液调节联系。例如，当机体处于寒冷环境中时，寒冷刺激在传入下丘脑体温调节中枢的同时，也刺激邻近的 TRH 神经元，诱导 TRH 分泌，进而增加 TSH 和 TH 的分泌。相反，在饥饿时，机体瘦素水平降低，对 TRH 分泌的刺激减少，抑制 TH 分泌，从而降低能量消耗，以维持机体的能量平衡。当机体受到严重创伤、手术等应激刺激时，下丘脑可释放生长抑素抑制 TRH 的合成与释放，使腺垂体 TSH 释放减少。此外，生长激素、多巴胺、5- 羟色胺和阿片肽等激素也具有抑制 TRH 神经元的作用。某些细胞因子，如白细胞介素和肿瘤坏死因子等可促进去甲肾上腺素释放，间接兴奋 TRH 神经元。

　　2. TSH 对甲状腺的作用　TSH 是由腺垂体 TSH 细胞合成的糖蛋白激素，是直接调控甲状腺滤泡上皮细胞生长和 TH 合成与分泌的关键因素。成年人 TSH 的日生成量为 40 ～ 150 mU。TSH 通过与甲状腺滤泡上皮细胞膜上的促甲状腺激素受体结合，刺激甲状腺滤泡细胞增长、滤泡增生、腺体增大；改变血管分布，增加供血量。TSH 长期作用可导致腺体显著增生，如碘缺乏造成的单纯性甲状腺肿大。同时，TSH 还通过多个环节促进 TH 的合成与分泌：包括加强碘泵活性，促进碘转运；增加 TPO 的 mRNA 含量，加强酪氨酸碘化，促进 MIT、DIT、T_3 和 T_4 的合成；刺激 TG 基因转录；促进滤泡上皮细胞伸出伪足吞饮胶质中的 TG；加强腺泡内 TG 的水解，促进 T_3 和 T_4 的释放等。

　　某些甲状腺功能亢进患者血中可出现一些免疫球蛋白，如人甲状腺刺激免疫球蛋白，由于其化学结构与 TSH 相似，可与 TSH 竞争甲状腺腺细胞膜上的受体，从而刺激甲状腺分泌，使 TH

释放增加，刺激腺体增生肥大，成为导致甲状腺功能亢进的重要原因之一。

3. 甲状腺激素的负反馈调节　TH 的负反馈调节是体内 T_3 和 T_4 浓度维持生理水平的重要机制。TH 可负反馈调节腺垂体分泌 TSH。血液中 T_3 和 T_4 浓度升高时，可刺激腺垂体 TSH 分泌细胞产生抑制性蛋白，减少 TSH 的合成与分泌；或者也可能通过降低腺垂体对 TRH 的反应性，抑制 TSH 的分泌，最终使血液中 T_3 和 T_4 的释放也随之减少；反之则增多。与 T_4 相比，T_3 对腺垂体 TSH 分泌的抑制作用更强，是 TRH 分泌最主要的负反馈调节因素。当饮食中缺碘造成 TH 合成减少时，TH 对腺垂体的负反馈作用减弱，引起腺垂体 TSH 分泌增加，进而刺激甲状腺细胞增生，形成甲状腺肿大，称为单纯性甲状腺肿。

二、甲状腺功能的自身调节

甲状腺能根据碘供应（血碘浓度）的变化，调整自身摄取碘及合成 TH 的能力，且不受神经与体液因素的影响，称为自身调节。当血碘浓度增加时，最初 T_3 和 T_4 合成增加，呈线性关系；但超过一定限度（10 mmol/L）后，T_3 和 T_4 合成速度不再增加，反而明显下降。这种过量碘抑制 TH 合成的效应称为碘阻滞效应（Wolff-Chaikoff effect）。碘阻滞效应的确切机制尚不清楚，可能与高浓度碘抑制甲状腺 TPO 活性，继而减弱碘的活化和碘化酪氨酸缩合等有关。自身调节作用使甲状腺的功能能够适应食物中碘供应量的变化，以保证腺体内合成激素量的相对稳定，是一种有限度的、缓慢的调节方式；同时碘阻滞效应可防止大量碘摄入产生的毒性作用，是甲状腺固有的一种保护性反应。利用碘阻滞效应，临床上常在甲状腺手术前给患者服用大剂量碘剂，使甲状腺腺体缩小，特别是减少甲状腺的血液供应，有利于减少手术出血，保证术中和术后的安全。但碘阻滞效应只是暂时的，如果持续加大碘剂量，甲状腺可"脱逸"此效应，导致激素的合成再次增加。甲状腺自身调节的意义在于可根据食物中含碘量的差异而对摄碘量进行适应性的调整，缓冲 TH 合成和分泌的波动。

三、甲状腺功能的神经调节

甲状腺接受交感神经肾上腺素能纤维和副交感神经胆碱能纤维的双重支配。甲状腺滤泡上皮细胞膜上存在 α、β 肾上腺素受体和 M 胆碱受体。刺激支配甲状腺的交感神经可使 TH 合成分泌增加；刺激支配甲状腺的副交感神经胆碱能纤维则使 TH 合成分泌减少。交感神经 - 甲状腺轴的这种神经 - 体液调节，与下丘脑 - 腺垂体 - 甲状腺轴的体液调节作用相互协调，前者主要是在内外环境变化引起机体应急反应时对甲状腺的功能起调节作用，后者则是维持各级激素效应的稳态。

（周　勇　管茶香）

第七节　甲状旁腺、维生素 D 与甲状腺 C 细胞内分泌

甲状旁腺分泌的甲状旁腺激素（parathyroid hormone，PTH）、甲状腺 C 细胞分泌的 CT，以及体内的活性维生素 D_3 是调节体内钙磷代谢的三种重要激素，也被称为钙调节激素。钙和磷是机体多种生理功能所必需的基本元素。钙参与神经递质释放、神经冲动传导、肌肉收缩、腺体分

泌和血液凝固等多种生物学功能活动,对机体的生长发育非常重要。磷不仅是组成遗传物质核酸(DNA 和 RNA)、储能物质(ATP 和磷酸肌酸)和酶(焦磷酸硫胺素、辅酶 I、辅酶 II 等)的重要成分,也参与调节体内酸碱平衡和酶促反应。同时,钙和磷也是骨的重要构成物质。

一、甲状旁腺激素的生物作用与分泌调节

PTH 由甲状旁腺主细胞合成和分泌,是 84 个氨基酸残基组成的多肽激素。正常人 PTH 血浆浓度在 1 ~ 5 ng/dl 之间波动,其分泌具有昼夜节律性,清晨最高,之后逐渐降低。PTH 在肝内被水解为无活性的片段,经肾排出。

1. 甲状旁腺激素的生物学作用 PTH 是最重要的调节血钙和血磷的激素,具有升高血钙、降低血磷的作用。肾和骨是 PTH 作用的主要靶器官,PTH 与靶细胞上的 PTH 受体结合后,通过 AC-cAMP-PKA 和 PLC-IP$_3$-Ca^{2+}/DAG-PKC 通路发挥调节作用(图 3-7)。

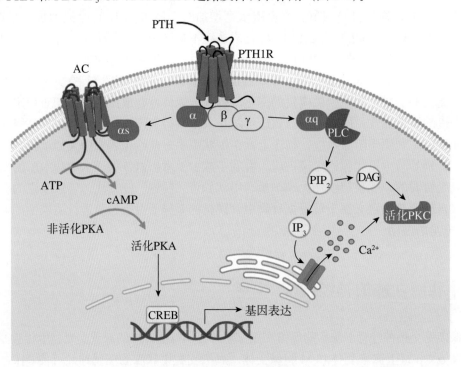

图 3-7 PTH 的作用通路

PTH 与甲状旁腺激素 1 型受体(PTH1R)结合后发挥作用,后者属于 B 族 G 蛋白偶联受体家族,是由 α、β、γ 亚基组成的三聚体蛋白。① AC-cAMP-PKA 通路:PTH 与 PTH1R 结合后激活 G 蛋白 α 亚基 Gs 亚型,激活腺苷酸环化酶(AC)合成环磷腺苷(cAMP),进而使蛋白激酶 A(PKA)活化,之后与环磷腺苷效应元件结合蛋白(CREB)结合,启动特定基因表达。② PLC-IP$_3$-Ca^{2+}/DAG-PKC 通路:PTH 与 PTH1R 结合后还激活 G 蛋白 α 亚基 Gq 及 G11 亚型,促进磷酯酶 C(PLC)催化磷脂酰肌醇 4, 5 二磷酸(PIP$_2$)水解形成第二信使肌醇三磷酸(IP$_3$)和二酰基甘油(DAG)。DAG 激活蛋白激酶 C(PKC),而 IP$_3$ 增加细胞内钙浓度,进一步激活 PKC。

(1)对肾的作用:一方面,PTH 促进肾远曲小管和集合管重吸收钙,减少尿钙的排泄,升高血钙;另一方面,PTH 抑制肾远曲小管和集合管重吸收磷,促进尿磷排泄,降低血磷,可避免血钙升高引起钙磷化合物过度生成而损伤机体。

此外,PTH 还能激活肾近端小管上皮细胞中 1α- 羟化酶,催化 25- 羟维生素 D$_3$ 转化为生物活性更强的 1,25- 二羟维生素 D$_3$,促进钙和磷在肠道的重吸收。

(2)对骨的作用:PTH 可调节骨转换,既能促进骨形成,也能促进骨吸收。两者保持动态平衡即为正常的骨转换过程,可保证骨的正常结构和更新。当破骨细胞活动增强时,PTH 对骨的作

用以促进骨吸收为主，使骨基质溶解，释放钙和磷；当成骨细胞活动增强时，PTH 对骨的作用以促进骨形成为主，导致钙和磷在骨基质沉积。

2. 甲状旁腺激素的分泌调节

（1）血钙水平：生理条件下，PTH 的分泌主要受血钙水平影响。甲状旁腺细胞膜上的钙敏感受体对血钙水平变化极其敏感，当其感应到血钙降低时，PTH 合成与分泌增加，促进骨钙释放以及肾小管重吸收钙，使血钙回升；反之，当血钙水平升高时，PTH 合成与分泌减少，导致血钙降低。持续性低血钙可引起甲状旁腺增生，而持续性高血钙可使甲状旁腺萎缩。

（2）其他因素：高磷血症也会促进 PTH 分泌。1,25- 二羟维生素 D_3 可与甲状旁腺主细胞上的维生素受体结合，抑制 PTH 基因表达，而且 1,25- 二羟维生素 D_3 还能抑制甲状旁腺细胞增殖。此外，血 PTH 水平升高也与年龄增长、脂肪量增加、吸烟等因素有关。

二、维生素 D 的活化、作用与生成调节

维生素 D 是体内调节钙磷代谢的激素之一，是一种脂溶性开环类固醇激素，在多种生命活动中发挥着重要作用。在人体内，维生素 D 主要以维生素 D_2（麦角骨化醇）和维生素 D_3（胆骨化醇）的形式存在。前者由植物或酵母中的麦角固醇经紫外线照射转化而成；后者由人体皮肤中的 7- 脱氢胆固醇经紫外线照射转化而成，此为内源性维生素 D_3。而外源性维生素 D_3 可以从动物肝、乳制品和鱼肝油等食物中获得，占比仅为 10% 左右。与钙磷代谢有关的主要为活化的维生素 D_3。

1. 维生素 D 的活化　以维生素 D_3 为例，皮肤中的 7- 脱氢胆固醇经紫外线照射转化成维生素 D_3，进入血循环与血浆中的维生素 D 结合蛋白（vitamin D binding protein，DBP）结合后被转运至肝，在肝内 25- 羟化酶的作用下转化成 25- 羟维生素 D_3 [$25(OH)D_3$]，之后被 DBP 转运至肾，在肾小管上皮细胞中 1α- 羟化酶的作用下转化成生物活性最强的 1,25- 二羟维生素 D_3 [$1,25-(OH)_2D_3$]，也称钙三醇。肾衰竭可导致钙三醇合成减少，甚至缺失。维生素 D_3 的活化过程如图 3-8 所示。

外源性维生素 D_3 可以从肉类、奶制品中获得，维生素 D_2 可以从瓜果蔬菜中获得。内源性维生素 D_3 则是由人体皮肤中 7- 脱氢胆固醇经紫外线照射转化为活性最强的 1,25- 二羟维生素 D_3。当血钙升高时，则转化为无活性的 24,25- 羟维生素 D_3。1,25- 二羟维生素 D_3 与维生素 D 受体结合后进入细胞核，与类视黄醇 X 受体形成异质二聚体，调节特定基因发挥作用。另外，1,25- 二羟维生素 D_3 还可发挥非基因组效应，通过作用于小肠、骨和肾等靶器官，升高血钙和血磷。

2. 维生素 D 的作用　维生素 D_3 本身没有生理功能，只有转变为其活性形式——钙三醇后才具有生理活性。维生素 D_3 的靶器官主要为小肠、骨和肾，在靶器官内分布有维生素 D 受体，为核受体。钙三醇与核受体结合，通过调节基因转录过程发挥作用。

（1）对小肠的作用：钙三醇可促进小肠黏膜对钙和磷的吸收。钙三醇与小肠黏膜上皮细胞上的特异性核受体结合，通过基因组效应，增加钙结合蛋白、钙泵等钙吸收相关蛋白的生成，从而促进小肠黏膜对钙的吸收。钙三醇还能通过钠磷转运体促进小肠黏膜对磷的吸收。因此，钙三醇能升高血钙和血磷。

（2）对骨的作用：钙三醇可促进骨吸收和骨形成。钙三醇可促进前破骨细胞分化，增加破骨细胞数量，增加骨基质溶解，使骨钙和磷进入血液（直接作用）；而升高的血钙和血磷又促进骨钙沉积和骨的钙化（间接作用），但总体效果是使血钙和血磷升高。钙三醇还可以直接刺激成骨细胞合成及分泌骨钙素，刺激成骨作用，增强骨形成过程。另外，钙三醇和 PTH 还具有协同作用，缺乏钙三醇会减弱 PTH 对骨的作用。

人体若缺乏钙三醇，则会对骨代谢产生影响，在儿童可能患佝偻病，在成人则容易发生骨软

化症和骨质疏松，出现骨痛，甚至骨折。

（3）对肾的作用：钙三醇能促进肾对钙和磷的重吸收，升高血钙和血磷。钙三醇合成增加对肾小管上皮细胞的 1α- 羟化酶具有负反馈调节作用，可使机体免于维生素 D 中毒。

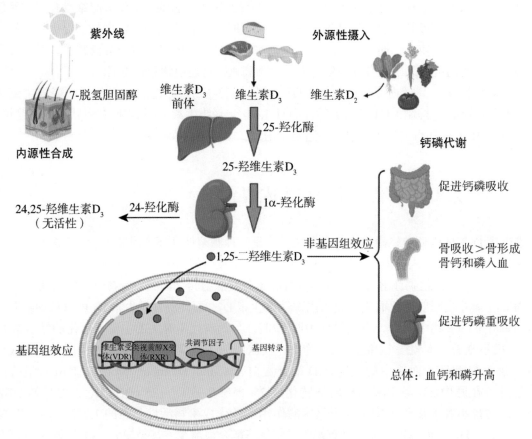

图 3-8　维生素 D₃ 的活化过程和主要作用

3. 维生素 D 的生成调节　从维生素 D 的合成过程可以概括其体内生成的各个调节环节。

（1）维生素 D 来源的调节：内源性维生素 D 与紫外线照射密切相关。因此，不同季节、不同纬度地区、不同肤色、服装的体表覆盖程度、户外活动等都会影响紫外线的照射，从而影响维生素 D 在皮肤内的合成。外源性维生素 D 与脂肪一起在空肠和回肠被吸收，之后与乳糜微粒结合，因此可引起脂肪吸收不良的疾病如乳糜泻、克罗恩病、胰腺功能不全等都会导致外源性维生素 D 缺乏。

（2）肝 25- 羟基维生素 D 合成的调节：主要由 25- 羟化酶诱导生成，目前尚未发现该酶活性或合成受到严格的调控。

（3）钙三醇合成的调节：钙三醇的合成受到 1α- 羟化酶的精密调控。PTH 可诱导肾小管上皮细胞 1α- 羟化酶基因转录，促进钙三醇的合成。钙三醇合成增加又可以负反馈抑制 1α- 羟化酶，形成自动控制环路。

血钙和血磷降低时，1α- 羟化酶活性升高，钙三醇转化增加，使血钙和磷水平得到改善。当血钙升高时，肾转化 25- 羟维生素 D₃ 为无活性的 24,25- 羟维生素 D₃ 增多，钙三醇转化减少，使小肠、骨和肾对钙的吸收能力降低，也有助于血钙水平的恢复。

三、降钙素的生物学作用与分泌调节

降钙素（calcitonin，CT）主要由甲状腺滤泡旁细胞（或 C 细胞）合成和分泌。胸腺和甲状旁腺也具有分泌降钙素的能力。CT 为含有 1 个二硫键的 32 肽，分子量为 3.4 kD。正常人血清 CT 浓度为 1 ~ 2 ng/dl，其半衰期低于 15 min，主要在肾降解并排出。

1. 降钙素的生物学作用　CT 的主要作用是降低血钙和血磷，其靶器官是骨和肾。CT 和靶细胞上的相应受体结合，通过 AC-cAMP 和 PLC-IP$_3$/DAG 信号通路发挥作用（与甲状旁腺激素通路类似）。

（1）对骨的作用：CT 可抑制破骨细胞活动，增强成骨细胞活动，从而降低溶骨过程，增强成骨过程，减少骨钙和磷入血，增强钙和磷在骨组织中的沉积。因此，可降低血钙和血磷的水平。

（2）对肾的作用：CT 可抑制肾近端小管对钙、磷、钠和氯的重吸收，增强这些离子从尿液中的排出。

2. 降钙素的分泌调节

（1）血钙水平：CT 的分泌主要受血钙水平的影响。当血钙水平升高时，CT 分泌增加；当血钙水平降低时，CT 分泌受到抑制。CT 与 PTH 对血钙的作用相反，两者共同调节血钙水平的相对平衡。CT 作用快速且短暂（短期调节），而 PTH 作用缓慢、持续时间较长（长期调节），因此 CT 有助于降低由高钙饮食引起的高血钙。

（2）其他因素：进食后，促胃液素、促胰液素、缩胆囊素和胰高血糖素等胃肠激素可刺激 CT 的分泌。

以上是与钙调节相关的三种主要激素，即 PTH、钙三醇和 CT，分别通过肾、骨和小肠等靶器官发挥钙调节的作用。其中，PTH 和降钙素的生物作用相互拮抗，相互制约；钙三醇和 PTH 则具有协同作用。三者相互协调，共同维持血钙和血磷的稳定（图 3-9）。

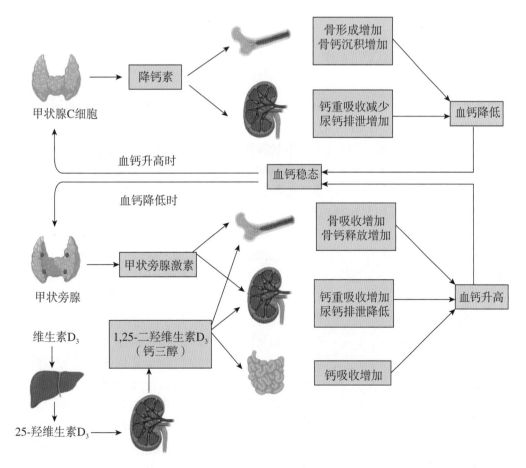

图 3-9　血钙稳态的调节

此外，机体内参与钙磷代谢的激素还包括雌激素、糖皮质激素和生长激素等。糖皮质激素可以促进骨吸收，长期应用可能诱发骨质疏松；雌激素可抑制骨吸收，减少骨量丢失，更年期妇女由于雌激素水平下降，容易发生骨质疏松。

（陈莉娜　迟晓春）

第八节　甲状腺相关疾病

案例 3-1 解析

案例 3-1

患者，男，60 岁，体检行 B 超检查时发现甲状腺右侧叶单个结节，约 2 cm×3 cm 大小，考虑恶性可能。体格检查：触诊结节质地稍硬、形态不规则。血液检查：FT_3、FT_4、TSH 等甲状腺功能检查均无异常。遂行手术切除治疗。镜下所见：甲状腺组织中见癌细胞，癌细胞异型性大，呈梭形、巨细胞、小细胞等形态。

问题：

1. 该患者最可能的病理诊断是什么？
2. 预测该患者的生存时间。
3. 简述 WHO 指南对甲状腺癌的病理分型。

一、弥漫性非毒性甲状腺肿

弥漫性非毒性甲状腺肿（diffuse nontoxic goiter）亦称单纯性甲状腺肿（simple goiter），常由于缺碘致甲状腺素分泌不足，TSH 分泌增多，甲状腺滤泡上皮增生，滤泡内胶质堆积而使甲状腺肿大。本病常呈地域性分布，又称地方性甲状腺肿，也可为散发性。大多位于内陆山区及半山区，全国各地均有散发。本病主要表现为甲状腺肿大，一般无症状，部分患者后期可出现窒息、吞咽和呼吸困难，少数患者可伴甲状腺功能亢进或减退等症状，极少数可癌变。

【病理变化】根据非毒性甲状腺肿的发生、发展过程和病变特点，可将其分为 3 个时期。

1. **增生期**　又称弥漫性增生性甲状腺肿（diffuse hyperplastic goiter）。肉眼观，甲状腺弥漫性对称性中度增大，一般不超过 150 g（正常 20 ~ 40 g），表面光滑；光镜下，滤泡上皮增生呈立方或低柱状，伴小滤泡形成，胶质较少，间质充血（图 3-10）。甲状腺功能无明显改变。

2. **胶质贮积期**　又称弥漫性胶性甲状腺肿（diffuse colloid goiter）。因长期持续缺碘，胶质大量贮积。肉眼观，甲状腺弥漫性对称性显著增大，重 200 ~ 300 g，表面光滑，切面呈淡褐色或棕褐色，呈半透明胶冻状（图 3-11A）；光镜下，滤泡大小不等，大部分滤泡上皮复旧变扁平，滤泡腔高

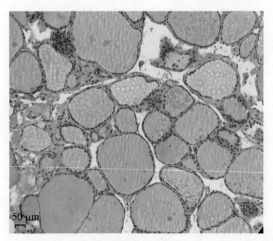

图 3-10　增生性甲状腺肿镜下改变

度扩大，腔内大量胶质贮积（图 3-11B），但仍可见小滤泡的部分上皮增生，乳头形成。

3. 结节期　又称结节性甲状腺肿（nodular goiter），本病后期滤泡上皮局灶性增生、复旧或萎缩不一致，分布不均，形成结节。肉眼观，甲状腺呈不对称结节状增大，结节大小不等，有的结节境界清楚，常无完整包膜，切面内常见出血、坏死、囊性变、钙化和瘢痕形成。光镜下，部分滤泡上皮呈柱状或乳头样增生，小滤泡形成。部分上皮复旧或萎缩，胶质贮积；间质纤维组织增生，间隔包绕形成大小不一的结节状病灶（图 3-11C）。

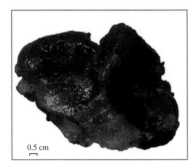 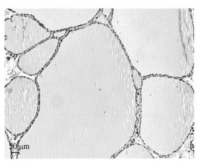 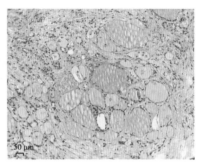

A．胶样甲状腺肿大体改变　　　B．胶样甲状腺肿镜下改变　　　C．结节性甲状腺肿镜下改变

图 3-11　非毒性甲状腺肿

【病因及发病机制】

1. 缺碘　地方性水、土壤、食物中缺碘及机体在青春期、妊娠和哺乳期对碘需求量增加导致相对缺碘，甲状腺素合成减少，通过反馈刺激垂体 TSH 分泌增多，甲状腺滤泡上皮增生，摄碘功能增强，达到缓解。如果长期持续缺碘，一方面滤泡上皮增生，另一方面所合成的甲状腺球蛋白因没有碘化而不能被上皮细胞吸收利用，滤泡腔内充满胶质，使甲状腺肿大。

2. 致甲状腺肿因子的作用　①饮用水中大量钙和氟可引起甲状腺肿，因其影响肠道碘的吸收，使滤泡上皮细胞质内钙离子增多，从而抑制甲状腺素分泌；②某些食物（如卷心菜、木薯等）可致甲状腺肿，如木薯内含氰化物，可抑制碘化物在甲状腺内的转运；③硫氰酸盐及过氯酸盐可妨碍碘向甲状腺聚集；④药物如硫脲类药、磺胺药，以及锂、钴及高氯酸盐等，可抑制碘离子的浓集或碘离子有机化。

3. 高碘　长期饮用含高碘的水，因碘摄食过高，过氧化物酶的功能基团被过多占用，影响酪氨酸氧化，因而碘的有机化过程受阻，甲状腺呈代偿性肿大。

4. 遗传与免疫　家族性甲状腺肿的原因是激素合成中有关酶的遗传性缺乏，如过氧化物酶、去卤化酶的缺陷及碘酪氨酸偶联缺陷等。有人认为甲状腺肿的发生与自身免疫机制参与有关。

二、弥漫性毒性甲状腺肿

弥漫性毒性甲状腺肿（diffuse toxic goiter）又名格雷夫斯（Graves）病，是指血中甲状腺素过多，作用于全身各组织所引起的临床综合征，临床上统称为甲状腺功能亢进症（简称甲亢），由于约有 1/3 患者有眼球突出的表现，故又称为突眼性甲状腺肿。临床上主要表现为甲状腺肿大，基础代谢率和神经兴奋性升高，如心悸、多汗、烦热、脉搏快、手部震颤、多食、消瘦、乏力、突眼等；血 T_3、T_4 高，吸碘率高。本病多见于女性，以 20 ～ 40 岁最多见。

【病理变化】肉眼观，病变甲状腺弥漫性对称性增大，为正常的 2 ～ 4 倍，表面光滑，血管充血，质较软，切面灰红色呈分叶状，胶质少，无结节，质实如肌肉样。光镜下：①滤泡上皮增生呈高柱状，有的呈乳头样增生，并有小滤泡形成；②滤泡腔内胶质稀薄，滤泡周边胶质出现许多大小不一的上皮细胞的吸收空泡；③间质血管丰富，充血，淋巴组织增生（图 3-12）。免疫荧光：滤泡基底膜上有 IgG 沉着。甲亢手术前须经碘治疗，治疗后甲状腺病变有所减轻，甲状腺体积缩小，质变实，光镜下见上皮细胞变矮，增生减轻，胶质增多变浓，吸收空泡减少，间质血管减少，淋巴细胞也减少。

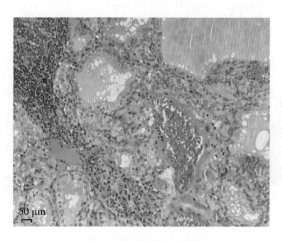

图 3-12　毒性甲状腺肿镜下改变

除甲状腺病变外，全身可有淋巴组织增生，胸腺和脾增大，心脏肥大，心肌、肝细胞可有变性、坏死及纤维化。眼球外突的原因是眼球外肌水肿，球后纤维脂肪组织增生，淋巴细胞浸润和黏液水肿。

【病因及发病机制】目前一般认为本病与下列因素有关：①自身免疫因素：依据一是血中球蛋白增高，并有多种抗甲状腺的自身抗体，且常与一些自身免疫病并存，依据二是血中存在与 TSH 受体结合的抗体，具有类似 TSH 的作用，刺激滤泡上皮细胞增生，分泌 TH。②遗传因素：某些患者亲属中也患有此病或其他自身免疫病。③精神因素：有的患者因精神创伤可能干扰了免疫系统而促进自身免疫病的发生。

三、甲状腺炎

按病程及临床病理特点的不同，可将甲状腺炎分为急性、亚急性和慢性三种。急性甲状腺炎是多由细菌感染引起的化脓性炎症；亚急性甲状腺炎一般认为是与病毒感染有关的炎症；慢性淋巴细胞性甲状腺炎是一种自身免疫病。

（一）亚急性甲状腺炎

亚急性甲状腺炎（subacute thyroiditis）又称肉芽肿性甲状腺炎（granulomatous thyroiditis）或巨细胞性甲状腺炎（giant cell thyroiditis），是一种与病毒感染有关的肉芽肿性炎症。女性患者多于男性，中青年多见。起病急，有发热不适，颈部有压痛，可有短暂性甲状腺功能异常，病程短，常在数月内恢复正常。

【病理变化】肉眼观，甲状腺呈不均匀结节状，轻至中度增大，质实，橡皮样。切面病变呈灰白或淡黄色，可见坏死或瘢痕，常与周围组织有粘连。光镜下，病变呈灶性分布，部分滤泡被破坏，胶质外溢，引起类似结核结节的肉芽肿形成，并有中性粒细胞、嗜酸性粒细胞、淋巴细胞和浆细胞浸润，可形成微小脓肿，伴异物巨细胞反应，但无干酪样坏死。修复期巨噬细胞消失，滤泡上皮细胞再生、间质纤维化、瘢痕形成（图 3-13）。本病主要需与其他肉芽肿性炎鉴别，如结核病和结节病，亚急性甲状腺炎的肉芽肿内可有胶样物质，无干酪样坏死和结核分枝杆菌。

（二）慢性甲状腺炎

1. 慢性淋巴细胞性甲状腺炎（chronic lymphocytic thyroiditis）　又称桥本甲状腺炎（Hashimoto's thyroiditis）或自身免疫性甲状腺炎，是一种自身免疫病。多见于中年女性，临床上甲状腺无痛性弥漫性肿大，晚期一般有甲状腺功能低下的表现，TSH 较高，T_3、T_4 含量低，患者血浆出现多种自身抗体。

【病理变化】肉眼观，甲状腺呈弥漫性对称性肿大，质较韧，重量一般为 60 ～ 200 g，被膜轻度增厚，但与周围组织无粘连，切面呈分叶状，色灰白或灰黄。光镜下，甲状腺实质广泛破坏、萎缩，大量淋巴细胞及不等量的嗜酸性粒细胞浸润，淋巴滤泡形成，纤维组织增生（图 3-14）。

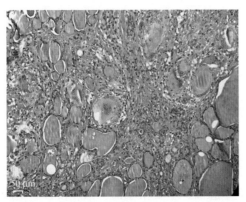

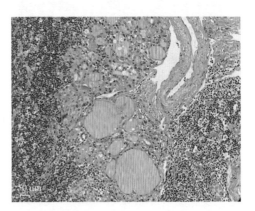

图 3-13　亚急性甲状腺炎镜下改变，可见多核巨细胞　　　图 3-14　慢性淋巴细胞性甲状腺炎镜下改变

2. 纤维性甲状腺炎（fibrous thyroiditis）　又称 Riedel 氏甲状腺肿或慢性木样甲状腺炎（chronic woody thyroiditis），原因不明，罕见。男女患者之比为 1：3，年龄分布为 30 ～ 60 岁。早期症状不明显，晚期甲状腺功能低下，增生的纤维瘢痕组织压迫可产生声音嘶哑、呼吸及吞咽困难等。

【病理变化】肉眼观，甲状腺中度肿大，病变范围和程度不一，病变呈结节状，质硬似木样，与周围组织明显粘连，切面呈灰白色。光镜下，滤泡萎缩，小叶结构消失，而大量纤维组织增生，玻璃样变，有淋巴细胞浸润。

本病与淋巴细胞性甲状腺炎的主要区别：①本病向周围组织蔓延、侵犯、粘连，后者仅限于甲状腺内；②本病虽有淋巴细胞浸润，但不形成淋巴滤泡；③本病有显著的纤维化及玻璃样变，质硬。

四、甲状腺肿瘤

甲状腺发生的肿瘤种类较多，组织学分类也不一致，现就常见的甲状腺肿瘤进行介绍。

（一）甲状腺腺瘤

甲状腺腺瘤（thyroid adenoma）是甲状腺滤泡上皮发生的一种常见良性肿瘤。往往在无意中被发现，中青年女性多见。肿瘤生长缓慢，随吞咽活动而上下移动。肉眼观，多为单发，圆形或类圆形，有完整的包膜，常压迫周围组织，直径一般 3 ～ 5 cm，切面多为实性，色暗红或棕黄，可并发出血、囊性变、钙化和纤维化（图 3-15）。

根据肿瘤组织形态学特点分类介绍如下。

1. **单纯型腺瘤（simple adenoma）**　又称正常大小滤泡型腺瘤（normofollicular adenoma），包膜完整，瘤组织由大小较一致、排列拥挤、内含胶质、与成人正常甲状腺相似的滤泡构成。

2. **胶样型腺瘤（colloid adenoma）**　又称巨滤泡型腺瘤（macrofollicular adenoma），肿瘤组织由大滤泡或大小不一的滤泡组成，滤泡内充满胶质，并可互相融合成囊（图 3-16）。肿瘤间质少。

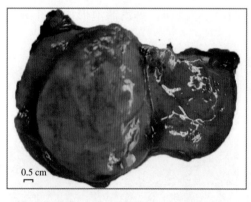
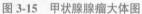

图 3-15　甲状腺腺瘤大体图

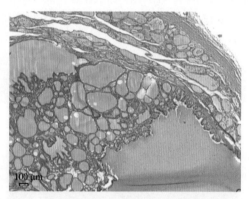

图 3-16　胶样腺瘤镜下改变

3. **胎儿型腺瘤（fetal adenoma）**　又称小滤泡型腺瘤，主要由小而一致、仅含少量胶质或没有胶质的小滤泡构成，上皮细胞为立方形，似胎儿甲状腺组织，间质呈水肿，黏液样。此型易发生出血和囊性变。

4. **胚胎型腺瘤（embryonal adenoma）**　又称梁状和实性腺瘤，瘤细胞小，大小较一致，分化好，呈片状或条索状排列，偶见不完整的小滤泡，无胶质，间质疏松、呈水肿状。

5. **嗜酸细胞型腺瘤（acidophilic cell type adenoma）**　又称 Hürthle（许特莱）细胞腺瘤，较少见，瘤细胞大而呈多角形，核小，胞质丰富、嗜酸性，内含嗜酸性颗粒。电镜下见嗜酸性细胞内有丰富的线粒体，即 Hürthle 细胞。瘤细胞排列成索网状或巢状，很少形成滤泡。

6. **非典型腺瘤（atypical adenoma）**　瘤细胞丰富，部分为梭形，有轻度非典型增生，可见核分裂象。瘤细胞排列成索状或巢片状，不形成滤泡，间质少，但无包膜和血管侵犯。本瘤应与髓样癌和转移癌鉴别，可行 TTF-1、CT、上皮膜抗原和角蛋白等免疫组织化学检查，髓样癌细胞呈 TTF-1、CT 阳性，转移癌不表达甲状腺球蛋白。

结节性甲状腺肿和甲状腺腺瘤的诊断及鉴别要点：①前者常为多发结节，无完整包膜；后者一般单发，有完整包膜。②前者滤泡大小不一致，一般比正常的大；后者则滤泡及滤泡上皮细胞大小较一致。③前者周围甲状腺组织无压迫现象，邻近的甲状腺内与结节内有相似病变；后者周围甲状腺有压迫现象，周围和邻近处甲状腺组织均正常。

（二）甲状腺癌

甲状腺癌（thyroid carcinoma）是一种常见的恶性肿瘤，是原发于甲状腺最常见的恶性肿瘤，男女患者之比约为 2∶3，任何年龄均可发生，但以 40 ～ 50 岁多见。各类型的甲状腺癌生物学特性有很大差异，有的生长较为缓慢；有的原发灶很小，却发生转移，常先表现为颈部淋巴结肿大而就诊；有的短期内生长很快，浸润周围组织引起临床症状。甲状腺癌的主要组织学类型如下。

1. **乳头状癌（papillary carcinoma）**　是原发性甲状腺癌中最常见的类型，占甲状腺癌的60%，青少年女性较多见，肿瘤生长缓慢，恶性程度较低，预后较好，10 年生存率达 80% 以上，是否有局部淋巴结转移与生存率无关。但局部淋巴结转移较早。

肉眼观，肿瘤一般呈球形，直径约 3 cm，无包膜，切面灰白色，质地较硬。部分病例有囊形成，囊内可见乳头，肿瘤常继发出血、坏死、纤维化和钙化。光镜下，乳头分支多，乳头中心有纤维血管间质，间质内常见呈同心圆状的钙化小体，即砂粒体，有浸润，有助于诊断。乳头上皮常呈单层，癌细胞核染色质少，常呈透明毛玻璃样，无核仁，有核沟，核内有假包涵体，核相互重叠（图 3-17）。隐匿性癌，癌直径小于 1 cm，又称微小癌。多在尸检中或因进行甲状腺切除时发现或因颈淋巴结转移才被注意。微小癌预后较好，远处转移少见。乳头状癌的免疫组化呈TTF-1、TG、CK19、RET、HMBE-1 和 galectin-3 阳性。

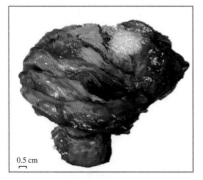

A. 乳头状癌大体图

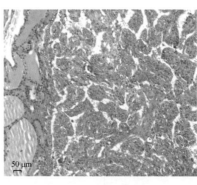

B. 乳头状癌镜下改变

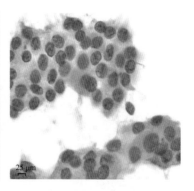

C. 乳头状癌核的特点

图 3-17　甲状腺乳头状癌

2. **滤泡癌（follicular carcinoma）**　滤泡癌是甲状腺向滤泡分化形成的恶性肿瘤，缺乏乳头状癌的诊断特征。常比乳头状癌预后差，占甲状腺癌的 20% ～ 25%。多发于 40 岁以上女性，早期易经血道转移。肉眼观，呈结节状，有包膜；光镜下，血管和（或）包膜浸润，部分病例包膜不完整，浸润周围甲状腺组织，切面灰白，质软，可见不同分化程度的滤泡，对于分化极好的滤泡癌很难与腺瘤相区别，需对肿瘤及包膜多处取材，切片，尤其对于是否有包膜和血管侵犯加以鉴别。分化差的滤泡癌呈实性巢片状，瘤细胞呈显著异型性，滤泡少且含胶质量少（图 3-18）。新版 WHO 指南提出具有乳头样核特征的非浸润性甲状腺滤泡性肿瘤为交界性肿瘤。滤泡癌的免疫组化呈 TTF-1、TG 阳性。

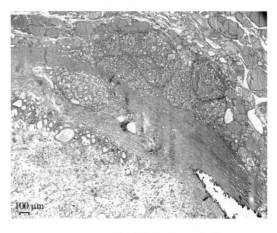

图 3-18　甲状腺滤泡癌侵犯包膜

3. 髓样癌（medullary carcinoma）　占甲状腺癌的 5% ~ 10%，是由滤泡旁细胞（即 C 细胞）发生的恶性肿瘤，属于 APUD 瘤，又称 C 细胞癌。40 ~ 60 岁为高发年龄，部分为家族性常染色体显性遗传，肿瘤分泌 CT，可引起严重腹泻和低钙血症，有的还同时分泌其他多种激素和物质。

肉眼观，肿瘤单发或多发，可有假包膜，直径 1 ~ 11 cm，切面灰白或黄褐色，质实而软。光镜下，瘤细胞呈圆形、多角形或梭形，核呈圆形或卵圆形，核仁不明显，核分裂罕见。瘤组织呈实体片巢状或乳头状、滤泡状、旋涡状排列，间质内常有淀粉样物质沉着（可能与降钙素的分泌有关）（图 3-19）。电镜下，胞质内有大小较一致的神经内分泌颗粒。髓样癌免疫组织化学染色：TTF-1、CT 阳性，可表达突触素（Syn）、嗜铬素 A（CgA），而 TG 阴性；滤泡癌、乳头状癌和未分化癌 TG 均为阳性，而 CT 均为阴性。髓样癌与甲状旁腺腺瘤的免疫组化鉴别点在于后者表达 PTH，不表达 TTF-1。

4. 未分化癌（undifferentiated carcinoma）　占甲状腺癌的 5% ~ 10%，又称间变性癌（anaplastic carcinoma）或肉瘤样癌（sarcomatoid carcinoma）。多见于 50 岁以上，女性较多见。生长快，早期即可发生浸润和转移，恶性程度高，预后差。

肉眼观，肿块较大，无包膜，广泛浸润、破坏，切面灰白色，常有出血、坏死。光镜下，癌细胞大小、形态不一，核分裂象多。组织学上可分为小细胞型、梭形细胞型、巨细胞型和混合细胞型。未分化癌主要与肉瘤、淋巴瘤、甲状腺髓样癌相鉴别（图 3-20）。免疫组织化学染色：癌细胞可表达角蛋白、EMA 及 P53，几乎不表达 TG、TTF-1 和 CT。

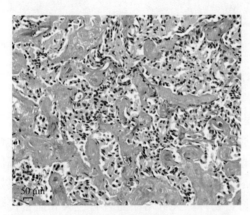

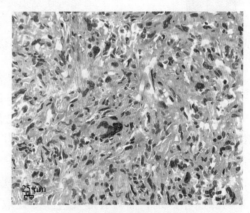

图 3-19　甲状腺髓样癌镜下改变，显示淀粉样物质　　图 3-20　甲状腺未分化癌镜下改变，显示肉瘤样形态

综上，甲状腺是人体重要的内分泌器官。在临床手术切除的甲状腺标本中，涉及的常见疾病包括甲状腺肿、甲状腺炎和甲状腺肿瘤。依据有无甲状腺功能亢进的表现，可将甲状腺肿分为非毒性甲状腺肿和毒性甲状腺肿。发病率较高的甲状腺炎是桥本甲状腺炎（淋巴细胞性甲状腺炎）和亚急性肉芽肿性甲状腺炎。甲状腺良性肿瘤最常见的是单发的甲状腺瘤。甲状腺恶性肿瘤中乳头状癌的发病率逐年升高，成为女性最为常见的甲状腺恶性肿瘤，但其预后最佳。甲状腺癌的病理分型不同，其临床病理特点、治疗和预后等均不同，需要进行精准的病理分型。

（胡永斌）

第九节　抗甲状腺药

○ 案例 3-2

患者，男，28 岁，因怕热、多汗、心慌 1 个月入院。1 个月前无明显诱因出现怕热、多汗、心慌，外院甲状腺功能检测提示 FT_4 大于 100 pmol/L，TSH < 0.005 μIU/ml，甲状腺自身抗体升高。查体：血压 119/85 mmHg，心率 102 次 / 分，甲状腺 II 级肿大，双眼稍凸。辅助检查：甲状腺超声提示甲状腺弥漫性增大，血流信号丰富，心脏超声未见明显异常。实验室检查：FT_4 > 100 pmol/L，TSH < 0.005 μIU/ml，TRAb 34.06 IU/ml，肝功能及血常规、血沉未见明显异常。诊断：甲状腺功能亢进症（Graves 病）。

问题：

1. 什么是甲状腺功能亢进症（Graves 病）？有哪些主要的临床表现？

2. 常用的治疗药物有哪些？

常用于治疗甲状腺功能亢进的药物有硫脲类药物、碘及碘化物、放射性碘及 β 肾上腺素受体阻断药。

一、硫脲类药物

硫脲类药物是最常用的抗甲状腺药，又分为硫氧嘧啶类（thiouracils）和咪唑类（imidazoles）两类。前者包括甲硫氧嘧啶（methylthiouracil，MTU）和丙硫氧嘧啶（propylthiouracil，PTU），后者包括甲巯咪唑（thiamazole）和卡比马唑（carbimazole）（图 3-21）。

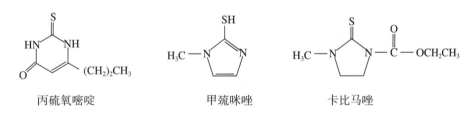

丙硫氧嘧啶　　　　　　　　甲巯咪唑　　　　　　　　卡比马唑

图 3-21　硫脲类抗甲状腺药的化学结构

1. 体内过程　硫氧嘧啶类药物口服后吸收迅速，2 h 达峰浓度。生物利用度为 80%，血浆蛋白结合率为 75%。体内分布较广，在甲状腺分布较多。主要在肝内代谢，约 60% 被转化，部分与葡萄糖醛酸结合后排出，$t_{1/2}$ 为 2 h。

2. 药理作用与机制

（1）抑制甲状腺激素的合成：硫脲类的作用机制是通过抑制甲状腺过氧化物酶，进而抑制酪氨酸的碘化及耦联，使氧化碘不能结合到甲状腺球蛋白上，从而抑制甲状腺激素的生物合成，同时不影响碘的摄取，也不影响已合成的激素释放和作用发挥，故需待体内储存的激素消耗后才能显效，症状改善常在用药后 2 ~ 3 周，基础代谢率恢复需 1 ~ 2 个月。

（2）减弱 β 受体介导的糖代谢：用硫氧嘧啶类药物处理的大鼠，其心肌和骨骼肌内 β 肾上腺素受体数目减少，腺苷酸环化酶活性降低，故可使由 β 受体介导的糖代谢减弱。

（3）抑制外周组织的 T_4 转化为 T_3：丙硫氧嘧啶还能抑制外周组织的 T_4 转化为生物活性较强的 T_3，因此在重症甲亢、甲亢危象时，该药可列为首选。

（4）免疫抑制作用：硫脲类药物能轻度抑制免疫球蛋白的生成，使血液循环中甲状腺刺激性免疫球蛋白（thyroid stimulating immunoglobulin，TSI）含量下降，因此对甲亢患者除能控制高代谢症状外，也有一定的对因治疗作用。患者服用抗甲状腺药后，血清中 TRs 的抗体逐渐降低；同时其他免疫相关分子，如 ICAM-1、可溶性 IL-2 受体和 IL-6 受体亦降低。抗甲状腺药还可通过减少人类白细胞抗原（human leucocyte antigen，HLA）的表达，导致甲状腺内的淋巴细胞凋亡。在服用抗甲状腺药治疗过程中，血液循环中的抑制性 T 淋巴细胞数量增加，而辅助性 T 淋巴细胞、自然杀伤细胞和甲状腺内激活的淋巴细胞数量下降。

甲巯咪唑的血浆 $t_{1/2}$ 约为 4.7 h，但在甲状腺组织中可维持 16～24 h，其疗效与甲状腺内药物浓度有关，而后者的高低又与每日用药量呈正相关；每日给药 1 次，每次 30 mg，与每日给药 3 次，每次 10 mg 的给药方案一样，均可发挥较好的疗效。卡比马唑是甲巯咪唑的衍化物，在体内转化成甲巯咪唑而发挥作用。

3. 临床应用　主要用于甲状腺功能亢进症的治疗。

（1）甲亢的内科治疗：适用于轻症和不宜手术或用 ^{131}I 治疗者，如儿童、青少年、术后复发及中、重度患者及年老体弱或兼有心、肝、肾、出血性疾病等患者。开始治疗可给予大剂量，以对甲状腺激素合成产生最大的抑制作用。经 1～3 个月治疗后症状明显减轻，当基础代谢率接近正常时，药量即可递减，直至维持量，疗程 1～2 年。内科治疗可使 40%～70% 的患者获得痊愈，疗程过短则易复发。

（2）甲亢手术治疗的术前准备：为减少甲状腺次全切除手术患者在麻醉和手术后的合并症，防止术后甲状腺危象的发生，在手术前应服用硫脲类药物，使甲状腺功能恢复或接近正常。用硫脲类药物后 TSH 分泌增多，致使腺体增生，组织脆而充血，因此手术前 2 周左右应加服大量碘剂，使腺体坚实，减少充血，以利手术进行。

（3）甲状腺危象的治疗：甲状腺危象的患者可因高热、虚脱、心力衰竭、肺水肿、电解质紊乱而死亡。对此，除须消除诱因、对症治疗外，主要应给予大剂量碘剂以抑制甲状腺激素释放，并同时辅助应用硫脲类药物阻止新激素合成，并加倍用量。

4. 不良反应与注意事项

（1）过敏反应：最常见，多为瘙痒、药疹等，少数伴有发热，发生此类反应时应密切观察，多数情况下不必停药也可消失。

（2）消化道反应：厌食、呕吐、腹痛、腹泻等。

（3）粒细胞缺乏症：为严重不良反应，发生率为 0.3%～0.6%。一般发生在治疗后的 2～3 个月内，故应定期检查血象，若用药后出现咽痛或发热，应立即停药进行相应检查。特别要注意与甲亢本身所引起的白细胞总数偏低相区别。停止给药后粒细胞缺乏症可恢复，给予重组的人粒细胞集落刺激因子可促进恢复。

（4）甲状腺肿：本类药物长期应用后，可使血清甲状腺激素水平显著下降，反馈性增加 TSH 分泌而引起腺体代偿性增生，腺体增大、充血，重者可产生压迫症状。

因该类药物易进入乳汁和通过胎盘屏障，妊娠期慎用或不用，哺乳期妇女禁用；结节性甲状腺肿合并甲亢及甲状腺癌患者禁用。此外，磺胺类、对氨基水杨酸、对氨基苯甲酸、巴比妥类、酚妥拉明、磺酰脲类等药物可不同程度抑制甲状腺功能，如与硫脲类药物合用，可能增强抗甲状腺效应，应予注意。此外，碘剂可明显延缓硫脲类药物起效时间，一般不应合用。

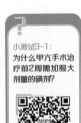

小测试3-1：
为什么甲亢手术治疗前2周需加服大剂量的碘剂？

二、碘和碘化物

碘化物是治疗甲状腺疾病最古老的药物。常用的有碘化钾（potassium iodide）、碘化钠（sodium iodide）和复方碘溶液（aqueous iodine solution，卢戈液，Lugol solution）等，均以碘化物形式从胃肠道吸收，以无机碘离子形式存在于血液循环中，除被甲状腺摄取外，也可见于胆汁、唾液、汗液、泪液及乳汁中。

1. 药理作用及机制 小剂量的碘可用于治疗单纯性甲状腺肿。大剂量碘化物对甲亢患者和正常人都能产生抗甲状腺作用，主要是抑制甲状腺激素的释放，还可抑制甲状腺激素的合成，且作用迅速。用药 1 ~ 2 天起效，10 ~ 15 天达最大效应。但是，此时若继续用药，腺泡细胞内碘离子浓度增高到一定程度，细胞摄碘即自动降低，使胞内碘离子浓度下降，从而失去抑制激素合成的效应，这就是碘化物不能单独用于甲亢内科治疗的原因。大剂量碘剂还可抑制 TSH 使腺体增生的作用，导致腺体缩小、变硬，血管减少。碘化物对甲状腺细胞增殖的某些抑制效应可能是通过作用于细胞周期的决定性的调节点而介导的。

鉴于在 TG 水解时需要足够的还原型谷胱甘肽（reduced glutathione，GSH）使 TG 中的二硫键被还原，大剂量碘剂能抑制谷胱甘肽还原酶，因而认为大剂量碘剂抑制甲状腺激素释放的机制与其可减少 GSH 有关，从而使 TG 对蛋白水解酶不敏感。此外，大量碘化物能抑制提纯的甲状腺过氧化物酶，进而抑制酪氨酸碘化和 T_3、T_4 合成，即 Wolff-Chaikoff 效应。在动物和人类体内也都发现大剂量碘剂能抑制甲状腺激素合成。但长期使用大剂量碘剂时，Wolff-Chaikoff 效应则易发生"脱逸"而不再有效。

2. 临床应用

（1）防治单纯性甲状腺肿：缺碘地区在食盐中按 1 :（10 000 ~ 100 000）的比例加入碘化钾或碘化钠，可取得满意效果。预防剂量应视缺碘情况而定，一般每日用 100 mg 即可。早期患者用碘化钾（10 mg/d）或复方碘溶液 0.1 ~ 0.5 ml/d 疗效好，晚期病例疗效差。如腺体过大或已有压迫症状者，应考虑手术治疗。

（2）大剂量碘的应用只限于以下情况：①甲状腺功能亢进的手术前准备，一般在术前 2 周给予复方碘溶液，以使甲状腺组织退化、血管减少、腺体缩小、利于手术进行及减少出血；②甲状腺危象的治疗，可将碘化物加到 10% 葡萄糖溶液中静脉滴注，也可服用复方碘溶液，并在 2 周内逐渐停服，需同时配合服用硫脲类药物。

3. 不良反应与注意事项

（1）急性反应：可于用药后即刻或几小时后发生，血管神经性水肿是突出的症状，上呼吸道水肿及严重喉头水肿可造成窒息。

（2）慢性碘中毒：严重程度与剂量有关。症状以铜腥味及口与咽喉部烧灼感、牙和牙龈疼痛开始，可见唾液分泌增多、眼刺激等症状。

（3）诱发甲状腺功能紊乱：长期服用碘化物可诱发甲亢。碘还可进入乳汁并通过胎盘引起新生儿甲状腺肿，故孕妇及哺乳期妇女应慎用。

碘化物有时可能对甲状腺功能产生严重影响。近年来，几个国家相继报道了在不缺碘地区给甲状腺功能正常的人和非毒性结节性甲状腺肿患者应用碘化物后诱发甲亢的病例，引起了普遍重视。此外，在缺碘地区用碘化物治疗单纯性甲状腺肿患者，也可能诱发甲亢。应用抗甲状腺药治疗的甲亢患者在甲状腺功能恢复正常后数月，投用少量碘化物有时也可引起甲亢复发，值得注意。另外，碘化物也可诱发甲状腺功能减退（甲减）和甲状腺肿大。慢性阻塞性肺疾病应用大剂量碘剂治疗时可发生伴有或不伴有甲减的甲状腺肿。这种病例女性比男性更多见。原有慢性淋巴细胞性甲状腺炎或其他甲状腺炎症者更易发生。

拓展：全国碘缺乏病日

Note

三、放射性碘

碘的放射性同位素有 ^{131}I、^{125}I、^{123}I 等几种。^{125}I 的 $t_{1/2}$ 过长（60天），^{123}I 的 $t_{1/2}$ 过短（13 h），二者均不便于应用。^{131}I 的 $t_{1/2}$ 约为 8 天，用药后 1 个月可消除其放射性的 90%，56 天可消除 99%，因而应用广泛。

1. 药理作用与作用机制 利用甲状腺高度摄碘能力，^{131}I 可迅速而有效地被甲状腺摄取，结合到碘化氨基酸中并储存在滤泡的胶质中，产生 β 射线（占99%），在组织内的射程为 0.5 ～ 2 mm，因此其辐射作用只限于甲状腺内。因增生组织对射线的敏感性大，故 β 射线主要破坏甲状腺实质，而很少波及周围组织。^{131}I 还可产生 γ 射线（占 1%），在体外可测得，故可用作甲状腺摄碘功能的测定。

拓展：甲状腺摄取 ^{131}I 试验

2. 临床应用

（1）甲状腺功能亢进的治疗：由于放射性物质对人体的广泛影响，使多数学者主张严格限制适应证。^{131}I 仅适用于不宜手术或手术后复发及硫脲类无效或过敏者。在放射性碘治疗前 3 ～ 7 天，停用其他抗甲状腺药物，不会影响放射性碘的治疗效果。在放射性碘作用消失的同时，开始服用其他抗甲状腺药物。^{131}I 的剂量主要根据最高摄碘率、有效半衰期和甲状腺重量 3 个参数来计算。但个体对射线作用的敏感性有差异，故剂量不易准确掌握，相当数量的患者需行第二或第三次治疗，但每次治疗后至少观察半年才可考虑下一次治疗。一般用药后 1 个月见效，3 ～ 4 个月后甲状腺功能恢复正常。

（2）甲状腺癌：大多数分化良好的甲状腺癌可需极少量的碘，用 TSH 刺激碘的摄取来治疗转移经常有效，尤其适用于滤泡癌（占甲状腺癌的 1% ～ 15%）的治疗。^{131}I 碘化钠胶囊和口服溶液制剂等新的放射性治疗产品，可用于治疗甲状腺癌。

拓展：^{131}I 治疗剂量的确定方法

（3）甲状腺摄碘功能试验：试验前 2 周停用一切可能影响碘摄取和利用的药物和食物，试验当日空腹服少量 ^{131}I，服药后 1 h、3 h 及 24 h（或 2 h、4 h、24 h）分别测定甲状腺的放射性，计算摄碘的百分率。甲状腺功能亢进时，3 h 摄碘率超过 30% ～ 50%，24 h 超过 45% ～ 50%，摄碘高峰前移。甲减患者则相反，摄碘率最高不超过 15%，高峰在 24 h 以后。

3. 不良反应与注意事项 易致甲状腺功能低下，故应严格掌握剂量和密切观察有无不良反应，一旦发生甲状腺功能低下，可补充甲状腺激素。卵巢也是碘的集中场所，可能对遗传产生影响。用 ^{131}I 治疗后可能产生异常染色体。虽有报道认为，应用 ^{131}I 后甲状腺癌变和白血病的发生率与自然发生率相比无明显差异，但仍应慎重对待。白细胞低下者、孕妇、哺乳期妇女以及严重肝、肾功能不全者禁用。

四、β 肾上腺素受体阻断药

普萘洛尔（propranolol）等 β 肾上腺素受体阻断药也是甲亢及甲状腺危象时有价值的辅助治疗药，用于不宜用抗甲状腺药、不宜手术及 ^{131}I 治疗的甲亢患者和甲状腺部分切除手术前的准备。β 受体阻断药不影响硫脲类药物对甲状腺的作用，且作用迅速，对甲亢所致的心率加快、心肌收缩力增强等交感神经活动增强疗效较佳。但单用时其控制症状的作用有限。若与硫脲类药物合用则疗效迅速而显著。

β 受体阻断药治疗作用机制与以下因素有关：①拮抗 β_1 肾上腺素受体而降低心率，拮抗中枢 β 肾上腺素受体，减轻焦虑；②抑制外周 T_4 脱碘转变为 T_3 等。

框 3-1　甲亢的治疗方法

目前临床上主要的甲亢治疗方法仍然是抗甲状腺药物治疗（ATD）、^{131}I 治疗和手术治疗 3 种。不同的国家和地区、不同的专科医师采用甲亢治疗方法的比例有较大差异。与 20 年前相比，^{131}I 治疗在美国的应用比例有较大下降，而在中国则有所上升。美国医生选择治疗方法的比例分别为 ATD 53.9%、^{131}I 45%、手术 0.7%。在中国尚无权威的大规模调查数据，据小范围调查结果显示，三者比例分别约为 ATD 60%、^{131}I 35%、手术 5%。甲亢的治疗首选抗甲状腺药物治疗，对于一些服药效果差、合并白细胞减少、药物性肝损害的患者，可选择同位素和手术治疗。近年来，射频消融、微波消融、高能量聚焦超声等热消融技术已被广泛用于甲状腺疾病，主要包括良性甲状腺结节、甲状腺微小乳头状癌等，也被用于部分甲亢的治疗。

表 3-2　不同甲亢治疗方法的优缺点

	优点	缺点
抗甲状腺药物治疗	疗效确切；不会导致永久性甲减；方便、经济、无创、较安全	疗程较长；停药后容易复发，可以导致过敏性皮疹、白细胞减少、肝损害等药物不良反应；需要定期检查甲状腺功能、肝功能、血常规以调整抗甲状腺药物的用量
放射性 ^{131}I 治疗	简便易行，仅需服用 1~2 次放射性 ^{131}I；安全性好，不会引起肝、肾功能及造血系统的损害；疗效确切，一次治愈率可达 90% 以上，总有效率在 95% 以上	治疗早期可引起恶心、呕吐、腹泻等消化道反应及甲状腺局部疼痛；晚期容易发生永久性甲减；有可能导致突眼加重
甲状腺次全切除术	疗效确切；治疗周期短；治愈率高，可达 90% 以上	有创伤性，有可能造成甲状旁腺功能低下等手术并发症；若切除甲状腺组织过多或不足，术后会出现术后甲减或甲亢复发；术后颈部留有疤痕，影响美观

（张　政）

小　结

甲状腺激素是维持机体正常代谢和生长发育所必需的激素，包括甲状腺素（T_4）和三碘甲腺原氨酸（T_3）。甲状腺激素生理作用广泛，参与机体的生长发育、物质和能量代谢、神经系统以及心血管系统的功能。甲状腺功能亢进（甲亢）是由多种原因引起的甲状腺激素分泌过多所产生的一种机体神经、循环及消化等多系统的高代谢综合征。目前临床上常用的抗甲状腺药物以硫脲类化合物为主，其他治疗药物包括碘及碘化物、放射性碘及 β 肾上腺素受体阻断药。

整合思考题

1. 描述甲状腺激素的生理和药理作用。
2. 描述甲状腺激素的合成、贮存、分泌与调节的主要步骤。

参考答案

3．弥漫性毒性甲状腺肿与非毒性甲状腺肿的病变有何区别？

4．如何鉴别结节性甲状腺肿和甲状腺腺瘤？

5．简述抗甲状腺药物的分类。

6．比较硫脲类与大剂量碘剂治疗甲亢有何不同，为什么？

7．什么叫甲状腺危象？其治疗方法有哪些？

8．抗甲状腺药物治疗中如症状缓解而甲状腺肿或突眼加重，应采取什么处理方法？

第四章 胰岛内分泌与糖尿病

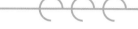

导学目标

※ 基本目标

1. 描述胰岛的结构与形态。
2. 描述胰岛素的结构与生理功能。
3. 结合餐后血糖变化描述胰岛中非 β 细胞对胰岛素分泌的调节。
4. 举例说明在生理与病理条件下 β 细胞可能会发生何种变化。
5. 描述糖尿病的分型。
6. 运用 1 型糖尿病的发病机制描述其自然病程。
7. 举例说明 2 型糖尿病胰岛素抵抗的机制和 β 细胞功能缺陷的主要表现形式。
8. 理解并举例说明目前临床应用的降糖药物及其降糖机制。

※ 发展目标

1. 描述胰岛发育历程。
2. 根据胰岛素分泌的调控，思考可以在哪些环节进行干预。
3. 针对糖尿病的发病机制，思考降糖药物研发可能的新靶点。
4. 阐明 GLP-1 和 SGLT2 抑制剂改善糖尿病患者心血管结局的潜在机制。

本章思维导图

第一节 胰岛发育和形态

一、胰岛结构和形态

胰腺外披薄层结缔组织膜，膜伸入胰内将胰腺分隔为许多小叶，胰腺具有外分泌和内分泌功能。外分泌部分由腺泡和导管组成，导管将含有多种消化酶的胰液排入十二指肠，参与机体蛋白质、脂质和糖的消化。内分泌部分则包括分布在胰腺各处的胰岛及内分泌细胞，胰岛负责分泌如胰岛素、胰高血糖素、胰多肽、生长抑素和饥饿素等激素，调节糖类代谢。

胰岛又称为朗格汉斯岛，是零散分布于外分泌部腺泡之间的不规则细胞群，因德国病理解剖学家保罗·朗格汉斯（Paul Langerhans）于 1869 年发现而得名。人体内有 100 万～ 200 万个胰岛，小鼠体内有 1000 ～ 5000 个胰岛。胰岛内无导管，有丰富的毛细血管，每个胰岛细胞都与毛细血管接触，胰岛产生的激素直接分泌到血液中。胰岛存在至少 5 种类型的细胞，分别为 α 细胞、β 细胞、PP 细胞、δ 细胞和 ε 细胞等（图 4-1）。α 细胞分别占人类和小鼠胰岛细胞总数的约 20% 和 10%，分泌胰高血糖素；β 细胞分别占人类和小鼠胰岛细胞总数的约 70% 和 80%，分泌胰岛素；PP 细胞在人类和小鼠胰岛细胞总数占比分别少于 5% 和 2.5%，分泌胰多肽；δ 细胞在人类和小鼠胰岛细胞总数占比分别少于 10% 和 5%，分泌生长抑素；ε 细胞是最不常见的细胞类型之一，在胰岛细胞总数占比少于 1%，分泌饥饿素（ghrelin）。

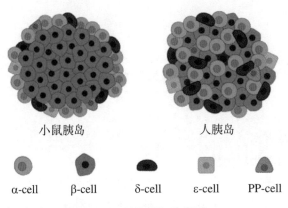

图 4-1　胰岛的细胞类型

　　胰岛内细胞的空间分布具有明显的物种特色，其在人类和小鼠两个物种中完全不同。在人体内，胰岛主要由包含非 β 细胞的地幔和包含 β 细胞的核心组成，除了地幔核心模式外，还有其他复杂的模式，如成簇排列。在小鼠体内，胰岛由地幔核心模式组成。胰岛的这种微结构可能取决于其大小，较小的胰岛（直径＜ 100 μm）为地幔型，较大的胰岛为更复杂的模式。人类胰岛相较于小鼠胰岛的特殊结构决定了人类胰岛对葡萄糖的敏感性更高。

二、胰岛的发育

　　目前，胰腺的内分泌细胞和外分泌细胞被认为是通过上皮 - 间质相互作用由内胚层祖细胞衍生而来的。在啮齿类动物中，胰腺起源于胚胎前肠腹侧和背侧的腹胰芽和背胰芽。约在胚胎发育的第 9.5 天，背胰芽首先在前肠内胚层中出现，为隆起，靠近其与中肠的交界处，该区域将发育为胰腺十二指肠叶。在此之后，腹胰芽出现，随着芽的生长，形成高度分支的树状结构，约在 14.5 天形成胰泡和导管。约 16 天时，腹胰随着胃和十二指肠旋转，直到接触背胰后融合成完整的胰腺。胰岛被认为是从原始胰管的上皮细胞分化而来，约在 15.5 天在胰腺原始导管上皮中可发现具有内分泌功能的胰岛细胞，通常嵌入导管中。随着胰岛细胞增多并离开导管上皮迁移到导管旁的间充质内聚集，约在 18.5 天形成原始胰岛，其特征是在中心的细胞产生胰岛素，而在外围的细胞不产生胰岛素。随后，胰腺间充质大量增生，分隔胰腺组织形成胰腺小叶，胰岛形成，并继续保持高速增殖分化直到出生（图 4-2A-F）。在小鼠胰腺中，胰岛面积、质量以及胰腺总质量随着年龄的增长而增加，胰岛数量在小鼠出生后的前 3 ～ 4 周内增加，此后保持稳定，1 岁小鼠中所有类型的胰岛细胞复制率均较低，并且小鼠的胰岛结构属于地幔型。

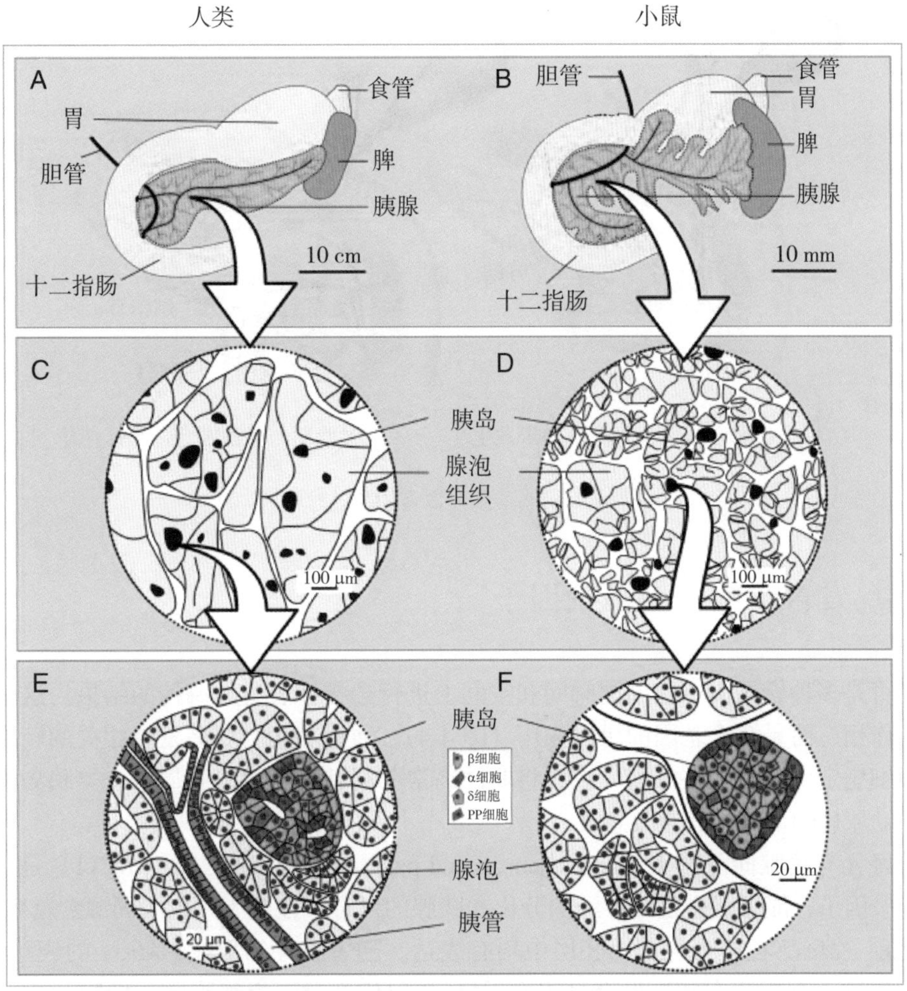

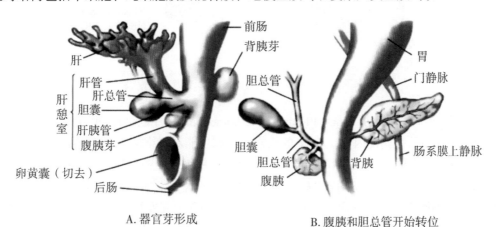

图 4-2　胰岛的发育历程

在人体内，胰腺同样起源于胚胎前肠腹侧和背侧的腹胰芽和背胰芽（图 4-3A），在胚胎发育过程中，胃及十二指肠旋转，腹胰随着胆总管旋转至十二指肠背侧（图 4-3B）。胚胎第 7 周时，腹胰与背胰接合，胰腺尾部来自背胰，胰头来自腹胰（图 4-3C）。腹胰管与背胰管连接成主胰管，与胆总管汇合，开口于十二指肠降部，背胰管的近侧部分成为副胰管（图 4-3D）。人类胰岛由导管上皮细胞分化而来，胰岛细胞随着增多和迁移在间充质内形成胰岛。人类胰岛在胚胎期间主要通过前体细胞增殖分化形成，新生儿期主要增加胰岛的直径，在出生后 2 年达到成人胰岛结构。成人胰岛结构包括单细胞、纯细胞簇及混合簇、地幔型胰岛和复杂人类型胰岛。

图 4-3　胰岛发育的关键时期

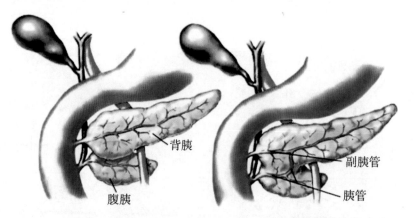

C.转位已完成但融合尚未发生　　　　D.腹胰与背胰融合，导管合并

图 4-3（续）　胰岛发育的关键时期

三、胰岛发育中的关键转录因子

胰岛发育是多种转录因子在不同时间和空间上进行选择性表达与调控的结果。这一过程不是单一基因的作用，而是多个基因的协同作用（图 4-4）。通过利用与胰岛发育相关的转录因子，可以将胰腺干细胞定向分化为 β 细胞，或者将非胰岛素分泌细胞转化为胰岛素或类胰岛素的分泌细胞，这对于糖尿病的治疗具有重要意义。

运动神经元与胰腺同源盒 1（motor neuron and pancreas homeobox 1，MNX1）是由 *Mnx1* 基因编码的转录因子，能够促进运动神经的分化和胰腺的发育。在胰十二指肠同源盒基因 1（*Pdx1*）开始表达之前，*Mnx1* 在整个背部内胚层中均有表达。随着胰芽的形成，*Mnx1* 的表达逐渐降低，最终仅在 β 细胞中存在。在胰岛发育过程中，*Mnx1* 促使内分泌祖细胞向 β 细胞分化，同时抑制其向 α 细胞分化，从而维持 α 细胞与 β 细胞的平衡。

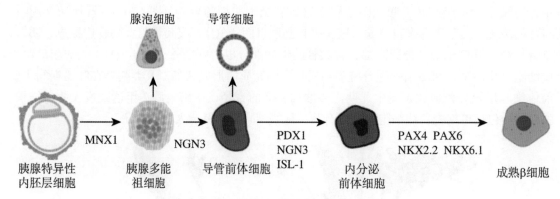

图 4-4　关键转录因子的时空表达及其作用

胰十二指肠同源盒基因 1（ancreatic-duodenal homeobox 1，PDX1），也称为胰岛素启动子因子 1，是胰岛发育的关键调控因子。*Pdx1* 的正常表达和功能对于维持 β 细胞的正常运作和完整性至关重要。*Pdx1* 最早可在小鼠胚胎前肠的背侧和腹侧上皮细胞中检测到，并且在外分泌和内分泌细胞中均有表达。在胰腺发育初期，*Pdx1* 在胰腺上皮的发育中发挥着重要作用，其缺失会阻止胰腺上皮向内分泌细胞的分化，从而导致胰腺无法形成。随着胰腺发育成熟，*Pdx1* 的表达逐渐局限于 β 细胞，它在维持 β 细胞的胰岛素生成、*Glut2* 表达和维持血糖稳态中扮演关键角色。PDX1 通

过与胰岛素基因转录调控区 A3 结合，激活胰岛素基因的转录，进而提高胰岛素的表达水平。此外，在胰岛素基因转录水平保持不变的情况下，过表达 *Pdx1* 还能增加胰岛素的水平。

神经元素 3（neurogenin 3，NGN3）是一种 Notch 信号通路下游的转录因子，广泛存在于中枢神经系统和胰腺。Ngn3 在胰腺内分泌细胞的分化中发挥关键作用，缺乏 Ngn3 的小鼠在胚胎发育阶段无法产生胰腺内分泌祖细胞，也就无法形成胰岛，通常会因糖尿病而在出生后死亡。Ngn3 促使胰腺祖细胞失去增殖能力，开始进入分化过程，但仅调控其向内分泌细胞分化，并不能直接使祖细胞转化为成熟的 β 细胞。此外，在正常情况下，成熟的胰岛细胞表达 Ngn3，有助于胰岛细胞的成熟并维持其功能。

胰岛素基因增强子结合蛋白 1（insulin gene enhancer protein 1，ISL-1）是 Lim 同源域家族的成员，具有结合胰岛素增强子序列的能力，在胰岛素的转录激活及胰岛细胞的形成中具有重要作用。ISL-1 最早可在背侧胰腺上皮周围的间充质细胞中被检测到，是背侧胰腺间质的发育以及胰腺上皮细胞分化为内分泌细胞所必需的。

胰岛特异性转录因子 4 和 6（paired box 4 & 6，PAX4 & PAX6）属于 PAX 组织特异性转录调节因子家族，PAX4 对胰岛 β 细胞的成熟和增殖具有重要作用。*Pax4* 最早在腹侧胰芽的少数细胞中被检测到，随着胰腺发育，*Pax4* 的表达最终仅限于 β 细胞内。PAX4 是早期内分泌祖细胞的标志分子，通过影响 β/δ 细胞的分化，*Pax4* 的缺失会导致胰岛 β 细胞和 δ 细胞的成熟受阻和胰岛 α 细胞的数量增加。此外，*Pax4* 还能提高成熟 β 细胞的数量。*Pax6* 在胰岛 α 细胞发育中发挥重要作用。*Pax6* 表达于内分泌祖细胞，能够调控内分泌激素的转录，刺激 α 细胞的增殖，进而增加胰高血糖素的分泌，但是这种功能受 *Pax4* 的抑制。此外，*Pax6* 还能够抑制 ε 细胞分泌 Ghrelin。

NK2 同源盒基因家族成员 2（NK2 Homeobox 2，NKX2.2）早期在胚胎胰腺腹侧和背侧胰芽中表达，胰岛发育完全后，在除 δ 细胞外的所有胰岛细胞中表达。NKX2.2 对于 β 细胞最终分化和表达胰岛素是必需的。NK6 同源盒基因家族成员 1（NK6 Homeobox 1，NKX6.1）在胰腺 β 细胞的发育与功能执行中发挥着重要的作用。在胰腺发育的早期，*Nkx6.1* 在胰腺导管上皮细胞表达，之后特异性地表达于成熟的 β 细胞，*Nkx6.1* 缺失时 β 细胞数量显著减少。

（张炜真　尹　悦）

第二节　胰岛 β 细胞的生理功能

一、胰岛 β 细胞的异质性和功能

（一）胰岛 β 细胞的异质性和亚群

胰岛 β 细胞的异质性是指同一个体内不同胰岛、同一胰岛内不同胰岛 β 细胞间，在结构、功能、细胞形态和分子标志物等方面均存在异质性。在胰腺发育中，同一个体内不同胰岛中的 β 细胞的分化成熟时间并不同步，在成熟胰岛中也存在未完全分化的 β 细胞，成熟与不成熟 β 细胞之间存在明显差异。虽然两类 β 细胞都表达一些特异性的转录因子，如 PDX1、NGN3、ISL-1、PAX4、PAX6、NKX2.2、NKX6.1 等，但不成熟 β 细胞中刺激胰岛素分泌的葡萄糖阈值较低，且成熟与不成熟 β 细胞之间在分子标记物的表达上存在差别。

胰岛 β 细胞亚群可通过不同分子标志物进行区分。Dickkopf-3 蛋白可将 β 细胞分为不同亚群，

这是首个可将 β 细胞分为不同亚群的分子标志物。

根据是否表达 ST8SIA1 和 CD9 这两个标志物，可将胰岛 β 细胞分为 4 个亚群，ST8SIA1 和 CD9 表达双阳性的 β 细胞亚群分泌胰岛素较少，且胰岛素敏感性差，而在 2 型糖尿病患者中，ST8SIA1 阳性的 β 细胞率显著高于正常人。

根据是否表达 Fltp，可将 β 细胞分为两个亚群，Fltp 阳性的细胞亚群具有终末分化、高度极化、胰岛素分泌能力较强等特性；而 Fltp 阴性的亚群则具有极化小、胰岛素分泌能力弱，但增殖能力强等特点，且可分化为 Fltp 阳性细胞。

随着基因组学、转录组学、蛋白质组学、单细胞测序等高通量技术的迅速发展，胰岛 β 细胞异质性的研究已更加深入。多组学技术的单独或联用可以为 β 细胞异质性及细胞亚群提供更多有价值的信息，利用这些标志物可以区分和预测正常 β 细胞与 2 型糖尿病患者的 β 细胞，在一定程度上反映胰岛 β 细胞成熟与否、生理活性、胰岛素敏感性等特征与疾病的联系，在糖尿病的预测和精准治疗中具有重要意义。

（二）胰岛 β 细胞的生理功能

胰岛 β 细胞是胰岛中数量最多的细胞，占胰岛细胞总数的 60% ~ 80%，其主要功能是分泌胰岛素（insulin），通过感知细胞外葡萄糖，并以葡萄糖浓度依赖的方式实时、快速分泌胰岛素。

胰岛 β 细胞具有去分化、转分化的功能。胰岛 β 细胞去分化是指基因或蛋白质的变化引起胰岛 β 细胞的表型发生改变，使已经分化或部分分化成熟的胰岛 β 细胞失去其分化的表型，并退化到分化程度较低或类似前体的状态，进而丧失部分或全部胰岛素分泌功能。β 细胞去分化包括 3 个特征：①β 细胞内关键转录因子、胰岛素、糖代谢、蛋白质加工和分泌相关基因下调；②内分泌前体细胞基因上调；③成熟 β 细胞表达量极低或表达缺失基因的上调或出现。这些变化最终导致 β 细胞特征消失，胰岛素分泌障碍，因此胰岛 β 细胞去分化被认为是胰岛 β 细胞功能衰竭的核心机制。转分化被定义为已分化细胞经去分化后再分化成另一种细胞的变化过程。在特定条件下，胰岛 β 细胞与 α 细胞之间可发生转分化，转录因子 ISL-1 和 PAX4 通过增强 α 细胞向 β 细胞的转分化过程，从而促进胰岛 β 细胞再生。此外，通过上调胰岛 β 细胞特异性转录因子的表达与改变特定信号通路，可诱导腺泡细胞、导管细胞及肝细胞转分化为类胰岛 β 样细胞，增加胰岛素的合成和分泌。

二、胰岛素合成和分泌的生理调控

（一）胰岛素的生物合成和加工、化学结构特点

人胰岛素是含有 51 个氨基酸残基的蛋白质激素，分子量为 5.8 kD，由 21 个氨基酸残基构成的 A 链和 30 个氨基酸残基构成的 B 链两条多肽链经 2 个二硫键（A7-B7，A20-B19）相连（图 4-5），如果二硫键断开，则胰岛素失去活性。A 链内存在一条链内二硫键（A6-A11）。在 β 细胞内，前胰岛素原（preproinsulin）在粗面内质网中水解为胰岛素原（proinsulin）。胰岛素原是由 86 个氨基酸构成的肽链，由 C 肽（C-peptide）将 A、B 多肽链连接。C 肽一般由 26 ~ 31 个氨基酸残基构成，具有物种差异，人类 C 肽由 31 个氨基酸残基构成。胰岛素原被运至高尔基复合体进一步加工，最后经剪切形成胰岛素和 C 肽。C 肽没有胰岛素的生物活性，但它的合成和释放与胰岛素同步，因此可通过测定血中 C 肽的含量间接反映胰岛 β 细胞的分泌功能。

人类只有 1 个胰岛素基因 *INS*（啮齿类动物有 2 个，分别为 *INS-1* 和 *INS-2*），位于 11 号染色体上，其转录主要受上游增强子元件的控制，这些增强子元件结合关键转录因子，包括 IDX1

拓展：胰岛素的发现史

（PDX1）、MafA 和 NeuroD1 以及许多协同调节因子。这些转录因子在胰岛 β 细胞中的表达是必需的，有助于胰岛素转录以响应葡萄糖和自分泌胰岛素信号。

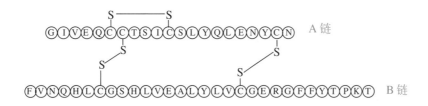

图 4-5　人胰岛素的构成

胰岛素最初被翻译为前胰岛素原，然后在内质网中被信号肽酶切割其信号肽序列后加工成胰岛素原。在内质网中，胰岛素原折叠形成具有三个二硫键连接半螺旋结构域 A 和螺旋结构域 B 的稳定三维结构。之后胰岛素原被转运到高尔基复合体，在那里胰岛素原进入尚未成熟的分泌颗粒中，并在其中被激素酶原转化酶 PC1/3（prohormone convertase 1/3）和 PC2（prohormone convertase 2）进行加工，从而将 C 肽切割掉。随后，羧基肽酶 E（carboxypeptidase E）从生成的肽链中切割除去 C 端的碱性氨基酸，生成由二硫键连接的 A 链和 B 链组成的成熟胰岛素。

框 4-1　人工牛胰岛素的合成

1965 年 9 月 17 日，世界上第一个人工合成的蛋白质——牛胰岛素在中国诞生。这是世界上第一次经人工合成与天然胰岛素分子化学结构相同并具有完整生物活性的蛋白质，标志着人类在揭示生命本质的征途上实现了里程碑式的飞跃，被誉为我国"前沿研究的典范"，是当年接近获得诺贝尔奖的重大成就。

（二）胰岛素内分泌颗粒的超微结构特点、分泌特征和分泌过程

胰岛素在胰岛 β 细胞中合成后，经过包装和储存成胰岛素分泌颗粒（insulin granules）（图 4-6），通过电子显微镜观察，其特征是具有致密的核心。每个细胞中大约有 1 万个胰岛素分泌颗粒，每个颗粒直径约 250 nm，大约含有 25 万个胰岛素分子。这些胰岛素分子以六聚体的形式排列，中心有一个锌离子，具有典型的致密核心，这个核心被密度较低的光晕和磷脂双分子层所包围。胰岛素内分泌颗粒中除了胰岛素、C 肽和少量完整的胰岛素原外，还含有 50 余种不同的多肽，如胰岛淀粉样蛋白多肽和嗜铬粒蛋白 A（chromogranin A，CgA）。一些低分子量化合物，如 ATP、GABA、血清素和谷氨酸，以及高浓度的金属离子，如 Zn^{2+} 和 Ca^{2+} 也储存在颗粒中。啮齿动物 β 细胞颗粒的超微结构为均匀的圆形，胰岛素的电子致密核被磷脂双层包膜中密度较低的地幔晕包围，而人类 β 细胞颗粒则更为不规则，核形状多种多样。

胰岛素分泌是胰岛素颗粒与质膜融合和颗粒内容物胞吐

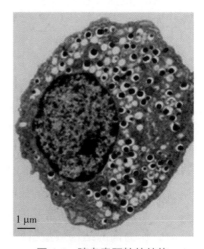

图 4-6　胰岛素颗粒的结构

的过程（图 4-7）。胰岛素分泌呈特征性的双相模式，由短暂的第一阶段和持续的第二阶段组成。在人体中，当血浆葡萄糖浓度为 7 mmol/L 时，第一阶段胰岛素分泌峰值为 1.4 nmol/min。第一阶段持续 10 min，然后进入第二阶段，分泌速率为 0.4 nmol/min。然而，与大鼠和人类相比，小鼠的双相模式不那么突出，这可能是由于小鼠的基础血浆胰岛素水平相对较高（小鼠为 8 ~ 9 mmol/L，而大鼠和人为 4 ~ 5 mmol/L）。因此，即使在小鼠胰岛中使用 10 mmol/L 的葡萄糖诱导胰岛素分泌，也没有胰岛素释放第一阶段的明显峰值。

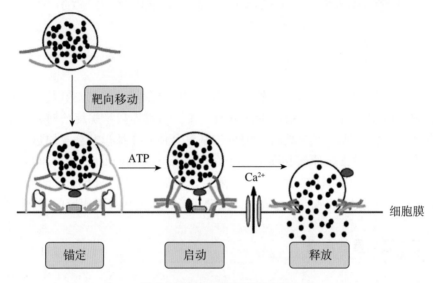

图 4-7 胰岛素颗粒释放示意图

双相胰岛素分泌和胰岛素胞吐可能具有相同的细胞背景。虽然没有明确的界限，但胰岛素颗粒可以分为不同的功能池。一小部分颗粒（1% ~ 5%）可立即释放，称为快速释放池（readily releasable pool，RRP），有助于葡萄糖触发胰岛素的快速释放，余下的颗粒（95% ~ 99%）属于储备池。RRP 中颗粒总数与分泌第一阶段胰岛素释放量呈正相关。当 RRP 耗尽时，它将从储备池中重新填充，这一过程可在不到 1 s 的时间内发生。储备池中的颗粒在成为 RRP 颗粒之前必须经过准备反应。胰岛素颗粒的修饰与向质膜的易位是胰岛素胞吐的限速步骤。胰岛素分泌的第一期和 RRP 的胞吐在营养缺乏的情况下也能发生，而胰岛素分泌的第二期和 RRP 的转化都严格依赖代谢产物。

（三）胰岛素分泌过程中的关键分子和调控靶点

1. 胰岛素转录 β 细胞快速响应细胞信号的能力通常来源于转录调控。胰岛素基因启动子区域内的一些离散序列元件，称为 A、C、E、Z 和 CRE 元件，决定了胰岛素在 β 细胞中的定位，也作为几种转录因子的结合位点，调节胰岛素基因的表达。转录因子结合位点位于相对于转录起始位点（transcription start site，TSS）横跨 400 个碱基对（base pairs，bp）的区域内，是 β 细胞特异性表达胰岛素基因的决定因素。许多顺式和反式转录因子与胰岛素增强子区域的激活有关。在所有胰岛素增强因子序列的核心结合基序中，都包含 A、C 和 E 元件。

A 元件是位于胰岛素基因保守控制区的多个富含 A/T 的元件。这些 A 元件中都有一个 TAAT 核心，作为同源结构域蛋白的中心 DNA 结合识别基元，包括 PDX-1、CDX2/3 和 ISL-1。PDX-1 是胰岛 β 细胞中 A 元件的主要结合因子，最初被定性为胰岛素和生长抑素转录因子。成人胰腺中 PDX-1 的表达一般局限于胰岛 β 细胞（约 91%），只有一小部分 δ 细胞（约 15%）表达 PDX-1，在外分泌腺泡细胞中表达水平极低。CDX2/3 虽然在 β 细胞和 α 细胞中表达，但似乎在胰岛功能中的作用并不太重要，CDX2/3 突变小鼠只在肠道功能上存在缺陷。ISL-1 存在于所有类型的胰岛细胞中，可以激活生长抑素、胰高血糖素和胰岛淀粉样多肽基因表达，其在胚胎发育过程中对胰岛的形成也起着重要作用。

胰岛素基因启动子中有两个 C 元件。C1 元件位于大鼠胰岛素 TSS 上游 118 ～ 107 bp 之间。大鼠胰岛素启动因子 3b1 和 3b2（rat insulin promoter element 3b1 & 3b2，RIPE3b1 & 3b2）是在 C1 元件内形成蛋白质 -DNA 复合物的两个因子。RIPE3b2 由 p58、p62 和 p110 三个亚基组成。RIPE3b2 不参与胰岛素基因的 β 细胞特异性表达，并且 RIPE3b2 结合活性存在于多种其他组织中。RIPE3b1 的 DNA 结合成分最近被鉴定为 MafA，只在 β 细胞中表达。MafA 介导葡萄糖调节和脂肪酸抑制的胰岛素表达。胰岛长期暴露于脂肪酸和高糖环境中，会通过损害 β 细胞 MafA 的表达来抑制胰岛素基因转录。

位于大鼠 *INS-1* 基因的 C2 元件被称为胰岛细胞增强子序列（pancreatic islet cell enhancer sequence，PISCES）。在 α、β 和 ε 细胞中，它分别促进胰岛素、胰高血糖素和生长抑素的转录。此外，PISCES 是 PAX4 和 PAX6 的结合位点，PAX6 是胰岛素基因正常转录和胰岛发育所必需的，但是 PAX4 仅在 β 细胞发育早期被检测到，在成年 β 细胞中不存在。

E 元件是胰岛素增强剂中两个独立的增强剂单元。啮齿类动物在 *INS-1* 基因中有两个 E 元件，而其他哺乳动物只有一个。核心胰岛素 E 元件也存在于重链免疫球蛋白和肌酸激酶控制元件中。结合 E 元件的因子包含一个螺旋 - 环 - 螺旋结构域（helix-loop-helix，HLH），具有促进蛋白质 -蛋白质相互作用的功能，以及一个对 DNA- 蛋白质结合所必需的连续的氨基末端区。E 元件激活剂包括 BETA2/NeuroD1、E2/5、E12 和 E47。BETA2/NeuroD1 富集于胰岛，E2/5、E47、E12 分布广泛。BETA2/NeuroD1 在调节胰岛素基因表达和 β 细胞存活中起重要作用，小鼠内分泌胰腺特异性 BETA2/NeuroD 缺乏可导致 β 细胞大量凋亡，进而导致糖尿病和早逝。

Z 元件位于 A 元件的上游，是人类特有的。在原代胰岛细胞中，被称为 ZaI 的葡萄糖敏感 DNA 结合复合物结合在 Z 元件上。最近的研究表明，A 元件的活化取决于 Z 元件的存在。PDX-1 和 MafA 通过激活 Z 元件调节胰岛素基因转录。

人胰岛素基因启动子包含 4 个 CRE（cyclic AMP response element）位点，在每一个 CRE 的核心都有一段保守序列。多种转录因子可通过结合 CRE 的保守序列来调控胰岛素基因的转录。这些转录因子是 CRE 结合蛋白（CRE binding protein，CREB）/ATF 家族的成员。CREB/ATF 家族转录因子是碱性区域亮氨酸拉链（basic region leucine zipper，bZIP）蛋白，它们在 bZIP 结构域的 n 端共享一个共同的碱性氨基酸簇，与 CRE 位点结合以启动胰岛素转录。

2. 胰岛素翻译　除了转录调节外，β 细胞还能够通过调节胰岛素翻译的速度来调节胰岛素的产生，以响应即时的环境触发素。大鼠胰岛暴露于 25 mmol/L 葡萄糖 1 h 后，可导致细胞内胰岛素原水平比基线（2.8 mmol/L 葡萄糖）增加 10 倍，而胰岛素原 mRNA 数量保持不变。然而，这种急性葡萄糖刺激的胰岛素合成不依赖于前 45 min 内的 mRNA 合成，因为转录阻断只会减缓该时间段后的胰岛素积累。此外，依赖于营养状况的胰岛素 mRNA 稳定性是影响胰岛素蛋白合成的重要因素。体外研究结果表明，胰岛素 mRNA 稳定性在低葡萄糖浓度下降低，在高葡萄糖条件下增加。在缺乏葡萄糖的情况下，β 细胞中的胰岛素 mRNA 水平急剧下降，这一过程被细胞内 cAMP 水平升高所逆转。因此，转录后调控控制了即时胰岛素合成的调节，而转录水平的调控有助于延迟胰岛素合成的调节。

在对营养物质的响应中，β 细胞提高了蛋白质翻译的整体速度，部分是由真核起始因子 2a（eukaryotic initiation factor 2a，eIF2a）通过蛋白磷酸酶 1（protein phosphatase 1，PP1）去磷酸化控制的。暴露于高糖环境可显著降低 β 细胞磷酸化 eIF2a 与 eIF2a 的比例。此外，还有其他机制调节葡萄糖诱导的胰岛素翻译。

胰内质网激酶（pancreatic ER kinase，PERK）是胰岛素翻译的关键酶，可磷酸化 eIF2a，从而调节胰岛素翻译。PERK 磷酸化的 eIF2a 可以被其他激酶部分补偿。PERK 突变会导致与人类永久性新生儿糖尿病相关的 Wolcott-Rallison 综合征（Wolcott-Rallison syndrome）。PERK 缺陷小鼠不仅在胰岛素合成方面存在严重缺陷，而且在 β 细胞增殖和分化方面也存在严重缺陷，导致与人类一样的永久性新生儿糖尿病。尽管胚胎和新生儿阶段需要 PERK 来维持 β 细胞团块的正常发育，但成人不需要它来维持 β 细胞团块。Wolfram 综合征基因（Wolfram syndrom gene，WSF1）通过肌醇需求蛋白 1a（inositol-requiring protein 1a，IRE1a）和 PERK 受到内质网应激的调节。在葡萄糖暴露早期，IRE1 通过 WFS1 刺激胰岛素合成，而长期暴露后，IRE1 可能通过 x-box 结合蛋白 1（XBP1）减少胰岛素生成。β 细胞具有一种机制来检测胰岛素的储存和分泌量，并相应调整胰岛素的合成。一种名为胰岛细胞自身抗原 512（islet cell autoantigen 512，ICA512）的颗粒跨膜蛋白是这种反馈控制的关键部分。胰岛素颗粒在到达外周肌动蛋白网络之前，在微管蛋白轨道上行进很长一段距离。在与细胞骨架连接之前，胰岛素颗粒通过 ICA512 和 β$_2$-synthrophin 固定在肌动蛋白皮层上。激活后，颗粒膜瞬间融合到细胞膜上释放胰岛素。同时，升高的胞质内 Ca^{2+} 水平激活蛋白酶 μ-calpain，从 ICA512 上切割胞质片段。然后，游离的 ICA512 细胞质片段移动到细胞核，与酪氨酸磷酸化的转录因子 STAT5 结合，阻止 STAT5 去磷酸化，从而上调胰岛素转录。无核 ICA512 胞质片段也与聚合酶 PIASγ 结合。PIASγ 对 ICA512 的类泛素化逆转了 ICA512 与 STAT5 的结合。因此，胰岛素从分泌颗粒中释放与细胞核相关，通过正反馈机制，启动胰岛素翻译，以维持足够数量的胰岛素储存。

多嘧啶束结合蛋白（polypyrimidine tract binding proteins，PTBPs）是一种调节 mRNA 翻译的蛋白。mRNA 在细胞核剪接、细胞质中稳定化和核糖体招募时，参与外显子抑制。它们通过延长 mRNA 的活力和刺激翻译起始来上调翻译水平。胞质 PTBP1 通过结合胰岛素原蛋白 3′UTR 中的富 CU 序列来稳定胰岛素原 mRNA。PTBP1 也上调几种胰岛素颗粒蛋白的翻译，胰岛素和胰岛素颗粒蛋白 mRNA 与 PTBP1 具有相似的亲和力，这使得它们能够被葡萄糖特异性激活。PTBP1 也作用于其他影响胰岛素合成的因子，其可结合 ICA512 mRNA 减少 3′UTR 衰减，增加其稳定性。此外，PTB 结合位点的缺失会大大降低激素原转化酶 2 的翻译。

3．胰岛素分泌的调节

（1）营养成分与胰岛素分泌：胰岛素是正常新陈代谢所必需的重要激素。在健康受试者中，胰岛素的释放可以非常精确地满足代谢需求。具体来说，β 细胞感知血浆葡萄糖浓度的变化，并通过释放相应数量的胰岛素做出反应。胰岛与小血管形成密集的网络，接受的血液量是周围外分泌区域细胞的 10 倍。胰岛周围的毛细血管显示出大量的小孔隙，允许循环和周围组织之间进行更多的营养交换。这种结构增强了渗透性，允许丰富的营养物质进入，因此 β 细胞可以快速感知营养状态，并且也允许胰岛素快速扩散到血液中。除了葡萄糖外，一些氨基酸和脂肪酸也调节胰岛素的分泌。

1）葡萄糖和胰岛素分泌：β 细胞对血液循环中的许多营养物质有反应，包括葡萄糖、其他单糖、氨基酸和脂肪酸。葡萄糖是一些动物释放胰岛素的主要刺激物，因为其是食物的主要成分，可以在摄入食物后立即积累。在啮齿类动物和人类中，葡萄糖诱导的胰岛素分泌幅度比蛋白质或脂肪刺激的胰岛素分泌幅度要大得多。口服 75 g 葡萄糖会导致血浆胰岛素在 30 min 内从基础水平（20～30 pmol/L）上升到 250～300 pmol/L，而摄入类似数量的脂肪或脂肪加蛋白质饮食只会使人类受试者的血浆胰岛素水平分别增加到 50 pmol/L 和 60 pmol/L。

葡萄糖诱导的胰岛素分泌的第一种信号来自葡萄糖本身。β 细胞不包含膜结合的葡萄糖受体，但会通过其他方式感知循环葡萄糖浓度。葡萄糖转运蛋白 2（glucose transporter 2，GLUT2）在 β 细胞中表达，是 β 细胞中被最早发现的葡萄糖传感器。葡萄糖通过 GLUT2 介导的协助扩散进入 β 细胞。GLUT2 是 β 细胞中唯一表达的葡萄糖转运蛋白。与主要在肌肉和脂肪细胞中表达的 GLUT4 不同，GLUT2 向质膜的动员与胰岛素无关，转运蛋白表现出低底物亲和力，确保了高葡萄糖内流。葡萄糖进入 β 细胞后，被限速酶葡萄糖激酶磷酸化。葡萄糖激酶是己糖激酶的一种亚型，仅在哺乳动物的 4 种细胞中表达：肝细胞、β 细胞、肠细胞和葡萄糖敏感神经元。葡萄糖激酶具有 2 个重要的特性，使其区别于其他己糖激酶，可在 β 细胞中发挥葡萄糖传感器的作用。第一个特性是它对葡萄糖的亲和力比其他己糖激酶低，其 K_m 仅为 6 mmol/L，处于正常血糖范围（4 ~ 10 mmol/L）的中间，而其他己糖激酶在此葡萄糖浓度下发挥最大速度；第二个特性是它不受其产物的抑制——这通常是代谢的调节特征。这一特性使其在高糖酵解负荷下仍能保持活性。因此，葡萄糖激酶是 β 细胞葡萄糖代谢的限速步骤，是一个重要的葡萄糖传感器。

第二种葡萄糖信号来自糖酵解终点的代谢底物丙酮酸。丙酮酸通过三羧酸循环由 β 细胞中的线粒体氧化产生 ATP，在其他类型的细胞中，其可以通过丙酮酸脱氢酶转化为乳酸。然而，由于 β 细胞缺乏这种酶，丙酮酸主要通过 2 种途径代谢产生代谢偶联因子：代谢为乙酰辅酶 A 后进入葡萄糖氧化与回补作用（anaplerosis）。线粒体的三羧酸（tricarboxylic acid，TCA）循环氧化是与 ATP 敏感钾通道（K_{ATP}）依赖性胰岛素释放耦联的主要信号通路，丙酮酸通过三羧酸循环增加细胞内 ATP/ADP 比值，导致 K_{ATP} 通道关闭，质膜去极化，电压依赖性 Ca^{2+} 通道打开，Ca^{2+} 内流，最终激活胰岛素分泌颗粒的胞吐作用。回补作用补充了 TCA 循环中的碳库。在这个循环被中间产物填满之后，这些碳可以通过再生作用退出。在这些过程中产生的一些产物可以作为胰岛素分泌信号，包括 NADPH、丙二酰辅酶 A 和谷氨酸。

第三种葡萄糖信号来自甘油 -3- 磷酸（glycerol-3-phosphate，Gly3P）的形成。葡萄糖被葡萄糖激酶磷酸化为葡萄糖 -6- 磷酸（glucose-6-phosphate，G6P）后，G6P 进入糖酵解生成丙酮酸，或者代谢成磷酸二羟丙酮（dihydroxyacetone phosphate，DHAP），通过该途径提供 Gly3P。Gly3P 对于产生脂质代谢偶联因子如长链酰基辅酶 A（long-chain acyl-CoA）和二酰基甘油（diacylglycerol，DAG）很重要，它们可以增加胰岛素的分泌。Gly3p/DAG 是另一种不依赖于葡萄糖的线粒体代谢而产生代谢偶联因子刺激胰岛素释放的途径。Gly3P 还可以通过线粒体 Gly3P-NADH 穿梭过程补充 NAD^+，促进 β 细胞糖酵解，进而激活线粒体能量代谢，触发胰岛素分泌。

2）氨基酸与胰岛素分泌：单个氨基酸在生理浓度下是较差的胰岛素分泌刺激剂。然而，某些氨基酸组合在生理浓度或更高的浓度下可以增强葡萄糖刺激胰岛素分泌（glucose-stimulated insulin secretion，GSIS）。例如，单独使用谷氨酰胺不会刺激胰岛素分泌或增强 GSIS，但谷氨酰胺与亮氨酸联合使用可以增强 β 细胞的 GSIS，原因在于亮氨酸可以激活谷氨酸脱氢酶，将谷氨酸转化为 α- 酮戊二酸。谷氨酰胺在胞质中经谷氨酰胺酶转化为谷氨酸后，经 α- 酮戊二酸进入 TCA 循环，产生 ATP，从而促进胰岛素分泌。没有亮氨酸时，谷氨酰胺将被代谢为 γ- 氨基丁酸（γ-aminobutyric acid，GABA）和天冬氨酸。

此外，一些氨基酸可以间接影响 β 细胞的胰岛素分泌。在禁食期间，骨骼肌中的蛋白质被分解代谢，氨基酸随后被代谢以产生能量。游离氨基酸包括丙氨酸和谷氨酰胺，被释放到血液中，作为有效的胰高血糖素分泌剂。这会导致血糖水平升高，进而引发胰岛素分泌。

膳食氨基酸也可以通过肠促胰岛素依赖机制诱导胰岛素分泌。抑胃肽（gastric inhibitory polypeptide，GIP）和胰高血糖素样肽 -1（glucagon-like peptide-1，GLP-1）是胃肠道分泌的两种主要的肠促胰岛素激素。肠道中营养物质的摄入，包括葡萄糖和氨基酸，刺激肠道 K 细胞和 L 细胞分泌这些激素。然后，这些激素通过与 β 细胞的特定细胞表面受体结合，直接作用于 β 细胞，增加 GSIS。

3）脂肪酸与胰岛素分泌：游离脂肪酸（free fatty acid，FFA）也影响 β 细胞的胰岛素分泌。它们可增强胰岛素分泌，以补偿 2 型糖尿病中由于胰岛素抵抗而增加的胰岛素需求。FFA 可以增强 GSIS，脂肪酸缺乏的胰岛会失去 GSIS，并可通过外源性脂肪酸的替代来逆转。β 细胞有一种游离脂肪酸受体——游离脂肪酸受体 1（free fatty acid receptor 1，FFAR1），FFA 通过该受体影响 β 细胞功能。FFA 的胞内代谢将合成长链酰基辅酶 A、DAG 等脂质信号分子。长链酰基辅酶 A

可以酰基化胰岛素颗粒融合的必需蛋白，如突触体相关蛋白 -25（synaptosomal-associated protein-25，SNAP-25）和突触子蛋白（synaptogamin）。DAG 激活与胰岛素分泌有关的蛋白激酶 C（protein kinase C），它还与突触囊泡启动蛋白 Munc-13 结合，促进胰岛素分泌。

（2）内分泌激素对胰岛素分泌的影响

1）胰高血糖素样肽 -1（GLP-1）：GLP-1 是一种由小肠 L 细胞分泌的肠促胰岛素激素，与 GIP 共同分泌，以响应营养负荷。肠促胰岛素激素负责增加胰岛素的分泌，以满足餐后增加的胰岛素需求。实验表明，口服途径的营养负荷比静脉注射的营养负荷更能刺激胰岛素分泌。GLP-1 和 GIP 的类似物作为 T2D 的潜在治疗方法已被探索多年，长效 GLP-1 类似物艾塞那肽于 2005 年作为 T2D 治疗的处方药被引入临床。当 GLP-1 受体（GLP-1R）被激活时，腺苷酸环化酶被激活，导致 cAMP 的产生。升高的 cAMP 随后增强 GSIS。这种胰岛素调节作用依赖于葡萄糖。当细胞外葡萄糖浓度处于正常空腹范围（低于 4 mmol/L）时，GLP-1 对胰岛素分泌的刺激作用失活。GLP-1 的这种葡萄糖依赖性作用对预防低血糖非常重要。

2）瘦素（leptin）：由脂肪细胞分泌，影响脂肪细胞和肝细胞中的胰岛素作用。人们普遍认为瘦素对胰岛素分泌有抑制作用。瘦素缺乏与小鼠和人类的高胰岛素血症有关。大量文献表明，瘦素在克隆 β 细胞、培养鼠胰岛、人胰岛、灌注鼠胰腺以及小鼠中均对胰岛素分泌有抑制作用。瘦素的抑制作用可能是通过拮抗细胞内升高的 cAMP。有报道称，瘦素抑制 3- 异丁基 -1- 甲基黄嘌呤（IBMX）诱导的胰岛素分泌，而 IBMX 通过抑制催化 cAMP 水解的磷酸二酯酶（PDEs）来提高 cAMP 含量。瘦素还能有效抑制胰高血糖素或 GLP-1 诱导的胰岛素分泌，胰高血糖素和 GLP-1 均通过激活 cAMP 信号通路增强 GSIS。此外，瘦素可能通过激活 phosphodiesterase（PDE）3B（PDE 的一种亚型）抑制胰岛素分泌。

3）生长激素（growth hormone，GH）：在多种细胞中都有作用，但其最著名的作用之一是刺激胰岛素样生长因子 1（insulin-like growth factor-1，IGF-1）及其结合蛋白的产生。重组人 IGF-1 被证明可以降低正常人血清中胰岛素和 C 肽的水平。用离体大鼠胰岛进行的研究证实，IGF-1 可直接抑制胰岛素分泌。

4）雌激素（estrogen）：受体存在于胰岛中，17β- 雌二醇作用于 β 细胞的主要生理功能是增强胰岛素分泌。在人类中，17β- 雌二醇可以增加绝经后妇女的胰岛素分泌。这种促胰岛素作用是通过增强 GSIS 介导的。雌二醇的作用是通过与雌激素受体结合而产生的。在 β 细胞中存在两种雌激素受体（estrogen receptor，ER）：核 ER（ERα 和 ERβ）和膜 ER（ERγ）。在生理浓度下，17β- 雌二醇可以可逆的方式显著降低 K_{ATP} 通道活性，从而导致膜去极化和随后的电压门控 Ca^{2+} 通道打开，从而增强葡萄糖诱导的细胞内 $[Ca^{2+}]$ 振荡。雌二醇对 K_{ATP} 通道活性的调节可能是通过激活 cGMP 依赖性蛋白激酶（PKG）途径介导的。激活的 PKG 可直接磷酸化转录因子 CREB，磷酸化 CREB 可以与 CRE 结合，CRE 反过来调节含有 cAMP/Ca^{2+} 反应元件的基因的转录，从而增强葡萄糖诱导的细胞内 $[Ca^{2+}]$ 振荡，进而影响胰岛素分泌。

5）褪黑素（melatonin）：是由松果体分泌的一种激素，有助于调节时间或加强生物钟的振荡。在克隆 β 细胞和人胰岛上发现褪黑素受体，证实了褪黑素对 β 细胞的直接作用。有研究表明，褪黑素对胰岛素分泌具有抑制、中性或刺激作用。然而，在克隆 β 细胞的重复实验中，抑制作用是一致的。褪黑素可减弱葡萄糖和 KCl 刺激的大鼠胰岛的胰岛素分泌。褪黑素对胰岛素释放的抑制作用后来在大鼠胰岛中得到证实。长期服用褪黑素可以改善体内高胰岛素血症。

（3）调节胰岛素分泌的细胞内信号转导途径

1）胰岛素囊泡分泌调节的细胞内关键蛋白分子：几种蛋白质参与胰岛素的胞吐作用。可溶性 NSF 附着蛋白受体（soluble N-ethylmaleimide-sensitive factor attachment protein receptor，SNARE）在胰岛素颗粒膜融合中起重要作用。4 个 SNARE 模体形成极其稳定的螺旋形 β 细胞胞吐复合物。该复合物的中心部分包含 4 个由 SNARE 贡献的高度保守的氨基酸：3 个谷氨酰胺和 1 个精氨酸残基。在 β 细胞中，胰岛素颗粒与细胞膜的融合涉及颗粒膜上的 VAMP-2（R-SNARE）、细胞膜上的 syntaxin-1a（Qc-SNARE）和膜相关蛋白 SNAP-25（Qa-Qb SNARE）结合而形成复合体。

2）细胞内 $[Ca^{2+}]_i$：$[Ca^{2+}]_i$ 升高触发胰岛素颗粒的启动和融合，致使胰岛素被分泌至胞外。当 $[Ca^{2+}]_i$ 增加到 17 mmol/L 时，胰岛素将以每秒 500 个颗粒的速度被分泌至胞外。当 $[Ca^{2+}]_i$ 浓度为 0.17 mmol/L 时，胰岛素仅以每秒 3 ~ 4 个颗粒的速度被分泌。在低 $[Ca^{2+}]_i$ 浓度时发生的胞吐是由于一小部分颗粒对 Ca^{2+} 的敏感性更高，被称为高 Ca^{2+} 敏感池（high Ca^{2+}-sensitive pool，HCSP）。胞吐以不同的速率发生是由两种 Ca^{2+} 传感机制控制的：低亲和力 Ca^{2+} 传感器和高亲和力 Ca^{2+} 传感器。高 Ca^{2+} 时发生的胞吐是由低亲和力 Ca^{2+} 传感器控制的。突触结合蛋白（synaptotagmin）IX 在 β 细胞中是一种高亲和力的 Ca^{2+} 传感器，但其是否也具有低亲和力的 Ca^{2+} 传感器功能尚未可知。

胰岛 β 细胞 $[Ca^{2+}]_i$ 由质膜 Ca^{2+} 通道的打开和关闭决定。电压门控 Ca^{2+} 通道存在 3 个亚家族：①1 型高压激活（HVA）Ca^{2+} 通道，包括 CaV1.1、1.2、1.3 和 1.4 通道（L 型）；②非 1 型 HVA 通道 CaV2.1（P/Q 型）、2.2（N 型）和 2.3（R 型）；③低压激活（LVA）t 型 Ca^{2+} 通道（CaV3.1、3.2 和 3.3）。LVA 与 HVA Ca^{2+} 通道在电生理上有所不同。LVA 在适度去极化时短暂开放。它们是大多数细胞类型的起搏器。据报道，β 细胞中存在电压门控 Ca^{2+} 通道的混合物。在 20 世纪 90 年代，通过放射性同位素和电生理测量首次证实了 1 型 Ca^{2+} 通道的存在。随后通过单细胞 PCR 证实了 L 型 Ca^{2+} 通道、P/Q 型 Ca^{2+} 通道、N 型 Ca^{2+} 通道和 R 型 Ca^{2+} 通道中 CaV1.2 的表达。胰岛素分泌的第一阶段与 1 型 CaV1.2 通道的激活相结合，而第二阶段的分泌依赖于 R 型（CaV2.3 通道），其介导细胞内 $[Ca^{2+}]$ 的适度增加。R 型 Ca^{2+} 通道介导的 Ca^{2+} 内流不足以引起胰岛素胞外分泌，但会加速颗粒动员，增加 RRP 的大小。

如前文所述，线粒体通过三羧酸循环增加了细胞内 ATP/ADP 比率，依次导致 K_{ATP} 通道的关闭，血浆膜去极化，电压依赖性 Ca^{2+} 通道的打开，Ca^{2+} 的流入，以及胰岛素颗粒外吞吐的最终激活。

K_{ATP} 通道对葡萄糖刺激的胰岛素分泌至关重要。在不刺激胰岛素分泌的葡萄糖浓度下，细胞内 ATP 的环境水平确保 K_{ATP} 通道活性足够高，以保持膜超极化，防止电活动和胰岛素分泌。由于代谢产生的 ATP 导致 K_{ATP} 通道关闭，从而降低了 K_{ATP} 电流，因此背景内向电流对膜电位的贡献更大。因此，如果这种去极化超过动作电位触发的阈值（β 细胞为 –60 ~ –50 mV），膜就会去极化并启动电活动。

高阈值电压门控 Ca^{2+} 通道在动作电位期间被激活，相关的 Ca^{2+} 内流触发胰岛素颗粒的 Ca^{2+} 依赖性胞外分泌。在啮齿类动物 β 细胞中，L 型 Ca^{2+} 通道是动作电位的基础，但在人类体内，P/Q 型 Ca^{2+} 通道在功能上更重要。与小鼠 β 细胞不同，人类 β 细胞也具有显著的 T 型 Ca^{2+} 电流，该电流在 –60 mV 电压下激活，并具有电压门控的 Na^+ 电流。这些差异，加上较小的 K_{ATP} 电流（小鼠 β 细胞的 10%），可能解释了为什么人类 β 细胞的电活动和胰岛素分泌可在低于小鼠 β 细胞葡萄糖浓度时被触发。

葡萄糖浓度在 6 ~ 20 mmol/L 之间时，小鼠 β 细胞的电活动由持续 5 ~ 15 s 的动作电位的特征性爆发组成，这些动作电位叠加在去极化平台上，并被再极化的电沉默间隔（5 ~ 20 s）分开。随着葡萄糖浓度的增加，爆发的持续时间增加，爆发间的间隔时间减少，并最终达到持续的电活动。来自其他物种的 β 细胞也会产生爆发，但这些爆发不像在小鼠身上看到的那么规律，不同的离子通道可能有助于它们的产生。

3）cAMP 信号通路：cAMP 是一种通用的细胞内信使，参与各种细胞功能的调节。在包括神经元、神经内分泌、内分泌和外分泌细胞在内的分泌细胞中，cAMP 是调节神经递质、激素和酶分泌的重要信号。PKA 磷酸化与调节胞吐相关的蛋白质被认为是 cAMP 调节胞吐过程中的一个主要环节。

在 β 细胞中，细胞内 cAMP 信号在调节胰岛素分泌中起关键作用。cAMP 信号系统在胞吐中的作用在 β 细胞中得到了最好的表征。各种激素和神经递质，包括 GLP-1、GIP、VIP 和 PACAP，通过在 β 细胞中产生 cAMP 来增强胰岛素分泌。8 种腺苷酸环化酶亚型（Ⅰ~Ⅷ型）在胰岛和 β 细胞系中表达。PDE1C、PDE3B、PDE4A、PDE4D 和 PDE10A 也在胰岛和 β 细胞系中表达。cAMP 增加配体增强了葡萄糖诱导的胰岛素分泌的第一和第二阶段。在不诱导 Ca^{2+} 升高的低葡萄糖浓度（1.0 ~ 2.8 mmol/L）下，单独用 cAMP 治疗胰腺 β 细胞对胰岛素分泌的影响很小或没有影响。然而，cAMP 和高糖的结合可诱导胰岛素分泌增强。这表明 cAMP 对胰岛素分泌的增强作用需要 cAMP 和 Ca^{2+} 信号之间的相互作用。β 细胞中的 cAMP 水平在合成和降解过程中部分受 Ca^{2+} 信号调节。例如，腺苷酸环化酶Ⅰ型和Ⅷ型，在葡萄糖诱导的 Ca^{2+} 进入时被 Ca^{2+}/CaM 激活，增加胰岛中 cAMP 的产生。另外，PDE1C 在胰岛中以 Ca^{2+}/CaM 依赖的方式水解 cAMP。因此，在高 Ca^{2+} 浓度下，这些酶可能通过控制胰岛 β 细胞中的 cAMP 水平来调节胰岛素分泌。目前已知 cAMP 通过 PKA 依赖性和 PKA 非依赖性机制增强胰岛素分泌。

PKA 是一种四聚体，包括两个调节亚基（R）和两个催化亚基（C）。这些亚基分别由 3 个基因（Cα、Cβ 和 Cγ）和 4 个基因（RⅠα、RⅠβ、RⅡα 和 RⅡβ）编码。根据 R 亚基的类型（RⅠ或 RⅡ），将 PKA 全酶分为Ⅰ型和Ⅱ型，它们对 cAMP 活化的敏感性不同。PKA 的亚细胞定位是由 A 激酶锚定蛋白（AKAPs）决定的，它与 PKA 的 RⅠ 和 RⅡ 亚基结合。AKAPs 参与 β 细胞 GLP-1 信号通路中 PKA 的激活。在 β 细胞中，Ⅰ型和Ⅱ型 PKA 全酶均表达。胰岛 β 细胞特异性 Cα 亚单位敲入小鼠表现出 PKA 活性增加，并通过增加快速胰岛素分泌有效控制血糖。尽管许多在 β 细胞中表达的蛋白质已被鉴定为体外 PKA 的底物，但 PKA 磷酸化直接影响胰岛素分泌的蛋白质却很少。PKA 磷酸化的 snapin 增加了胞吐相关蛋白 SNAP25 和 VAMP2 之间的相互作用，从而刺激胰岛素分泌。PKA 磷酸化 MyRIP 和 rabphilin-3A 也促进它们的相互作用，并有助于刺激胰岛素分泌。胰岛 β 细胞中的 MyRIP 可作为一种支架蛋白，将 PKA 与胞吐相关蛋白（包括 Rab27、胞吐复合体和肌球蛋白 Va 或Ⅶa）连接起来。

不依赖 PKA 的机制是由一种名为 Epac2A 的 cAMP 结合蛋白（也称为 cAMP-GEFⅡ）介导的。Epac 有两个同工异构体，Epac1 和 Epac2。氨基末端调控区由一个（Epac1）或两个（Epac2A）环核苷酸结合域（cnbd）组成。除了 cAMP 结合结构域外，该调控区域还包含一个 dishveled、Egl-10 和 Pleckstrin（DEP）结构域。催化区域由 Ras 交换基序（REM）、Ras 关联结构域（RA）和 CDC25 同源结构域（CDC25-hd）组成，通过催化结合的 GDP 交换 GTP，作为小 G 蛋白 Rap1 和 Rap2 的交换因子。

不同启动子的使用和 Epac2 的不同剪接产生了 3 种不同的 Epac2 亚型（Epac2A、Epac2B 和 Epac2C）。Epac1 广泛表达。Epac2A（原名 Epac2）主要表达于脑、神经内分泌及垂体、胰岛等内分泌组织。Epac2B 与 Epac1 结构域相似，在肾上腺中表达。Epac2C 缺乏 cNBD-A 和 DEP 结构域，在肝中表达。Epac1 的 cNBD 以高亲和力结合 cAMP。Epac2A 的 cNBD-a 对 cAMP 的亲和力很低，而 cNBD-b 与 cAMP 的亲和力很高，类似于 cAMP 与 Epac1 的 cNBD 的结合。

在小鼠胰岛 β 细胞系中，Epac2A 以 cAMP 依赖的方式激活 Rap1。pac2A/Rap1 信号是胰岛素分泌增强的第一阶段所必需的。一项对 Epac2A$^{-/-}$ 小鼠表现出高脂肪饮食诱导的胰岛素抵抗的研究表明，Epac2A 是增加 β 细胞对分泌需求的反应所必需的。研究表明，Epac2A/Rap1 信号的激活增加了易释放池（RRP）的大小和（或）从 RRP 中募集胰岛素颗粒。Epac2A 已被发现与小 G 蛋白 Rab3 的效应物 Rim2α 结合，这种相互作用是肠促胰岛素增强胰岛素分泌作用所必需的。Epac2A 的激活也通过 IP$_3$（肌醇 1,4,5- 三磷酸）受体和 Ryanodine 受体刺激细胞内 Ca^{2+} 浓度的升高。Epac2A 对 Ca^{2+} 动员的影响是由磷脂酶 Cε 介导的。据报道，Epac1$^{-/-}$ 小鼠表现出糖耐量和胰岛素分泌受损，胰岛结构受损。然而，由于 Epac1 在胰岛中的表达水平非常低，Epac1 在 β 细胞功能中的直接作用尚不清楚。

Note

三、胰岛素的生理功能

胰岛素通过与靶细胞质膜上的胰岛素受体（insulin receptor，INSR）结合来发挥其所有已知的生理作用。INSR 是一种异四聚体受体酪氨酸激酶，由 2 个结合胰岛素的细胞外 α 亚基和 2 个跨膜 β 亚基组成，β 亚基含有酪氨酸激酶结构域。INSR 有 A 和 B 两种亚型，其中 B 亚型对胰岛素的亲和性更强，是成熟肝、肌肉和白色脂肪中的主要 INSR 亚型，介导胰岛素的大多数代谢作用；与 B 亚型相比，A 亚型在翻译过程中 11 号外显子被剪切，其主要在胎儿发育过程中高表达，对 IGF-2 具有高亲和性。

胰岛素与 INSR 结合后，活化的 INSR 通过募集包括胰岛素受体底物（insulin receptor substrate，IRS）、SH2B 衔接蛋白 2（SH2B adaptor protein 2，SH2B2）、SHC 衔接蛋白（SH2 domain-containing adaptor protein，SHC）、生长因子结合蛋白 2（growth factor receptor-bound protein 2，GRB2）等在内的多种磷酸酪氨酸结合蛋白启动下游代谢信号转导，进而激活下游效应物，其中 SHC 和 GRB2 主要参与胰岛素对于有丝分裂的调控，而 IRS 和 SH2B2 则主要参与胰岛素的代谢反应。

IRS 在介导胰岛素的代谢作用中发挥着至关重要的作用。IRS 家族包含 6 种亚型（IRS1 ~ IRS6），其中 IRS1 和 IRS2 介导了 INSR 激活的大部分代谢效应。IRS 蛋白的 N 端包含 PTB 结构域，而 C 端则具有多个酪氨酸和丝氨酸 / 苏氨酸磷酸化位点，当 INSR 被胰岛素活化时，IRS 蛋白 N 端的 PTB 结构域能与活化 INSR 的 pTyr972 磷酸化位点结合，使 C 端的酪氨酸残基发生磷酸化，进而募集下游信号效应分子来传递和放大胰岛素反应；在胰岛素反应被激活后，C 端的丝氨酸 / 苏氨酸磷酸化位点又可以影响 IRS 的活性和蛋白稳定性，从而介导胰岛素信号转导的反馈抑制。磷酸化的酪氨酸残基可以募集磷酸肌醇 -3- 激酶（phosphoinositide-3-kinase，PI3K），PI3K 是由 p85 调节性亚基和 p110 催化性亚基组成的异二聚体。调节性亚基具有 5 种亚型，由 3 个基因（*Pik3r1*、*Pik3r2* 和 *Pik3r3*）编码；催化性亚基具有 3 种亚型，同样由 3 个基因（*Pik3ca*、*Pik3cb*、*Pik3d*）编码，它们之间的不同组合决定了 PI3K 的复杂功能。PI3K 可以催化磷脂酰肌醇 -4,5- 二磷酸（phosphatidylinositol-4,5-bisphosphate，PIP2）产生磷脂酰肌醇 -3,4,5- 二磷酸（phosphatidylinositol-3,4,5-bisphosphate，PIP3），之后 PIP3 将具有 PH 结构域的蛋白质募集到细胞膜上，帮助下游磷酸肌醇依赖性激酶 1（phosphoinositide-dependent kinase 1，PDK1）和蛋白激酶 B（protein kinase B，PKB，or AKT）等效应子共定位。在与 PIP3 结合后，AKT1 的 Thr308 位点被 PDK1 磷酸化激活，Ser473 位点被雷帕霉素复合物 2（mechanistic target of rapamycin complex 2，mTORC2）磷酸化激活，活化的 AKT 是胰岛素代谢信号的关键节点，能够磷酸化许多下游底物，从而影响各种代谢活动的进程。下面将从糖代谢、脂代谢、能量代谢及其他作用等方面来详细阐述胰岛素的生理功能。

拓展：胰岛素的信号通路

（一）糖代谢调节功能

糖代谢的主要器官是骨骼肌和肝，下面将着重通过这两个器官阐述胰岛素的糖代谢调节功能。

作为人体最大的糖类和蛋白质库，骨骼肌功能在很大程度上依赖于胰岛素介导的葡萄糖和氨基酸的摄取。在健康个体中，食物中摄入的糖类有 60% ~ 70% 由骨骼肌处理，而在胰岛素刺激下骨骼肌对葡萄糖的摄取能力可增强 10 倍，这体现了胰岛素介导的骨骼肌葡萄糖摄取在餐后血糖控制中的重要作用。葡萄糖转运蛋白 4（glucose transporter 4，GLUT4）存在于包括骨骼肌、脂肪等在内的所有胰岛素敏感组织中，胰岛素通过激活前述 IRS-PI3K-AKT 信号级联刺激细胞内 GLUT4 储存囊泡（GLUT4 storage vesicles，GSVs）转运到细胞膜上，从而促进葡萄糖转运。

进入肌细胞中的葡萄糖迅速被 II 型己糖激酶（hexokinase 2，HK2）磷酸化为葡萄糖 -6- 磷酸（glucose-6-phosphate，G6P），胰岛素通过上调 HK2 的基因转录和激酶活性来促进骨骼肌中 G6P

拓展：糖代谢与营养物质转化的基本过程

的形成。G6P 有两种可能的命运，分别是糖酵解和糖原合成，其中糖原合成约占 75%。一方面，G6P 通过糖酵解形成丙酮酸，胰岛素可以通过调控丙酮酸脱氢酶（pyruvate dehydrogenase，PDH）的活性来促进乙酰辅酶 A（acetyl-CoA）的产生，从而促进糖向其他营养物质的转换，此外，胰岛素也可以通过无氧途径促进 G6P 的下游代谢；另一方面，胰岛素通过 AKT 引起糖原合酶激酶 3（glycogen synthase kinase-3，GSK3）的磷酸化和抑制，进而引起糖原合酶（glycogen synthase，GS）的去磷酸化和激活，促进糖原合成。此外，胰岛素还可以抑制糖原磷酸化酶（glycogen phosphorylase，GP）的活性，抑制糖原分解，从而进一步促进糖原积累。

肝位于门静脉循环的末端，首先接受来自胰岛 β 细胞分泌入血的胰岛素，并作为外周循环的缓冲区域，利用和去除其中的 50%，从而发挥预防外周高胰岛素血症的作用。胰岛素能够快速抑制肝葡萄糖生成（hepatic glucose production，HPG），这种效应由 IRS-PI3K-AKT 信号级联对糖原分解的抑制作用直接引起。在进食状态下，胰岛素同样通过 AKT 磷酸化激活蛋白磷酸酶 1（protein phosphatase 1，PP1）或磷酸化抑制 GSK3，进而引起 GS 去磷酸化和激活，促进糖原合成。

除了抑制糖原分解和促进糖原合成外，胰岛素还能直接或间接抑制肝糖异生。糖异生指饥饿状况下由非糖化合物（如乳酸、甘油、生糖氨基酸等）向葡萄糖或糖原转变的过程。丙酮酸可以逆着糖酵解反应的方向生成葡萄糖，乳酸和丙氨酸等生糖氨基酸通过转变为丙酮酸进入糖异生途径，甘油则通过由 3- 磷酸甘油到果糖 -1,6- 二磷酸的一系列反应进入后续的糖异生途径。具体而言，丙酮酸首先在丙酮酸羧化酶（pyruvate carboxylase，PC）的作用下转变为草酰乙酸，接着在磷酸烯醇式丙酮酸羧激酶（phosphoenolpyruvate carboxykinase，PEPCK）的作用下脱羧形成磷酸烯醇式丙酮酸，在随后的一系列反应中，磷酸烯醇式丙酮酸转变为果糖 -1,6- 二磷酸，接着在果糖二磷酸酶 -1（fructose-1,6-bisphosphatase，FBP1）的作用下转变为果糖 -6- 磷酸，最后果糖 -6- 磷酸和糖原分解产生的葡萄糖 -1- 磷酸先转变为 G6P，随后在葡萄糖 -6- 磷酸酶（G6Pase）的作用下形成葡萄糖，并通过葡萄糖转运蛋白 2（glucose transporter 2，GLUT2）转运出细胞外。

胰岛素是肝细胞中几种糖异生关键酶的强大负调节因子，这种作用主要通过转录因子插头盒蛋白 1（forkhead box protein O1，FOXO1）介导。核中的活性 FOXO1 能够与转录辅激活因子过氧化物酶体增殖激活受体 -γ 辅激活因子 1-α（peroxisome proliferator-activated receptor gamma coactivator 1-α，PGC1α）结合启动 G6Pase 和 PEPCK 相应基因的转录，从而促进糖异生；也可以与转录共阻遏物 SIN3 转录调控蛋白家族成员 A（SIN3 transcription regulator family member A，Sin3A）结合，抑制Ⅳ型己糖激酶 / 葡萄糖激酶（hexokinase 4，HK4，or glucokinase，GK）相应基因的转录，从而抑制糖酵解，促进葡萄糖的输出，而胰岛素激活的 AKT 能够磷酸化 FOXO1 上的 3 个残基（Thr24、Ser256 和 Ser319），使其发生从细胞核到细胞质的转位，从而抑制其转录活性，导致糖异生和输出的抑制。除 FOXO1 以外，由 cAMP 反应元件结合蛋白（cAMP-response element binding protein，CREB）、CREB 结合蛋白（CREB binding protein，CBP）和 CREB 调节的转录辅激活因子 2（CREB regulated transcription coactivator 2，CRTC2）组成的转录复合物也以胰岛素依赖性方式控制糖异生相关基因的表达。有研究指出，CREB/CRTC2 对禁食前几个小时的糖异生基因表达至关重要，而 FOXO1/PGC1α 则在较长时间的禁食中更为关键。

（二）脂代谢调节功能

脂代谢的主要器官是脂肪组织和肝，下面将着重通过这两个器官阐述胰岛素的脂代谢调节功能。

在体内，白色脂肪组织（white adipose tissue，WAT）对胰岛素非常敏感。胰岛素是体内最有效的抗脂解激素，能够快速抑制脂肪细胞中甘油三酯的水解，而 cAMP 和蛋白激酶 A（protein kinase A，PKA）依赖性机制在其中发挥重要作用。PKA 能够磷酸化参与 WAT 脂解过程中的两种关键蛋白：激素敏感脂肪酶（hormone-sensitive lipase，HSL）和周脂蛋白（perinlipin，PLIN）。HSL 在 C 端的丝氨酸残基（Ser563、Ser659、Ser660）上被磷酸化，导致其从胞质转位到脂滴表面，在甘油三酯脂肪酶（adipose triglyceride lipase，ATGL）作用下将甘油三酯脂解为甘油二酯后，HSL 发挥作用将甘油二酯进一步水解。PLIN 具有 5 种亚型，其中 PLIN1 在 WAT 中高度表达，并具有多个能被 PKA 磷酸化的丝氨酸氨基，相比 HSL，PLIN 在脂肪细胞脂解中的确切功能尚不完全清楚，但目前的研究认为其中至少包含 3 种主要机制：第一，PLIN 磷酸化降低了其对 ATGL 辅因子 CGI-58（comparative gene identification-58）的亲和性，使 CGI-58 能够结合 ATGL，并将 ATGL 的活性提高约 20 倍；第二，PLIN 磷酸化有助于脂滴表面 HSL 的完全激活；第三，PLIN 磷酸化能够刺激脂质微泡出芽，以增加脂滴表面积与体积的比率，从而促进脂肪酶与脂滴的充分接触。胰岛素主要通过激活磷酸二酯酶 3B（phosphodiesterase 3B，PDE3B）抑制脂解，被激活的 PDE3B 能够降解 cAMP，进而阻断上述 cAMP/PKA 信号通路对于 HSL 和 PLIN 的调控作用，而胰岛素对于 PDE3B 激活的机制并未完全确定。有研究表明，这种效应部分通过 AKT 对 PDE3B 的 Ser273 位点的磷酸化而实现。

正如糖原含量取决于糖原分解和糖原合成之间的平衡一样，甘油三酯的含量也是脂肪分解和脂肪酸再酯化共同调控的结果。在禁食期间，脂肪细胞中鲜少发生再酯化，但是在餐后，胰岛素能够通过刺激脂肪细胞中 GLUT4 的向膜转位（同上述骨骼肌）促进葡萄糖的摄取，这些葡萄糖经过一系列反应生成 3- 磷酸甘油，进一步脱磷转变为甘油，为脂肪酸的再酯化提供原料。此外，胰岛素还能激活 WAT 内皮细胞中的脂蛋白脂肪酶（lipoprotein lipase，LPL）活性，促进血中的甘油三酯分解为脂肪酸，同时促进脂肪细胞中脂肪酸转运蛋白 1 和 4（fatty acid transport protein 1 and 4，FATP1 and FATP4）向膜转位，促进其对脂肪酸的吸收，从而增加脂肪细胞中的脂肪酸含量。胰岛素也能通过激活过氧化物酶体增殖物激活受体 -γ（peroxisome proliferator-activated receptor-γ，PPAR-γ）和固醇调节元件结合蛋白 1（sterol regulatory element-binding protein 1-c，SREBP-1c）等以促进脂肪的从头合成（de novo lipogenesis，DNL）。但事实上，在脂肪细胞中 DNL 只占脂肪生成的一小部分。

不同于 WAT，肝中的 DNL 上调则是胰岛素调控肝细胞脂代谢的主要方式。一方面，胰岛素可以对肝 DNL 相关基因进行缓慢但有效的转录调控，DNL 的最主要转录调节因子是 SREBP-1c，它通过增强几种脂肪生成酶，特别是乙酰辅酶 A 羧化酶 1（acetyl-CoA carboxylase 1，Acaca）、脂肪酸合成酶（fatty acid synthase，Fasn）和甘油 -3- 磷酸酰基转移酶 1（glycerol-3-phosphate acyltransferase 1，Gpam）的转录来促进 DNL，而胰岛素可以通过 PI3K/AKT 上调 SREBP-1c 的转录，同时还可以促进其切割和核转位；另一方面，尽管信号转导机制并不完全清楚，但是研究表明，胰岛素也可以通过刺激脂肪生成酶的磷酸化对 DNL 进行急性调节。例如，胰岛素可以通过抑制 AMP 依赖的蛋白激酶（AMP-activated protein kinase，AMPK）促进 ACC1 Ser79 和 ACC2 Ser212 的去磷酸化和激活，从而促进 DNL。

拓展：脂肪组织脂代谢示意图

（三）能量代谢功能

细胞可以通过直接感应能量物质来调控自身活动，而细胞中最重要的能量感受因子是 mTOR 和 AMPK。

雷帕霉素靶蛋白（the mammalian target of rapamycin，mTOR）是 PI3K 相关激酶（PI3K-related kinase，PIKK）家族中的一种丝氨酸 / 苏氨酸蛋白激酶，可以形成两种不同的蛋白复合物，分别为 mTOR 复合物 1（mTOR complex 1，mTORC1）和 mTOR 复合物 2（mTOR complex 2，mTORC2）。mTORC1 有 3 个核心成分，分别是 mTOR、哺乳动物致死性 Sec13 蛋白 8（mammalian lethal with Sec13 protein 8，mLST8）、mTOR 相关调节蛋白 Raptor。其中，mLST8 与 mTORC1 的催化结构域相关，而 Raptor 一方面是 mTORC1 正确的亚细胞定位所必需的，另一方面可以通

过与几种典型的 mTORC1 底物上的 TOR 信号基序结合来促进 mTORC1 的底物募集。mTORC2 的核心成分是 mTOR、mLST8 和 mTOR 的雷帕霉素不敏感伴侣 Rictor，这种结构上的差异导致 mTORC1 对雷帕霉素敏感，而 mTORC2 对雷帕霉素不敏感。

结节性硬化复合物（tuberous sclerosis complex，TSC）是 mTORC1 信号转导的关键负调节因子，TSC 是由 TSC1、TSC2 和 TBC1D7 组成的异源三聚体复合物，胰岛素可以通过 PI3K/AKT 依赖性途径使 TSC2 磷酸化和失活，从而激活 mTORC1。激活的 mTORC1 通过不同的途径促进胞内物质合成。mTORC1 可以通过磷酸化 p70 S6 激酶 1（p70 S6 kinase 1，S6K1）和 eIF4 结合蛋白（eIF4E binding protein，4EBP）来促进蛋白质合成；也可以通过 S6K1 依赖性机制以及 SREBP 底物 lipin1 的磷酸化来激活 SREBP 的转录活性，从而调控脂肪酸和胆固醇合成关键基因的表达；mTORC1 还可以通过增加缺氧诱导因子 1α（hypoxia-inducible factor 1-alpha，HIF1α）的转录后翻译以驱动几种糖酵解关键酶基因的表达，进而促进葡萄糖代谢。值得一提的是，除了这些下游效应外，mTORC1 还可以通过促进 S6K 磷酸化以使 IRS1 不稳定，以及通过促进衔接蛋白 GRB10 的磷酸化以结合并阻遏 INSR，从而对胰岛素信号转导施加负反馈。

AMPK 是一种异源三聚体复合物，由一个催化性 α 亚基和两个调节性 β 和 γ 亚基组成。人类细胞中存在两种 α 亚基、两种 β 亚基和三种 γ 亚基，它们之间可以自由组合形成 12 种不同的 AMPK 复合物，不同的复合物具有不同的组织和底物特异性以及亚细胞定位。α 亚基包含一个激酶结构域和一个关键残基 Thr172，可以被上游激酶磷酸化而激发 AMPK 活性；β 亚基包含 1 个糖类结合模块，允许 AMPK 与糖原结合；而 γ 亚基则包含 1 个由 4 个胱硫醚 -β- 合酶（cystathionine-β-synthase，CBS）串联形成的结构域，它可以结合腺嘌呤核苷酸，从而感受 ATP 与 AMP 比率的变化。细胞中 AMP 水平的升高会激活 AMPK 上游肝激酶 B1（liver kinase B1，LKB1）的活性，并使 AMPK 发生变构以增强其与 LKB1 的亲和力，进而使 Thr172 磷酸化，激发 AMPK 的活性。此外，钙 / 钙调蛋白依赖性蛋白激酶激酶 2（Calcium/calmodulin-dependent protein kinase kinase 2，CAMKK2）也可以直接引起 Thr172 的磷酸化，这一途径介导了激素、压力等对 AMPK 的作用。

尽管尚不完全确定，但是有研究显示胰岛素可以通过 PI3K/AKT 磷酸化 AMPKα1 的 Ser485 位点以直接抑制 AMPK 活性。另外，胰岛素也可以通过前述对糖脂代谢活动的影响来改变细胞中 ATP 与 AMP 的比率，从而发挥对 AMPK 的间接抑制作用。AMPK 可以在抑制合成和刺激分解两个方面，以调节关键因子磷酸化的方式，从多方位影响代谢。一方面，在能量缺乏的情况下，AMPK 可以磷酸化抑制从头脂质合成关键酶 ACC1 和 ACC2 的活性，从而减少甘油三酯的生物合成；还可以通过磷酸化抑制糖原合成关键酶 GS 来减少糖原合成和储存。另一方面，AMPK 通过磷酸化硫氧还蛋白相互作用蛋白（thioredoxin interaction protein，TXNIP）和 TBC1 结构域家族成员 1（TBC1 domain family member 1，TBC1D1）等参与葡萄糖转运蛋白运输的分子来促进葡萄糖的摄取和利用；还可以通过刺激 ATGL 的活性分解甘油三酯以释放游离脂肪酸，并刺激肉碱棕榈酰转移酶 1（carnitine palmitoyl transferase 1，CPT1）的活性促进游离脂肪酸进入线粒体进行 β- 氧化，从而增加 ATP 的生成。另外，AMPK 还可以通过调控转录的方式影响线粒体的生物发生、自噬和溶酶体降解等生物过程相关基因的表达，以参与胞内物质的分解代谢，进而调控机体能量稳态。

（四）其他生理功能

除了在代谢方面主要通过 IRS/PI3K/AKT 信号级联发挥调控作用外，胰岛素与 INSR 结合后还可以通过 SHC/GRB2 介导的非 IRS 依赖性方式激活 Ras/MAPK 信号级联，从而对细胞活动发挥更广泛的调控作用。

丝裂原激活蛋白激酶（mitogen-activated protein kinases，MAPK）是一种丝氨酸 / 苏氨酸激酶，可以将细胞外刺激转化为多种细胞反应。MAPK 家族根据结构上的差异可以分为 7 组，经典的 MAPK 包括细胞外信号调节激酶 1/2（extracellular signal-regulated kinases 1/2，ERK1/2）、c-Jun 氨基（N）末端激酶 1/2/3（c-Jun N-terminal kinases 1/2/3，JNK1/2/3）、p38 亚型（α、β、γ 和 δ）和 ERK5，非经典 MAPK 则包括 ERK3/4、ERK7 和 Nemo 样激酶（Nemo-like kinase，NLK）。每组经典 MAPK 均由 3 种在进化上保守的、顺序作用的激酶组成，它们分别是 MAPK、MAPK 激酶（MAPK kinase，MAPKK）和 MAPKK 激酶（MAPKK kinase，MAPKKK）。MAPKKK 是丝氨酸/苏氨酸激酶，它们通常在受到细胞外刺激的情况下通过与小 GTP 结合蛋白 Ras/Rho 家族结合而被激活，激活的 MAPKKK 可以进一步磷酸化激活 MAPKK，接着 MAPKK 再通过对位于 MAPK 激酶结构域Ⅷ激活环 Thr-X-Tyr 基序中的苏氨酸、酪氨酸残基进行双重磷酸化以激活 MAPK，进而激发下游效应。

拓展：MAPK 通路的调节和分类

如前文所说，胰岛素与受体结合后，活化的 INSR 可以募集 SHC 并引起 SHC 磷酸化，含有 SH2/SH3 结构域的 GRB2 介导磷酸化的 SHC 与 Ras 核苷酸交换因子 SOS 结合形成 SHC-GRB2-SOS 复合物并引起 SOS 激活，激活的 SOS 与细胞膜上的 Ras 蛋白结合，导致 Ras 从非活性形式的 Ras-GDP 转变为活性形式的 Ras-GTP，Ras-GTP 进一步激活下游的效应器丝氨酸/苏氨酸激酶 Raf（MAPKKK），进而激活 MEK1/2（MAPKK），最终激活 ERK1/2。ERK1/2 参与多种过程的调节，包括细胞黏附、细胞周期、细胞迁移、细胞存活、分化、代谢、增殖和基因转录等，这也充分显示了胰岛素在糖脂和能量代谢之外的广泛作用。除了 ERK1/2 外，有研究指出，胰岛素还可以激活 JNK1/2/3、p38 亚型等其他类型的 MAPK，从而发挥更广泛的功能。

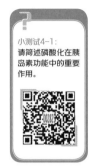

小测试4-1：
请简述磷酸化在胰岛素功能中的重要作用。

四、胰岛 β 细胞在生理状态和糖尿病进程中的变化

成人胰岛 β 细胞在基础生理条件下以非常慢的速度增殖，然而，多项研究表明，β 细胞在各种生理和病理生理情况下具有适应性和动态可塑性。一方面，在体内代谢需求增加的情况下，如妊娠期间，β 细胞增殖能力增强，质量变大，并伴有胰岛素抵抗现象；另一方面，某些生理或病理生理情况会增加 β 细胞死亡，以减少胰岛质量。在这一部分，将介绍在妊娠、肥胖、衰老、糖尿病和胰岛素瘤等生理和病理生理条件下胰岛 β 细胞的变化，以期展现胰岛 β 细胞的适应性和可塑性。

（一）妊娠

案例 4-1

妊娠期糖尿病

患者，女，29 岁，体重 80 kg，身高 160 cm，BMI 31.25 kg/m²。主诉"多饮、多食、多尿、体重下降 10 余年，血糖控制不佳 3 个月"。患者 10 余年前无明显诱因出现多饮、多食、多尿，伴口干、体重下降，诊断为 1 型糖尿病。6 个月前怀孕，近 3 个月出现血糖波动，体重下降 20 kg。为进一步诊治，收入内分泌科治疗。

入院诊断：1 型糖尿病；反复发作低血糖症状；妊娠状态。

问题：
1 型糖尿病的特点是什么？请结合本章知识点对该案例进行分析。

案例解析

母体组织和胎盘分泌的激素是 β 细胞适应的重要调节因子，因此也是妊娠期间葡萄糖稳态控制的重要调节因子。它们通过与 β 细胞上的受体相互作用直接发挥作用，或通过调节神经、脉管

Note

系统或流向胰腺的血流以及通过向 β 细胞发出信号的其他激素的变化来间接发挥作用。在这些内分泌激素中，目前认为最重要的是催乳素（prolactin，PRL）- 生长激素（growth hormone，GH）家族。胎盘催乳素（placental lactogen，PL）是妊娠期间胎盘分泌的 PRL-GH 家族的关键成员，在小鼠和大鼠中，胎盘表达除 PRL 和 GH 之外的所有 PRL-GH 家族成员（至少 23 种 PRL 相关蛋白），而有趣的是，人类胎盘却仅表达 PRL 和 GH。PL 和 RPL 主要通过催乳素受体（prolactin receptor，PRLR）发挥作用，而 GH 既可以通过生长激素受体（growth hormone receptor，GHR）发挥作用，也可以激活 PRLR。PRLR 属于 I 型细胞因子受体家族，PRL/PL 与 PRLR 的结合可以引起 Janus 激酶 2（Janus kinase 2，JAK2）的募集并进一步导致信号转导子和转录激活子 5（signal transducer and activator of transcription 5，STAT5）的磷酸化，磷酸化的 STAT5 转位至细胞核并调节包括代谢、增殖、死亡、胰岛素分泌和细胞间相互作用等在内的一系列基因的表达，最终表现出促进妊娠期间胰岛 β 细胞扩增和胰岛素生成的效应。此外，雌激素、孕激素、瘦素、脂联素以及外泌体等也都被发现在妊娠期间的胰岛 β 细胞适应中发挥作用。

除了来自远端的内分泌因子外，胰岛局部微环境中的旁分泌因子也可以对胰岛 β 细胞发挥调控作用。血清素（serotonin，5-HT）是色氨酸在细胞内通过色氨酸羟化酶（tryptophan hydroxylase 1，TPH1）催化产生的吲哚胺分子，主要以自分泌或旁分泌的方式在胰岛局部发挥作用。胰岛 β 细胞包含 5-HT 合成、储存和分泌所需的所有机制。妊娠期间，PL/RPL 与 PRLR 结合激活的 JAK2-STAT5 可以通过识别 $Tph1$ 基因启动子中的干扰素 γ 激活基序促进 $Tph1$ 基因的转录，从而促进胰岛 β 细胞 5-HT 的生成。分泌的 5-HT 可以与胰岛 β 细胞上的受体结合，其中 5-HT 受体 3A（5-HT receptor 3A，HTR3A）是一种离子通道型受体，在胰岛 β 细胞中充当 5-HT 门控阳离子通道，5-HT 与 HTR3A 的结合可以促进细胞外钠离子内流，从而使细胞膜轻度去极化并降低 GSIS 阈值。5-HT 的其他类型的受体则是 G 蛋白偶联受体，也可以通过胞内信号转导来促进胰岛 β 细胞增殖。此外，胰岛内皮细胞分泌的肝细胞生长因子、血管内皮生长因子，胰岛 β 细胞自身分泌的胎盘生长因子等也可以通过自分泌或旁分泌的方式影响妊娠期间胰岛 β 细胞的适应。

来自细胞外的刺激，如血糖、内分泌和旁分泌因子等通过不同的胞内机制调控胰岛 β 细胞的活动。其一，前文所述 JAK2-STAT5、PI3K-AKT、Raf-MEK-ERK、5-HT-HTR 等信号级联可以对胰岛 β 细胞中的各类分子产生丰富且复杂的调控，从而影响胰岛 β 细胞的活动；其二，在这些信号级联的下游，MafB、插头盒蛋白 D3（forkhead box D3，FOXD3）、插头盒蛋白 M1（forkhead box M1，FOXM1）、肝细胞核因子 4α（hepatocyte nuclear factor-4α，HNF-4α）、芳基烃受体核转位子（aryl-hydrocarbon receptor nuclear translocator，ARTN）等转录因子通过调控增殖、存活和 $GSIS$ 相关基因的表达来执行与妊娠相关的胰岛 β 细胞适应；其三，表观遗传过程，即非编码 RNA、组蛋白修饰和 DNA 甲基化等也参与介导妊娠期间胰岛 β 细胞的调节，未来还需要开展更多的研究来拓宽人们对于表观遗传机制在妊娠期间胰岛 β 细胞适应中作用的认识。

（二）衰老

衰老是 2 型糖尿病的主要危险因素之一，尽管 2 型糖尿病越来越呈现出年轻化的趋势，但是大多数 2 型糖尿病患者年龄超过 50 岁，加之全球人口老龄化的到来，从衰老角度了解该疾病十分重要。衰老与多种内分泌功能的逐渐恶化有关，在衰老过程中，胰岛 β 细胞功能的变化可以归因于 3 个层面：一是胰岛 β 细胞的自主变化，例如细胞衰老和对刺激响应能力的改变；二是胰岛 β 细胞增殖的变化；三是胰岛素作用的改变，例如胰岛素抵抗。

衰老是指细胞功能随时间的衰退，不同的组织和细胞类型通过不同的机制衰老，这些变化包括基因组不稳定、端粒磨损、表观遗传改变、蛋白质稳态丧失、营养感应失调、线粒体功能障碍、细胞衰老、干细胞耗竭和细胞间通信改变等，而胰岛 β 细胞衰老的主要特征是细胞衰老（cellular senescence）和衰老相关分泌表型（senescence-associated secretory phenotype，SASP）的改变。细胞衰老是对 DNA 损伤、内质网应激和癌基因激活等一系列影响的应激反应，衰老状态的特征是细胞增殖缺乏、β- 半乳糖苷酶（β-galactosidase，βGal）活性和 SASP 分泌增加。SASP 蛋白包括趋化因子、细胞因子和细胞外基质重塑因子等可溶性和不溶性的因子，这些因素可以诱导周围细胞功能障碍并加速它们进入衰老过程，并且通过招募免疫细胞建造促炎微环境。由于这是一种应激反应，因此细胞衰老随时可能发生，但随着年龄的增长，细胞应激源增加，免疫反应减弱，导致衰老细胞在衰老动物组织中积累。衰老的胰岛 β 细胞功能受损，分泌情况改变，这是因为衰老引起糖酵解、细胞去极化（各类离子通道）相关基因显著下调，线粒体数量减少、活性下降，导致胰岛 β 细胞对葡萄糖的感应能力下降，GSIS 受损，基础分泌增加。此外，与年龄相关的胰岛素分泌变化的另一个重要因素可能是促胰岛素激素葡萄糖依赖性促胰岛素多肽（glucose-dependent insulinotropic polypeptide，GIP）和胰高血糖素样肽 1（glucagon-like peptide 1，GLP-1）。有研究表明，相比于绝经前，绝经女性体内这些激素的餐后分泌有所增加。

尽管有研究表明，人体内胰岛 β 细胞的质量并不会因衰老而发生改变，但是衰老确实降低了胰岛 β 细胞响应较高的代谢需求而增殖的能力，也即胰岛 β 细胞的再生能力受损，因此在肥胖、2 型糖尿病等代谢紊乱的情况下，衰老损伤胰岛 β 细胞再生的效应才会显著体现。但是值得一提的是，代谢紊乱和衰老并不是相互独立的因素，而往往是相互联系的。有充分的证据表明，胰岛素抵抗会随着年龄的增加而增强，部分原因是衰老常常伴随饮食习惯改变、运动减少、线粒体功能受损，引起肥胖增多，而脂肪组织衰老细胞的积累以及 SASP 的改变促进了脂肪组织炎症，进而导致胰岛素抵抗增强。胰岛素抵抗的增强也对基础胰岛素分泌的增加发挥了反馈调节的作用。

（三）肥胖

现代社会的营养过剩和久坐行为是代谢综合征（metabolic syndrome，MetS）的重要诱发因素。MetS 是一种代表一系列代谢相关症状的疾病，主要特征是中心性肥胖、高血压、血脂异常和糖类不耐受，这些危险因素中至少存在 3 种即构成 MetS。值得注意的是，MetS 是 2 型糖尿病（type 2 diabetes mellitus，T2DM）的独立危险因素，患有 MetS 的个体患 T2DM 的风险显著增加。MetS 为胰岛 β 细胞带来了包括葡萄糖水平升高、游离脂肪酸增加和炎症等在内的一系列独特的应激原。在一些个体中，这种不利的环境可引起胰岛 β 细胞产生补偿反应，以增强胰岛 β 细胞的功能，促进胰岛素的分泌，从而满足升高的代谢需求，而胰岛素分泌的增多会引起胰岛素抵抗，正反馈促进胰岛素分泌的进一步增强，继而引发内质网应激和凋亡增强，随后胰岛 β 细胞量下降、功能逐渐丧失，导致代谢受损；在另一些个体中，过量的营养首先损害周围组织的胰岛素反应，引起胰岛素抵抗，随后诱导胰岛 β 细胞产生补偿反应，最终引发胰岛素分泌增强和后期的功能障碍。总之，无论最初的触发因素是营养过剩引起的胰岛 β 细胞分泌增加，还是周围组织胰岛素抵抗增强，抑或两者兼有，胰岛 β 细胞从适应性反应到病理性反应的转变都代表了 T2DM 发展的关键一步。

胰岛 β 细胞对 MetS 从适应到失代偿的转变主要涉及 β 细胞的扩张和死亡、应激反应以及去分化和转分化等机制。胰岛 β 细胞的质量因增殖（β 细胞复制）、新生（非 β 细胞分化）、增生（β 细胞量增加）和肥大（β 细胞体积增加）而增加，因细胞死亡（凋亡、坏死、自噬和铁死亡等）、发育不全（β 细胞量减少）和营养不良（β 细胞体积减小）而减小。研究表明，适当的葡萄糖、游离脂肪酸、胰岛素刺激均可促进胰岛 β 细胞增殖，大多数胰岛素抵抗和糖尿病啮齿类动物模型中，胰岛轻度增大并表现出肥大和增殖。而人类的尸检报告也表明，肥胖的非 T2DM 患者胰岛 β 细胞的质量明显高于肥胖的 T2DM 患者以及体型较瘦的人。胰岛 β 细胞量的增大受到多种因子的调控，例如，高血糖可以通过 IRS2-mTOR 信号级联的激活促进细胞周期蛋白 D2（cyclin D2）的表达，从而促进胰岛 β 细胞增殖，而转录因子胰腺十二指肠同源盒 1（pancreatic and duodenal homeobox 1，Pdx1）则能够调节胰岛 β 细胞大小，影响胰岛 β 细胞的肥大和萎缩。同样的，胰岛 β 细胞量的下降也受到多种因素的调节，例如，MetS 患者往往伴随低度炎症状态，巨噬细胞衍生的细胞因子（如白介素 1）通过促进坏死和胰岛炎症诱导胰岛 β 细胞死亡。另外，血液中短期游离脂肪酸水平的升高会促进胰岛 β 细胞增殖，而持续的游离脂肪酸升高则会产生脂毒性，通过引起信号转导、线粒体功能损伤、自噬等引起胰岛 β 细胞凋亡。

尽管胰岛 β 细胞能够对胰岛素抵抗和营养过剩产生补偿反应，但是随着时间的推移，胰岛 β 细胞产生大量的胰岛素，对内质网产生持续的需求，以实现正确的蛋白质合成、折叠、运输和分泌。在长期营养暴露条件下，胰岛素的持续过量产生和分泌会影响内质网的折叠能力，错误折叠或未折叠的蛋白质会在内质网腔中积累，导致内质网应激。此外，胰岛 β 细胞对于能量需求的增加也会导致线粒体数量增加，最终线粒体也会产生功能障碍，引发氧化应激并导致活性氧水平升高，从而进一步恶化胰岛 β 细胞功能，最终导致胰岛 β 细胞的耗竭和损失。

除了细胞凋亡和死亡等机制外，胰岛 β 细胞还可以通过去分化和转分化的方式来响应环境压力，导致胰岛质量变小。有研究发现，胰岛 β 细胞中 FOXO1 的缺失会导致糖耐量受损、胰岛素分泌减少、胰岛 β 细胞量减少，然而，谱系追踪显示，减少的胰岛 β 细胞并未因为凋亡而丢失，而是发生去分化，恢复到更像祖细胞的状态。此外，转录因子 LIM 结构域结合蛋白 1（LIM domain binding protein 1，LDB1）也被证明能够调节胰岛 β 细胞的去分化。和去分化类似，胰岛 β 细胞还可以通过转分化转变为表达其他激素的细胞类型。有研究发现，转录因子 NK2 同源框 2（NK2 homeobox2，Nkx2.2）的缺失可以导致胰岛 β 细胞部分或完全转分化。此外，转录因子配对盒蛋白 6（paired box protein 6，Pax6）的缺失会导致胰岛 β 细胞直接转分化，从而显著上调饥饿素的表达。去分化和转分化表明胰岛 β 细胞在应对环境刺激时具有极强的可塑性，不过，关于为什么胰岛 β 细胞会通过去分化、转分化和死亡等不同的方式来应对刺激，以及细胞如何选择响应刺激的方式，这个问题还需要进一步的探索。

（四）糖尿病

糖尿病（diabetes mellitus，DM）是一种由胰岛素绝对或相对缺乏引起的慢性疾病。2014 年，18 岁及以上的成年人中有 8.5% 患有糖尿病，而 2019 年，糖尿病是 150 万人死亡的直接原因，其中 48% 的糖尿病死亡发生在 70 岁之前，另外还有 46 万人因糖尿病肾病死亡，另有约 20% 的心血管死亡由高血糖引起。2000—2019 年间，糖尿病的年龄标准化死亡率增加了 3%，在中低收入国家，糖尿病死亡率增加了 13%。由此足见糖尿病造成的沉重社会负担。

糖尿病大体分为 1 型糖尿病（type 1 diabetes mellitus，T1DM）和 2 型糖尿病（type 2 diabetes mellitus，T2DM）两大类。T1DM 最常见于儿童，但有时也见于成人，T1DM 患者通常不肥胖，且常出现糖尿病酮症酸中毒的症状。T1DM 的主要病因是自身免疫引起的胰岛 β 细胞损伤。T2DM 是目前正在急速增长的 DM 的主要类型，主要由不良饮食和生活习惯引起，患者常伴有代谢综合征。T2DM 是胰岛 β 细胞分泌减少和外周胰岛素抵抗共同作用的结果。前文已经阐述了在 MetS 中胰岛 β 细胞从适应性反应到病理性反应的转变过程，而这代表了 T2DM 发展的关键一步。

糖尿病，尤其是 T2DM，作为一种对公共健康造成巨大负担的疾病，是目前临床关注的重点之一。本章第七节将对糖尿病的流行病学、发病机制、临床特征、治疗策略等进行全面而详细的阐释。

（五）胰岛 β 细胞转分化的来源

β 细胞功能障碍的实验模型表明，在病理条件下，不同的 β 细胞可以来自其他细胞类型，包括内分泌或外分泌细胞。因此，单基因的干预或 β 细胞耗竭足以驱动 α 细胞或 δ 细胞向 β 细胞系的转分化。胰岛再生模型的研究结果显示，新形成的 β 细胞可能表现出不同的特征，如多种激素的共同表达。

来源于胰管或腺泡的外分泌祖细胞在健康和糖尿病啮齿类动物的轻度长期高血糖后也会重新生成β细胞。这一发现表明，在糖尿病条件下，祖细胞、未成熟β细胞和成熟β细胞可能共存，从而导致β细胞异质性。这一假设来源于长期暴露于病理性应激源或基因缺失诱导β细胞去分化进入未成熟状态，β细胞亚群的出现表达祖细胞标记物 NGN3，但缺乏 PDX-1、NKX6.1和 MAFA 等成熟标记的表达。去分化的内分泌细胞可以在胰岛素治疗后恢复为成熟的激素表达细胞，提示潜在的治疗机会窗口。在糖尿病发展期间，β细胞的持续死亡伴随着β细胞量、表型和功能的顺序变化。因此，在糖尿病的进行性恶化过程中，识别出区分离散β细胞群的特定标记物，将极大地利于基础研究和治疗工作。

1. α细胞转分化　α细胞和β细胞之间可以互相转化，它们来自相同的谱系，在胰岛内定位，在许多内分泌和分泌基因上重叠，并且在1型糖尿病胰腺中相对丰富。考虑到它们起源于一个共同的内分泌祖细胞，关于转分化的广泛机制已经发展出两种理论：第一，在人类中，胰高血糖素阳性的α细胞，通过中间的双激素阳性阶段变成胰岛素阳性的β细胞；第二，α细胞逆分化为内分泌祖细胞，然后继续分化为β细胞表型。

2. 外分泌细胞转分化　胰腺外分泌细胞在一定条件下表现出一定程度的可塑性和表达β细胞特征分子的能力。早期实验表明，小鼠胰腺外分泌细胞可以在体外与白血病抑制因子（leukemia inhibitory factor，LIF）和表皮生长因子（EGF）分离培养下，生成胰岛素生成细胞；随后，通过腺病毒导入一个或多个关键β细胞转录因子 NGN3、PDX1 和 MAFA，在体内实现了内源性啮齿动物外分泌细胞的重编程。在实验模型和1型糖尿病患者中，胰腺腺泡而非导管细胞是外分泌细胞向β细胞转分化的主要靶点。来自于相同祖细胞可能为这两种细胞类型之间的反分化能力提供了一个潜在的解释。尽管导管细胞已被证明具有一定程度的潜在的反分化潜能，但由于人类胰腺中腺泡细胞向β细胞转分化的效力增强，以及腺泡细胞的数量优势，导致导管细胞在很大程度上被排除在潜在的反分化目标之外。

3. 肝细胞转分化　肝细胞也可以作为β细胞转分化的潜在来源。肝细胞可以直接从1型糖尿病患者身上采集，从而绕过免疫排斥的问题，因此，这些细胞具有特别吸引人的扩展和转分化前景。PDX1 在体内鼠肝细胞和体外人肝细胞中的异位表达导致关键β细胞标记物如转录因子 NKX6.1 和 NKX2.2 以及胰岛素生物合成和加工关键基因如 INS1、INS2 和 PC1/3 的上调。研究发现，用 GLP-1R 激动剂 extendin 4 或生长因子 PGDF 治疗可以提高这一过程的效率。然而，利用肝细胞生产成熟β-细胞仍然存在重大障碍，包括使用病毒载体递送和诱导异位 PDX1，转分化细胞倾向于表达胰腺祖细胞或外分泌标记物，以及相对较低的 GSIS。此外，已经发现转分化的能力仅限于一小群富含 Wnt 信号的肝细胞。

（六）胰岛素瘤

案例 4-2

胰岛素瘤

患者，男，42岁，因"反复发作性心悸、出汗伴睡眠差、焦虑6个月"入院。入院前6个月，患者于一次晨起洗漱时无明显诱因突发心悸、大汗淋漓，伴乏力、手抖、呼吸急促等，不伴意识障碍、肢体抽搐、二便失禁等，持续10余分钟后自行缓解。入院检查血常规、血生化、心脑电图、头颅CT、心脏彩超、胸部X线等检查均未见明显异常。门诊以"惊恐发作"收入院治疗。患者入院时测指尖血糖6.4 mmol/L，空腹血糖3.92 mmol/L。住院第5天晨起再次出现类似发作，立即测指尖血糖1.8 mmol/L，予以口服高渗糖水后缓解，复测指尖血糖4.2 mmol/L。后行腹部B超、CT检查以及胰腺动脉造影提示胰岛素瘤，行手

案例解析

术治疗。入院诊断：胰岛素瘤。

问题：

胰岛素瘤在做鉴别诊断时需要注意什么？请结合本章知识点对该案例进行分析。

胰岛素瘤（insulinoma）是胰腺最常见的功能性神经内分泌肿瘤（neuroendocrine tumor，NET），主要表现为胰岛素分泌过多引起的低血糖。一般人群中每百万人中有 1 ~ 4 人患此病，该病占所有胰腺肿瘤的 1% ~ 2%。胰岛素瘤可发生于任何年龄，并且不存在性别差异，90% 的胰岛素瘤是良性、单发且发生在胰腺内部，有一部分（6% ~ 7.6%）胰岛素瘤与 1 型多发性内分泌肿瘤（multiple endocrine neoplasia type 1，MEN1）有关，也有极小一部分（< 2%）胰岛素瘤发生在胰腺外，其中最常见于十二指肠壁。

通常，高血糖会促进胰岛 β 细胞分泌胰岛素，而在胰岛素瘤患者中，即使血糖浓度较低，胰岛素仍然会分泌，引发高胰岛素血症，胰岛素又会导致糖原合成增加、糖原分解和糖异生减少，引发低血糖。单发性胰岛素瘤的发病机制目前并不清楚，而与 MEN1 相关的胰岛素瘤发病机制相对更明确。MEN1 是一种罕见的高外显率常染色体显性遗传性肿瘤综合征，由编码 Menin 蛋白的抑癌基因 *MEN1* 失活突变引起。Menin 由 610 个氨基酸组成，是一种高度保守、广泛表达、主要在核内表达的蛋白质，与任何其他已发现的蛋白质均不具有同源性。目前已有的研究表明，Menin 主要通过与染色质相关蛋白复合物和转录因子相互作用，在表观遗传调控和基因转录中发挥作用，并调节包括控制细胞增殖基因在内的靶基因的表达。另外，Menin 通过与其他蛋白相互作用，也可能在与 DNA 损伤反应、胞内信号转导、细胞骨架、分裂、黏附以及运动相关的 DNA 损伤修复过程中发挥作用。MEN1 患者常常易患多种包括胰岛素瘤在内的内分泌肿瘤以及非内分泌肿瘤。值得一提的是，催乳素信号转导可以引起 *MEN1* 基因下调，从而促进妊娠期间胰岛 β 细胞增殖，这也显示了 Menin 在妊娠期间胰岛 β 细胞适应中的重要作用。

胰岛素瘤最典型的表现是空腹低血糖，低血糖会诱发出汗、震颤和心悸等自主神经症状，严重低血糖还会引起视物模糊、意识模糊、癫痫发作和行为改变等中枢神经系统症状。临床上当患者出现 Whipple 三联征（有低血糖症状和体征、发作时血糖低于 2.8 mmol/L、外源性给予葡萄糖恢复血糖水平后症状迅速缓解）时应当考虑胰岛素瘤。72 h 禁食检测是胰岛素瘤诊断的金标准，该方案需要在禁食期间测量患者的血浆葡萄糖、胰岛素、C 肽和胰岛素原的水平，并每隔 6 h 重复测量一次，直到血糖水平不超过 60 mg/dl，随后将测量间隔缩短为 1 ~ 2 h，直到血糖水平不超过 45 mg/dl 或患者出现低血糖症状和体征时，终止禁食。若 72 h 禁食期间未出现低血糖的典型体征和症状，则可排除胰岛素瘤。此外，胰岛素、C 肽以及胰岛素原的水平也有助于胰岛素瘤的确诊。生化检测后，经腹部超声检查、计算机断层扫描（computed tomography，CT）和磁共振成像（magnetic resonance imaging，MRI）等非侵入性影像学检查手段有助于胰岛素瘤的确诊和定位。其中 MRI 的敏感性和特异性最优，而内镜超声检查（endoscopic ultrasonography，EUS）和选择性动脉钙刺激（selective arterial calcium stimulation，SACS）等侵入性诊断方式则可进一步对胰岛素瘤进行术前定位。目前，手术切除是胰岛素瘤治疗的金标准，也是治愈该疾病的唯一手段，其他方式如奥曲肽注射、EUS 引导下的乙醇消融、射频消融等也具有一定的治疗效果。

（张炜真　尹　悦）

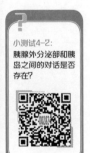

小测试4-2：
胰腺外分泌部和胰岛之间的对话是否存在？

Note

第三节　胰岛 α 细胞的生理功能

一、胰岛 α 细胞的功能、亚群和对 β 细胞的调控

（一）胰岛 α 细胞的功能

胰岛 α 细胞是胰腺中的一种重要的细胞类型，占胰岛细胞总数的 20%～25%，其主要功能包括以下两方面。

（1）分泌胰高血糖素（glucagon）：胰高血糖素 *GcG* 基因编码翻译产生前胰高血糖素（proglucagon），在胰岛 α 细胞经 PCSK2/PC2 剪切产生、分泌，由 29 个氨基酸组成直链多肽，分子量为 3.5 kD。胰高血糖素与胰岛 β 细胞产生的胰岛素相对立。胰岛素降低血糖水平，而胰高血糖素升高血糖水平。它们共同协调调节血糖平衡，确保其在正常范围内波动。

（2）维持胰岛稳态：在特定调节下，胰岛 α 细胞可以转分化为 β 细胞，帮助维持 β 细胞量。

总之，胰岛 α 细胞的主要功能是在低血糖情况下分泌胰高血糖素，通过促进葡萄糖的释放和生成，升高血糖水平，以满足机体对能量的需求。这对于维持正常生理功能非常重要，特别是在饥饿、运动或其他应激情况下。

（二）胰岛 α 细胞亚群

胰岛 α 细胞在其内部可能包含不同的亚群，这些亚群在功能和特性上可能有所不同。研究人员已经开始研究这些亚群，但关于它们的完整了解仍在不断发展中。

2022 年，中国科学家利用单细胞测序技术发现并鉴定出高脂饮食（high fat diet，HFD）诱导葡萄糖耐受不良小鼠模型中胰岛 α 细胞的新亚群标记物 ACE2。与 ACE2 高表达亚群相比，ACE2 低表达亚群中与 α 细胞功能相关的基因表达降低，与 β 细胞特征相关的基因表达增加，说明 ACE2 低表达的亚群可能代表具有 β 细胞样特征的未成熟 α 细胞。并且，通过单细胞蛋白质组学进一步表明，暴露于 HFD 的 ACE2 低表达亚群的 α 细胞的功能受损和脆弱性增加。

参考文献

关于胰岛 α 细胞亚群的研究仍在不断深入和演进中，目前尚没有确切的分类和功能描述，未来的研究可能会更加全面地了解这些亚群，以更好地理解它们在血糖调节和胰岛功能中的作用。

（三）胰岛 α 细胞对 β 细胞的调控

胰岛 α 细胞和 β 细胞是胰岛中的两个主要类型的细胞，它们在协调和调节血糖水平方面发挥着关键作用。

（1）血糖调节：胰岛 α 细胞通过分泌胰高血糖素来升高血糖水平，与胰岛 β 细胞分泌胰岛素的作用相对立。胰岛素有助于降低血糖水平，而胰高血糖素促使肝释放储存的葡萄糖，从肌肉和脂肪组织中释放脂肪，将其转化为葡萄糖，从而提高血糖水平。这种相互作用确保了血糖水平的恒定调节，以满足机体的能量需求。

（2）反馈调节：胰岛 α 细胞和 β 细胞之间存在一种反馈调节机制，以确保血糖水平的快速调整。当血糖水平升高时，胰岛 β 细胞释放的胰岛素会抑制胰岛 α 细胞的胰高血糖素分泌，从而抑制血糖水平的上升；相反，当血糖水平下降时，胰岛 α 细胞释放的胰高血糖素会抑制胰岛 β 细胞的胰岛素分泌，以防止血糖水平过度下降。

（3）神经系统调控：自主神经系统也可以影响胰岛 α 细胞和 β 细胞的活动。例如，交感神经

系统的激活可以刺激胰岛 α 细胞释放胰高血糖素，从而提高血糖水平。副交感神经系统的活动则有助于刺激胰岛 β 细胞释放胰岛素，从而降低血糖水平。

（4）其他因素：除了胰高血糖素和胰岛素之外，其他激素和信号分子也可以影响胰岛 α 细胞和 β 细胞的活动。例如，胰高血糖素分泌受到多种因素的调节，包括胰高血糖素释放抑制激素等。

总之，胰岛 α 细胞通过分泌胰高血糖素，与胰岛 β 细胞协同调节血糖平衡。它们之间的相互作用和反馈机制是确保机体能够维持正常血糖水平的关键因素。

二、胰岛 α 细胞分泌胰高血糖素的主要过程及机制

胰岛 α 细胞分泌胰高血糖素是一个复杂的生物过程，其主要机制涉及多个步骤和调控因素。以下是分泌胰高血糖素的主要过程及机制：

（1）感知血糖水平：胰岛 α 细胞通过感知血液中的血糖水平来启动胰高血糖素分泌的过程。当血糖水平降低时（例如在饥饿或低血糖情况下），胰岛 α 细胞会被激活，准备释放胰高血糖素。

（2）释放胰高血糖素：当胰岛 α 细胞受到刺激时，它们会释放存储在颗粒内的胰高血糖素。释放的胰高血糖素随即进入血液循环，开始发挥作用。

（3）作用于肝：胰高血糖素的主要目标器官之一是肝。一旦胰高血糖素进入血液，便会刺激肝细胞，促使其分解存储在肝中的糖原，这将导致葡萄糖被释放进入血液，增加血糖水平。

（4）刺激葡萄糖新生：促使肝将非糖物质（如氨基酸和乳酸）转化为葡萄糖，并将其释放到血液中，从而进一步提高血糖水平。

（5）反馈调控：胰高血糖素的分泌受到多种调控因素的影响，包括血糖水平、胰岛素水平、神经系统信号以及其他激素。例如，高血糖和胰岛素水平降低可以刺激胰岛 α 细胞释放更多的胰高血糖素，而低血糖和胰岛素水平升高则会抑制胰高血糖素的分泌，以维持血糖平衡。

总之，胰岛 α 细胞分泌胰高血糖素的主要过程涉及感知血糖水平、释放胰高血糖素、刺激肝内的糖原分解和葡萄糖新生，以及受到多种调控因素的调节。这些过程协同作用，确保机体在不同的生理状态下能够维持正常的血糖水平。

三、胰高血糖素的生物学作用和分泌调节

（一）胰高血糖素的生物学作用

胰高血糖素是一种胰腺内分泌的激素，它在机体内发挥多种生物学作用，主要与血糖调节和能量代谢有关。以下是胰高血糖素的主要生物学作用。

（1）升高血糖水平：胰高血糖素的主要生物学作用之一是升高血糖水平。当血糖水平降低（如饥饿或低血糖状态下）时，胰岛 α 细胞释放胰高血糖素。胰高血糖素刺激肝细胞，促使其分解存储的糖原（肝内的多糖主要以葡萄糖分子的形式储存），将其转化为葡萄糖，并释放葡萄糖进入血液中，从而升高血糖水平。这有助于确保各种组织和器官获得足够的能量。

（2）刺激葡萄糖新生：在糖异生过程中，胰高血糖素促使肝将非糖物质（如氨基酸和乳酸）转化为葡萄糖，从而增加血糖水平。

（3）促进脂肪酸分解：胰高血糖素还可以刺激脂肪细胞分解脂肪，将其释放到血液中。这使得脂肪酸成为能量的来源，尤其在低血糖状态下。

header/nav

（4）胃排空：胰高血糖素可以降低胃的排空速度，有助于维持血糖水平的稳定，特别是在餐后。

（5）反馈调节：胰高血糖素的分泌受到多种调节因素的影响，包括血糖水平、胰岛素水平、神经系统信号以及其他激素。这些因素协同作用，确保胰高血糖素的分泌适应不同的生理状态。

总之，胰高血糖素在机体内发挥着重要作用，特别是在维持血糖平衡和能量代谢方面，通过升高血糖水平、促进葡萄糖新生和脂肪分解等生物学作用，可以确保机体满足其能量需求，特别是在低血糖或饥饿状态下。胰高血糖素在胰腺内与胰岛素协同作用，以确保血糖平衡得以维持。

（二）胰高血糖素的分泌调节

胰高血糖素的分泌受到多种调节因素的影响，这些因素协同作用，以维持机体的血糖平衡。以下是一些主要的调节因素。

（1）血糖水平：血糖水平是胰高血糖素分泌的主要调节因素之一。当血糖水平下降（低血糖状态）时，胰岛 α 细胞受到激活，开始释放胰高血糖素，以促使肝释放储存的糖原并将其转化为葡萄糖，从而升高血糖水平。相反，当血糖水平升高时，胰高血糖素分泌减少，以帮助降低血糖水平。

（2）胰岛素：胰高血糖素和胰岛素是两种作用相反的激素，它们共同协调血糖平衡。胰岛素的分泌通常与食物摄取有关，尤其是糖类。胰岛素的存在会抑制胰高血糖素的分泌，从而有助于降低血糖水平。这种胰高血糖素和胰岛素之间的对抗作用确保了血糖水平的稳定。

（3）神经系统：自主神经系统对胰高血糖素的分泌也有影响。交感神经系统的激活通常会刺激胰岛 α 细胞释放胰高血糖素，从而提高血糖水平。副交感神经系统的活动则通常会抑制胰高血糖素的分泌，有助于降低血糖水平。

（4）胰高血糖素释放抑制激素：胰高血糖素的分泌还受到一些其他激素的调节，如胰高血糖素释放抑制激素（GHIH，也称为生长抑素或索马特斯汀）。GHIH 可以抑制胰高血糖素的分泌。

（5）胃肠道激素：胃肠道激素也可以影响胰高血糖素的分泌。例如，胰高血糖素样肽 -1（GLP-1）和葡萄糖依赖性胰岛素释放抑制激素（GIP）可以刺激胰岛 β 细胞分泌胰岛素，并同时抑制胰岛 α 细胞的胰高血糖素分泌，以协调胰岛素和胰高血糖素的分泌。

总之，胰高血糖素的分泌受到多种复杂的调节因素的影响，以确保机体能够维持适当的血糖平衡。这些因素在不同的生理和病理条件下可以有所变化，以满足身体的需求。

四、生理和糖尿病状态下胰岛 α 细胞的表型和功能变化

（一）生理状态下的胰岛 α 细胞

（1）血糖调节：在正常的生理状态下，胰岛 α 细胞起着维持血糖平衡的关键作用。当血糖水平降低时，胰岛 α 细胞会受到刺激，释放胰高血糖素，从而升高血糖水平，确保机体获得足够的能量。

（2）反馈调节：胰岛 α 细胞和胰岛 β 细胞之间存在一种反馈调节机制。当胰岛 β 细胞释放胰岛素时，会抑制胰岛 α 细胞的胰高血糖素分泌，以减少血糖水平的上升。反之亦然，当胰岛 α 细胞释放胰高血糖素时，会抑制胰岛 β 细胞的胰岛素分泌，以防止血糖水平下降过度。

（3）神经系统调控：自主神经系统也可以影响胰岛 α 细胞的活动。交感神经系统的激活通常会刺激胰岛 α 细胞释放胰高血糖素，从而提高血糖水平。副交感神经系统的活动则有助于抑制胰岛 α 细胞的胰高血糖素分泌。

（二）糖尿病状态下的胰岛 α 细胞

（1）胰岛素抵抗：在 2 型糖尿病患者中，胰岛细胞对胰岛素的抵抗增加，这也包括胰岛 α 细胞。因此，这些细胞可能需要更高的胰岛素水平来抑制胰高血糖素的分泌，这导致了血糖水平的升高。

（2）糖尿病性酮症酸中毒：在 1 型糖尿病中，由于胰岛 β 细胞的自身免疫性损害，胰岛素分泌减少，胰岛 α 细胞产生的胰高血糖素相对较多。这可能导致血糖水平过高，同时也可引发糖尿病性酮症酸中毒，这是一种危急情况，伴随有酮体的产生和血液酸性增加。

（3）胰高血糖素过多：在某些情况下，胰岛 α 细胞可能过度活跃，导致过多的胰高血糖素分泌，这可能会引发血糖水平升高，尤其是在胰岛素不足的情况下。

总之，胰岛 α 细胞在生理和糖尿病状态下的功能和表型会发生变化，这些变化对于血糖平衡和糖尿病的发展和管理具有重要影响。在糖尿病管理中，理解这些变化是至关重要的，以便更好地控制血糖水平。

（张炜真　尹　悦）

第四节　胰岛 δ 细胞的生理功能

一、胰岛 δ 细胞的功能和对 β 细胞的调控

（一）胰岛 δ 细胞的功能

胰岛 δ 细胞占胰岛细胞总数的约 5%。在小鼠胰腺中，大多数 δ 细胞位于胰岛的外围，少部分位于胰岛中央。虽然 δ 细胞数量较少，但它们大多呈多边形，并具有较长的突起，能够与邻近的 α 细胞和 β 细胞形成紧密联系。

胰岛 δ 细胞的主要功能是分泌生长抑素（somatostatin），这是 δ 细胞合成量最多的激素。在正常情况下，生长抑素转录产物约占 δ 细胞总转录产物的一半。具有生物活性的生长抑素包括十四肽和二十八肽两种形式，其中，十四肽是胰岛 δ 细胞分泌的主要形式。值得注意的是，生长抑素不仅在胰岛中合成，也存在于脑、小肠和胃等组织中。胰岛 δ 细胞分泌的生长抑素仅占全身总量的 5%。生长抑素通过旁分泌机制调控 α 细胞分泌胰高血糖素和 β 细胞分泌胰岛素。旁分泌的生长抑素通过与 α 细胞或 β 细胞膜上的生长抑素受体（somatostatin receptor，SSTR）结合起作用，主要是通过 SSTR2 作用于 α 细胞，通过 SSTR5 作用于 β 细胞。

（二）胰岛 δ 细胞对 β 细胞的调控

生长抑素对胰岛 β 细胞主要的调控体现在以下几方面。

（1）抑制胰岛素分泌：生长抑素主要作为抑制激素来降低胰岛素的分泌。它直接作用于胰岛中的 β 细胞，减少胰岛素的合成和释放。这对于维持血糖水平的稳定非常重要，因为胰岛素是降低血糖水平的激素。

（2）调节胰岛细胞的生长和分化：生长抑素还可以影响胰岛细胞的增殖和分化，尤其是在发育和修复期间。它可以抑制胰岛细胞的增生，从而对胰岛的结构和功能产生影响。

二、生理和糖尿病状态下胰岛 δ 细胞的表型和功能变化

胰岛 δ 细胞的功能稳定以及生长抑素的正常分泌对维持胰岛稳态和机体代谢平衡十分重要。不同生理和病理条件下，胰岛 δ 细胞的功能受到多种因素的影响。

（一）正常生理状态下的胰岛 δ 细胞

（1）生长抑素分泌：正常情况下，胰岛 δ 细胞主要分泌生长抑素，这是一种抑制激素，对胰岛细胞（包括 α 细胞和 β 细胞）的功能具有调节作用。生长抑素有助于维持胰岛素和胰高血糖素的平衡，以保持血糖水平的稳定性。

（2）胰岛结构维持：胰岛 δ 细胞也可能参与维持胰岛的正常结构和功能，包括调节胰岛细胞的生长和分化。

（二）糖尿病状态下的胰岛 δ 细胞

（1）生长抑素分泌减少：在 1 型和 2 型糖尿病患者中，胰岛 δ 细胞的生长抑素分泌可能受到影响，通常会减少。这可能导致失衡的胰岛素和胰高血糖素分泌，从而导致高血糖状态的恶化。

（2）胰岛细胞功能改变：由于糖尿病的进展，胰岛细胞可能会受到损伤，包括 β 细胞的功能受损。这可能会导致胰岛细胞之间的相互作用发生改变，也可能影响胰岛 δ 细胞的功能。

（3）胰岛细胞损伤：在长期患糖尿病的患者中，胰岛细胞的损伤和坏死可能会发生，这可能会影响包括胰岛 δ 细胞在内的所有类型的胰岛细胞。

总的来说，胰岛 δ 细胞在糖尿病状态下的功能和表型可能会发生一些变化，主要表现为生长抑素分泌的减少以及与胰岛其他细胞类型的相互作用的改变。这些变化可能会影响胰岛的正常功能和血糖调节，对于糖尿病的发展和管理具有重要意义，具体的变化可能因糖尿病的类型和严重程度而异。

（张炜真 尹 悦）

第五节 胰岛 ε 细胞的生理功能

一、胰岛 ε 细胞的功能和对 β 细胞的调控

（一）胰岛 ε 细胞的功能

胰岛 ε 细胞是一类分泌饥饿素（ghrelin）的细胞。2002 年，Wierup 等首次提出，胰岛中的 ghrelin 细胞可能代表一种新的细胞类型。通过组织免疫荧光染色和原位杂交技术，Wierup 发现 ghrelin 在 22 周龄的胎儿、新生儿及成人的胰腺中均有表达。胚胎中期和新生儿时期，ghrelin 细胞约占胰腺内分泌细胞的 10%，而在成人中该比例降至约 1%。胰岛 ε 细胞分泌的 ghrelin 能调节其他胰岛细胞类型，并可能在胚胎期的胰腺发育和分化中发挥重要作用。

ghrelin 的分子量为 3.3 kD，由 28 个氨基酸组成。其结构分析显示，ghrelin 主要有两种形式：第 3 位丝氨酸残基 N 端辛酰基化的 ghrelin（具有生物活性）和去 N 端辛酰基化的 ghrelin。ghrelin 广泛存在于多种组织和器官中，主要由胃产生，尤其是胃体黏膜中的 X/A 样细胞；此外，

小肠、胰腺和大脑也会少量释放 ghrelin。

（二）胰岛 ε 细胞对 β 细胞的调控

ghrelin 的受体在大鼠和小鼠胰岛 4 种内分泌细胞中均有表达，提示胰岛 ε 细胞分泌的 ghrelin 可能通过旁分泌方式调控胰岛内分泌细胞。目前对胰岛 ε 细胞来源的 ghrelin 对 β 细胞数量和胰岛素分泌功能的调节作用仍有争议。有研究发现，利用药物、ghrelin 中和抗体、ghrelin 受体拮抗剂处理或 ghrelin 基因敲除，可以显著提高体外灌注胰腺或游离胰岛在葡萄糖刺激下的胰岛素分泌，提示 ghrelin 具有抑制胰岛 β 细胞分泌胰岛素的作用。此外，有研究报道胰岛 ε 细胞来源的 ghrelin 对胰岛 β 细胞具有保护作用，可以减少胰岛 β 细胞在长期高糖、高脂状态下的损伤或凋亡、增加细胞活性，还可以通过促自噬作用抑制高糖高脂诱导的胰岛 β 细胞凋亡。

二、生理和糖尿病状态下胰岛 ε 细胞的表型和功能变化

（1）胰岛 ε 细胞的数量变化：当出现某些胰腺疾病时，可能会导致胰岛 ε 细胞数量减少。这可能是由慢性炎症或疾病进展导致的细胞损失。

（2）胰岛 ε 细胞的 ghrelin 分泌水平：在一些病理条件下，ghrelin 的分泌水平可能会增加或减少。例如，在一些食欲下降的病症或恶性肿瘤中，ghrelin 分泌水平可能升高，导致患者食欲缺乏和体重下降。相反，在肥胖和某些代谢性疾病中，ghrelin 分泌水平可能降低。在糖尿病患者中，胰岛 ε 细胞的 ghrelin 分泌水平可能会发生变化，但这通常不是糖尿病的主要问题。

（3）胰岛 ε 细胞与其他细胞类型的相互作用：胰岛 ε 细胞可能在某些自身免疫病中受到攻击，导致胰岛的功能受损。这种情况下，它们的相互作用可能会影响其他类型胰岛细胞的功能，如 β 细胞，从而影响胰岛的激素分泌和血糖调节。

然而，由于成年胰岛 ε 细胞数量很少，其确切生理和病理学的意义仍有待深入探究。

（张炜真 尹 悦）

第六节 胰岛 PP 细胞的生理功能

一、胰岛 PP 细胞的功能和对 β 细胞的调控

胰岛 PP 细胞是胰岛中的一种特殊细胞类型，这些细胞在胰岛内的分布相对较少，占胰岛总细胞数的一小部分。胰岛 PP 细胞的主要功能是分泌胰多肽（pancreatic polypeptide，PP）。胰多肽最早于 1968 年在鸡的体内被发现，之后一直将整个结构相关肽家族称为胰多肽家族，包括胰多肽、肽 YY（peptide YY，PYY）和神经肽 Y（neuropeptide Y，NPY）。尽管它们的结构相似，但却分布在消化道和神经系统的不同部位，且生物活性功能不同。

胰多肽专门由胰岛 PP 细胞分泌，是由 36 个氨基酸组成的直链多肽，分子量约为 4.2 kD，不同种属胰多肽仅有 1 ~ 4 个氨基酸差异。胰多肽通过旁分泌和内分泌作用发挥效应。胰多肽可抑制 β 细胞胰岛素的分泌及胰腺的外分泌功能。此外，胰多肽对胆囊收缩及肠道运动具有抑制作用，并可影响摄食、能量代谢及胃食欲刺激素和下丘脑肽的表达。

Note

二、生理和糖尿病状态下胰岛 PP 细胞的表型和功能变化

2 型糖尿病患者血液胰多肽基础值和餐后刺激值都升高，若给予胰岛素并配合饮食治疗，两者都降低。1 型糖尿病患者胰腺组织中 PP 细胞增多。

框 4-2　单细胞治疗技术及其在胰腺研究中的应用

（1）单细胞测序技术：是指在单个细胞水平上对转录组或基因组进行扩增并测序，以检测单细胞在基因组学 [结构变异（structural variations，SVs），拷贝数变异（copy number variants，CNVs），单核苷酸变异（single nucleotide variants，SNVs 等）]、转录组学（RNA 表达水平，转录本的选择性剪接）、表观组学（DNA 甲基化等）和蛋白质组学等多个组学的数据。

（2）单细胞转录组测序技术的应用方向

1）大规模细胞图谱构建：通过将特定组织裂解后进行单细胞测序，获得每个单细胞的转录组数据，进而基于基因表达谱对细胞进行分类和聚类，分析复杂器官中不同细胞亚型的功能，探讨细胞之间的差异及其相互协作的方式。

2）细胞亚群精细划分与稀有细胞类型鉴定：在细胞聚类的基础上，结合已知细胞类型的标志基因与新基因的表达，进一步对细胞进行精细划分，发现新的细胞亚群，并研究这些亚群与稀有细胞在生物过程中的功能与作用。

3）发育生物学研究：通过分析单个细胞的基因表达，帮助揭示胚胎发育、器官形成以及细胞分化的机制，深入理解这些关键的生物过程。

4）生物标志物发现与疾病分型：鉴定异常增殖的细胞类型，结合传统的病理学特征，为疾病分型提供参考，并发现新的生物标志物，用于诊断和治疗。

近期，单细胞测序技术在胰腺研究中得到了多方面的应用，具体包括：

（1）胰岛发育：胰岛由多种内分泌细胞组成，起源于内胚层的前肠结构。在胰岛的胚胎发育过程中，内分泌祖细胞通过调控多个基因的转录，实现内分泌细胞的分化与成熟。单细胞测序技术为研究胰岛发育期间转录组的变化提供了强有力的工具，特别是在构建胰岛发育的详细图谱、识别胰岛干细胞以及探索其体外诱导分化的调控机制方面展现出显著优势。

（2）胰腺癌的早期诊断：科研人员利用单细胞测序技术研究了胰腺囊性病变向胰腺癌转化过程中微环境的变化，识别了不同细胞类型的动态变化，初步发现 C-X-C 趋化因子配体 12（CXCL12）的炎症性成纤维细胞在胰腺癌的发展中起到了关键作用。

（3）胰腺癌的转移与进展：胰腺癌的一个显著恶性特征是其快速进展。通过单细胞转录组测序技术，研究人员分析了胰腺癌内部的细胞异质性及其进展的调控因素，发现了两种具有不同恶性基因表达特征的导管细胞亚群。其中，具有独特增殖特性的导管细胞亚群与肿瘤浸润性 T 细胞的功能失调相关。此外，研究还揭示了胰腺癌中 Wnt、Notch 等信号通路的异常作用，并发现了参与癌变的新基因（如 *EGLN3*、*MMP9*）和转录因子（如 FOS、KLF5）。这些研究成果为新的预后标志物的发现提供了依据，并有助于深入理解胰腺癌的异质性及其肿瘤进展机制。

（张炜真　尹　悦）

第七节 糖 尿 病

案例 4-3

患者，男，38 岁，口干、多饮、体重下降 1 个月来诊。1 个月来感口干，每天饮水约 2300 ml，无明显多尿，体重下降 3 kg。无视物模糊，无泡沫尿，无四肢麻木、疼痛，无恶心、呕吐、乏力，无低血糖发作病史。自发病以来，食欲可，睡眠可，二便正常。既往史：否认高血压、高脂血症、甲状腺功能亢进等慢性病史。否认糖皮质激素服用史。否认传染病史。父亲患有 2 型糖尿病。查体：身高 173 cm，体重 79 kg，BMI 26.4 kg/m²，腰围 93 cm。此次就诊空腹静脉血糖 8.0 mmol/L，餐后 2 h 快速血糖 12.4 mmol/L，空腹胰岛素水平高、尿糖 4+。HbA1c 7.9%。腹部超声提示中度脂肪肝。考虑患者最可能的诊断是 2 型糖尿病。

问题：

肥胖如何引起胰岛素抵抗进而导致 2 型糖尿病？

一、糖尿病的定义、诊断标准和分型

（一）糖尿病的定义和流行病学

糖尿病（diabetes mellitus）是由遗传和环境等多种因素共同引起的一组以慢性高血糖为主要特征的代谢性疾病。胰岛素缺乏和胰岛素作用障碍单独或同时存在可引起糖类、脂肪、蛋白质、水和电解质等的代谢紊乱，导致眼、肾、神经、心脏、血管等组织器官慢性进行性病变、功能减退及衰竭；病情严重或应激时可发生急性严重代谢紊乱，如糖尿病酮症酸中毒、高渗性高血糖状态和乳酸性酸中毒。

框 4-3 糖尿病认识史

公元前 1550 年，古埃及纸莎草文献记载着一种可导致体重快速下降、频繁排尿的疾病，被认为是迄今为止发现最早的关于糖尿病的描述。

公元前 400 年，中国《黄帝内经》记载"消渴"病，并提出"消瘅"（糖尿病）与肥胖、饮食不当等因素有着密切关系。甄立言记载了糖尿病患者尿甜的现象，比西方约早 1000 年。巢元方提出糖尿病患者应多进行体育运动。王焘明确阐述了消渴病（糖尿病）的表现，并提出以尿液有无甜味来判断治疗效果。

公元 2 世纪，古希腊医生 Cappadocia Aretaeus 将该病的症状总结为烦渴、体重减轻和多尿，命名为"diabetes"。这个词语源自希腊词"siphon（虹吸管）"，意思是"在弯管中流动"，指的就是尿多。

公元 5—6 世纪，两名印度医生发觉该病患者的尿液黏稠，对蚂蚁有非常强的吸引力，随后发现患者的尿液具有甜味。

17 世纪，英国医生 Thomas Willis 同样也发现患者尿液有甜味，并提出通过检测尿液来判断患者是否患有糖尿病。1686 年，该类疾病被正式命名为糖尿病（diabetes mellitus），"mellitus"拉丁语的意思就是"honey"（蜜），意为尿甜。

1776年，英格兰医生 Matthew Dobson 进一步发现患者的血清同样含有较高的糖分。

1889年，德国学者 Oskar Minkowski 首次将胰腺与糖尿病联系在一起。

1921年，加拿大学者弗雷德里克·班廷（Frederick Banting）发现胰岛素。

1936年，哈罗德·珀西瓦尔·希姆斯沃斯爵士（Sir Harold Percival Himsworth）发表论文指出了1型糖尿病和2型糖尿病的区别。

糖尿病是严重威胁人类健康的世界性公共卫生问题，是"健康中国"战略规划中最亟待加以防控的重大慢性病之一。目前在世界范围内，糖尿病患病率、发病率急剧上升。据国际糖尿病联盟（IDF）统计，2021年全球糖尿病患病人数已达5.37亿（患病率高达10.5%），预计到2045年，全球糖尿病患病总人数将达到7.83亿；2021年全球因糖尿病死亡人数达670万，每5秒钟就有1人因糖尿病死亡。近30多年来，随着我国经济的高速发展、生活方式西方化和人口老龄化，肥胖率上升，我国糖尿病期患病率也呈快速增长趋势。1980年我国成人糖尿病患病率为0.67%，2007年达9.7%，至2017年高达12.8%，而糖尿病前期患病率更是高达35.2%。在不加干预的情况下，糖尿病前期人群会以平均每年10%～15%的速度发展为糖尿病。更为严重的是，我国约有60%的糖尿病患者未被诊断，全球估计有2.4亿糖尿病患者未被确诊；而在已接受治疗的患者中，糖尿病控制状况也并不理想。此外，儿童和青少年糖尿病的患病率显著增加，已成为超重或肥胖儿童的关键健康问题。糖尿病年轻化使社会医疗负担更加沉重，防治任务更加紧迫。

（二）糖尿病的诊断标准

依据静脉血浆葡萄糖而不是毛细血管血糖测定结果诊断糖尿病。

表 4-1　糖代谢状态分类（世界卫生组织，1999 年）

糖代谢状态	静脉血浆葡萄糖（mmol/L）	
	空腹血糖	糖负荷后 2 h 血糖
正常血糖	< 6.1	< 7.8
空腹血糖受损	≥ 6.1，< 7.0	< 7.8
糖耐量受损	< 7.0	≥ 7.8，< 11.1
糖尿病	≥ 7.0	≥ 11.1

注：空腹血糖受损和糖耐量受损统称为糖调节受损，也称糖尿病前期；空腹血糖正常参考范围下限通常为 3.9 mmol/L

表 4-2　糖尿病的诊断标准（世界卫生组织，2011 年）

诊断标准	静脉血浆葡萄糖或 HbA1c 水平
典型糖尿病症状	
加　随机血糖	≥ 11.1 mmol/L
或空腹血糖	≥ 7.0 mmol/L
或 OGTT 2 h 血糖	≥ 11.1 mmol/L
或 HbA1c	≥ 6.5%
无糖尿病典型症状者，需改日复查确认	

注：OGTT：口服葡萄糖耐量试验；HbA1c：糖化血红蛋白。典型糖尿病症状包括烦渴多饮、多尿、多食、不明原因体重下降；随机血糖指不考虑上次用餐时间，一天中任意时间的血糖，不能用来诊断空腹血糖受损或糖耐量受损；空腹状态指至少 8 h 没有进食热量

（三）糖尿病的分型及各型特点

糖尿病的分型是依据对糖尿病的病因、病理生理和临床表现的认识而建立的综合分型，随着对糖尿病本质认识的进步和深化而逐渐丰富，但目前的认识尚不完善，故现行的分型分类方法只是暂时的，今后还会不断修改。目前国际上通用 WHO 糖尿病专家委员会提出的分型标准（1999）。

1. 1型糖尿病　由于胰岛 β 细胞被破坏，常导致胰岛素绝对缺乏引起的糖尿病，此即 1 型糖尿病（type 1 diabetes mellitus，T1DM），包括自身免疫性（1A）和特发性（1B）两种。自身免疫性 T1DM 是指自身免疫发病机制的 T1DM，按起病急缓分为急发型和缓发型，后者若在成人期发病，又称为成人晚发性自身免疫性糖尿病（latent autoimmune diabetes in adults，LADA）。特发性 T1DM 是指无自身免疫机制参与的证据，且各种胰岛 β 细胞自身抗体始终阴性的 T1DM，是某些人种（如美国黑人及南亚印度人）的特殊糖尿病类型，其临床特点为：有明显家族史，发病早，初发时可有酮症，需用小量胰岛素治疗；病程中胰岛 β 细胞功能不一定呈进行性衰减，因而部分患者起病数月或数年后可不需胰岛素治疗。另有一种比急性起病发病更快的称为暴发性 1 型糖尿病（fulminant type 1 diabetes mellitus，FIDM），该型糖尿病起病急骤，是胰岛 β 细胞短时间内大量破坏导致明显高血糖和酮症酸中毒等严重代谢紊乱，且无自身免疫反应证据的一种疾病，研究认为是与遗传因素、病毒感染和妊娠有关，且预后凶险的特殊类型糖尿病。

2. 2型糖尿病　2 型糖尿病（type 2 diabetes mellitus，T2DM）从以胰岛素抵抗为主伴胰岛素相对不足到以胰岛素分泌不足为主伴胰岛素抵抗。其发病机制存在明显的异质性。由于临床诊断的局限性，实际工作中常常将不符合其他类型分类标准的糖尿病诊断为 2 型糖尿病，但这些患者很可能不是 2 型，因此有人将 T2DM 称为"病因不明的大杂烩"。该类型糖尿病患者最多见，占糖尿病患者比例的 90% ~ 95%。

3. 其他特殊类型糖尿病　该类型的糖尿病是病因学相对明确的一些高血糖状态。

（1）胰岛 β 细胞功能的基因缺陷：①青年人中的成年发病型糖尿病（maturity-onset diabetes mellitus of the young，MODY）：目前已鉴定了 MODY 的 14 种突变基因，常见的有肝细胞核因子 1α 基因突变（MODY3）、葡萄糖激酶基因突变（MODY2）、肝细胞核因子 4α 基因突变（MODY1）等。MODY 的一般临床特点：家系中糖尿病的传递符合孟德尔常染色体显性单基因遗传规律，有三代或三代以上的家系遗传史；起病年龄较早，至少有一位患病成员的起病年龄 < 25 岁；确诊糖尿病后至少 2 年内不需要用外源性胰岛素控制血糖。②线粒体基因突变糖尿病：线粒体的多种基因突变可导致糖尿病，突变使赖氨酸或亮氨酸掺入线粒体蛋白受阻，最多见的是线粒体亮氨酸转运核糖核酸（UUR）基因（3243A → G）突变。其临床特点是：家系中女性患者的子女可能患病，而男性患者的子女均不患病，呈母系遗传；起病年龄较早；无酮症倾向，无肥胖（个别消瘦），起病初期常不需要胰岛素治疗，因胰岛 β 细胞功能日渐衰减，故最终需要胰岛素治疗；常伴有不同程度的听力障碍；容易损害能量需求大的组织，导致神经、肌肉、视网膜、造血系统的功能障碍，并常伴有高乳酸血症。③其他：*INS* 基因突变所致的永久性新生儿糖尿病、*WFS1* 基因突变所致的 Wolfram 综合征等。

（2）胰岛素作用的基因缺陷：A 型胰岛素抵抗、妖精貌综合征（leprechaunism）、Rabson-Mendenhall 综合征、脂肪萎缩型糖尿病等。

（3）胰腺外分泌疾病：胰腺炎、创伤 / 胰腺切除术、胰腺肿瘤、胰腺囊性纤维化病、血色病、纤维钙化性胰腺病等。

（4）内分泌疾病：肢端肥大症、库欣（Cushing）综合征、胰高血糖素瘤、嗜铬细胞瘤、甲状腺功能亢进症、生长抑素瘤、醛固酮瘤及其他。

（5）药物或化学品所致的糖尿病：包括 Vacor（N-3 吡啶甲基 N-P 硝基苯尿素）、喷他脒、烟酸、糖皮质激素、甲状腺激素、二氮嗪、β肾上腺素能激动剂、噻嗪类利尿剂、苯妥英钠、α干扰素等导致的糖尿病。

（6）感染：先天性风疹、巨细胞病毒感染及其他。

（7）不常见的免疫介导性糖尿病：僵人（stiff-man）综合征、胰岛素自身免疫综合征、抗胰岛素受体抗体及其他。

（8）其他与糖尿病相关的遗传综合征：Down综合征、Klinefelter综合征、Turner综合征、Wolfram综合征、Friedreich共济失调、Huntington舞蹈病、Laurence-Moon-Beidel综合征、强直性肌营养不良、卟啉病、Prader-Willi综合征及其他。

4. 妊娠期糖尿病 妊娠期发生的不同程度的糖代谢异常。不包括孕前已诊断或已患糖尿病的患者，后者称为糖尿病合并妊娠。

二、糖尿病的病因和发病机制

糖尿病的病因和发病机制非常复杂，至今尚未完全阐明。不同类型糖尿病的病因存在明显差异，且同一类型的糖尿病也存在异质性。总的来说，遗传因素与环境因素共同参与糖尿病的发生和发展。胰岛β细胞发育成熟、合成并分泌胰岛素，胰岛素经血液循环到达机体各组织器官的靶细胞，与特异受体结合并引发细胞内代谢效应，该过程中任何一个环节发生异常均可导致糖尿病。

糖尿病的自然进程一般经历如下几个阶段：已存在糖尿病相关的病理生理改变（如自身免疫抗体阳性、胰岛素抵抗、胰岛β细胞功能缺陷），但糖耐量仍正常，该阶段可能存在相当长时间；随病情进展首先出现糖调节受损，包括空腹血糖受损和（或）糖耐量受损；最后进展至糖尿病。

（一）1型糖尿病

1型糖尿病（T1DM）绝大多数是自身免疫病，其病因和发病机制尚未完全阐明，目前认为遗传因素、环境因素、自身免疫因素共同参与其发病。环境因素（如病毒感染、化学毒物和饮食等）作用于有遗传易感性的个体，激活T淋巴细胞介导的一系列自身免疫反应，引起选择性胰岛β细胞破坏和功能衰竭，胰岛素分泌不足进行性加重，最终导致糖尿病。T1DM的发病环节和临床表现具有高度异质性。

1. 遗传因素 T1DM同卵双生子的研究结果表明，糖尿病的同病率达30%～50%，提示遗传因素在T1DM发病中起重要作用；然而从父母到子女的垂直传递率却很低，双亲中一人患T1DM，其子女患病风险仅为2%～5%。T1DM存在着遗传异质性，遗传背景不同的亚型其病因、发病机制及临床表现不尽相同。T1DM遗传易感性涉及50余个基因，包括HLA基因和非HLA基因（*INS*、*CTLA4*、*PTPN22*基因等），分别定位于不同的染色体，易感基因尚未被完全识别。

目前认为人组织相容性抗原HLA基因（定位于染色体6p21）是主效基因，贡献了遗传易感性的50%，其他为次效基因。HLA基因位于第6对染色体短臂上，呈高度多态性，有多个位点，每个位点又有多个等位基因。这些基因可分为3类：Ⅰ类基因包括A、B、C；Ⅱ类基因包括DR、DQ和DP；Ⅲ类基因主要编码补体、TNF等。研究显示Ⅱ类基因中DR3和DR4与T1DM呈正相关，与DR2呈负相关。通过全基因组筛查确认了2个易感基因：*IDDM1*和*IDDM2*，为HLAⅡ类分子DR、DQ的编码基因，分别构成遗传因素的40%和10%。目前较为一致的看法是与DQ基因关系最密切。但是在不同种族和不同人群中，易感基因相关位点的作用是不同的。如白种人、中国人的DQA-52为精氨酸、DQB-57为非门冬氨酸有肯定的易感性，而日本人的糖尿病易感性则为DQA-52为非精氨酸、DQB-57为门冬氨酸。研究还表明T1DM患者Ⅰ类基因B15、B8和B18出现频率高，而B7出现频率低。

某些免疫球蛋白基因的异形体，如免疫球蛋白轻链（Km）和重链（Gm）与 T1DM 有关。Km 和 Gm 并不直接导致糖尿病易感性，它们通过与 HLA 基因的相互作用影响糖尿病易感性。此外，免疫球蛋白基因的异形体可与 T 细胞受体基因相互作用，通过影响自身免疫反应破坏胰岛 β 细胞，导致 T1DM 的发生。

T 细胞受体（T-cell receptor，TCR）基因包括 TCRα、TCRβ、TCRγ 和 TCRδ。TCR-Cγ 基因的多形性在 DR3/4 表达阳性的糖尿病患者中的表达增加，表明 TCR 可能与 T1DM 的发生有关。TCR 在 CD4 辅助 T 淋巴细胞上的表达可以识别外来肽。体内和体外抗原刺激 TCR 形成和表达的机制尚不清楚，但当 TCR 形成后，可以激活各种 T 淋巴细胞，导致自身免疫反应而破坏胰岛 β 细胞，从而引发糖尿病。

其他基因可能也参与 T1DM 的易感性：如 INS 5'YNTR（胰岛素基因的非编码启动区，染色体 11p）可能影响胰岛素基因的表达，进而影响胸腺对胰岛素反应 T 淋巴细胞的选择；CTLA4（细胞毒性淋巴细胞抗原 A 基因，染色体 2q）在 T 淋巴细胞作用和调控中起作用；PTPN22（非受体型蛋白酪氨酸磷酸酯 N22 基因，染色体 1p）也是 T 淋巴细胞作用的调控因子等。近年还发现许多调节 β 细胞凋亡和胰岛素分泌的基因也参与从胰岛炎进展为糖尿病的过程。

易感基因有促发个体产生自身抗体和胰岛炎的倾向，但尚不足以引起显性糖尿病。此外，表观遗传修饰通过调控基因的表达和功能也可能在 T1DM 的发病中起重要作用。

2．环境因素　在过去的 30 年中，全世界 T1DM 的发病率上升了数倍，提示环境因素在 T1DM 发病中起重要作用。与 T1DM 发病有关的环境因素主要有病毒感染、致糖尿病化学物质和饮食因素等。

（1）病毒感染：已知与 T1DM 发病有关的病毒包括柯萨奇病毒、腮腺炎病毒、风疹病毒、巨细胞病毒、脑心肌炎病毒、肝炎病毒、肠道病毒、新型冠状病毒等。病毒感染可直接损伤 β 细胞，引起细胞数量减少，并在损伤 β 细胞后暴露其抗原成分、打破自身免疫耐受，启动自身免疫反应，进一步损伤 β 细胞，现认为这是病毒感染导致 β 细胞损伤的主要机制。此外，病毒还能作用于免疫系统，诱发自身免疫反应。同时，胃肠道中微生物失衡也可能与该病的发生有关。在这些发病机制中，可能都有遗传因素参与，使胰岛 β 细胞或者免疫系统易受病毒侵袭或使免疫系统产生异常应答。病毒感染诱导自身免疫反应的机制可能与病毒抗原和宿主抗原决定簇的结构存在相同或相似序列有关。

（2）致糖尿病化学物质：链脲佐菌素和四氧嘧啶诱导的糖尿病动物模型以及灭鼠剂吡里硝苯脲造成的人类糖尿病属于非免疫介导性 β 细胞破坏（急性损伤）或免疫介导性 β 细胞破坏（小剂量、慢性损伤）。临床上，与 T1DM 发病相关的药物主要为免疫检查点抑制剂，包括程序性死亡蛋白 1 抑制剂、程序性死亡蛋白配体 -1 抑制剂、细胞毒性 T 淋巴细胞相关抗原 -4 抑制剂等。这是当前新的肿瘤免疫治疗手段之一，在发挥抗肿瘤作用的同时，可引起一种较为罕见的免疫相关不良反应，即 T1DM，称之为免疫检查点抑制剂诱导的 1 型糖尿病。其发生的可能机制是，免疫检查点抑制剂阻断负性免疫调控时，靶向胰岛细胞的自身反应性 T 细胞得以存活，从而发生自身免疫性糖尿病，但仍待进一步研究。

（3）饮食因素：有报道认为，牛奶喂养的婴儿发生 T1DM 的风险高，可能是牛奶与胰岛 β 细胞表面的某些抗原相似所致。牛奶蛋白只对携带 HLA DQ/DR 易感基因的个体敏感，引发的自身免疫反应使 β 细胞受损。目前关于母乳喂养是否可以降低 T1DM 的发病风险尚无定论。母乳喂养对婴幼儿发育期肠道菌群的影响极大，与双歧杆菌丰度较高相关，终止母乳喂养将导致以厚壁菌门增多为特征的菌群成熟；喂养方式对肠道菌群影响的生理意义和对 T1DM 发病的影响，仍需后续研究进行阐释。在 T1DM 遗传易感的婴幼儿中，辅食添加的时机及其是否可驱动肠道菌群的改变，进而影响其罹患 T1DM 的风险，仍需进一步研究。值得注意的是，临床研究结果已证实维生素 D 对于 LADA 患者胰岛 β 功能具有保护作用。

近年来研究证实，随着儿童青少年超重或肥胖发病率的升高，部分 T1DM 也存在胰岛素抵抗，后者在 T1DM 的发病和（或）加速病情恶化中也起一定作用。

3. 自身免疫因素　多项证据表明 T1DM 为自身免疫病：①遗传易感性与 HLA 区域密切相关，而 HLA 区域与免疫调节以及自身免疫病的发生密切相关；②常伴发其他自身免疫病，如桥本甲状腺炎、Addison 病等；③早期病理改变为胰岛炎，表现为淋巴细胞浸润；④约 90% 新诊断的 T1DM 患者血清中存在针对 β 细胞的抗体；⑤免疫抑制治疗可预防小剂量链脲佐菌素诱导的动物糖尿病；抗 CD3 抗体在 3 期临床试验中可保护 β 细胞功能、延缓糖尿病进展；⑥同卵双生子中有糖尿病的一方从无糖尿病一方接受胰腺移植后可迅速发生胰岛炎和 β 细胞破坏。

（1）体液免疫：90% 新诊断的 T1DM 患者血清中存在针对 β 细胞的抗体，目前研究至少发现了 10 种，研究较多的有胰岛细胞抗体（ICA）、胰岛素自身抗体（IAA）、谷氨酸脱羧酶自身抗体（GADA）、酪氨酸磷酸酶自身抗体（IA-2A 及 IA-2βA）、锌转运体 8 自身抗体（ZnT8A）等。这些抗体均为胰岛细胞自身免疫损伤的标志物，在糖尿病发病前某些抗体已存在于血清中。两种抗体阳性，T1DM 发生的可能性达 70%，因此胰岛细胞自身抗体检测可预测 T1DM 发病及确定高危人群，此外还可协助糖尿病分型及指导治疗。

（2）细胞免疫：细胞免疫异常在 T1DM 发病中的作用比体液免疫更重要。细胞免疫失调，外周血致病性和保护性 T 淋巴细胞比例失衡（CD4$^+$/CD8$^+$ 比例上调）及其分泌细胞因子紊乱（IL-1、TNFα、INFγ 等水平升高）；胰岛炎症细胞浸润，β 细胞表面可检测到 HLA-DR 抗原的异常表达和（或）IL-2 受体、HLA-I 类抗原的过度表达。

一般认为免疫发病经历 3 个阶段：①免疫系统被激活；②免疫细胞释放各种细胞因子，如 IL-1、TNF-α、IFN-γ 等免疫因子；③胰岛 β 细胞受到激活的 T 淋巴细胞影响，或在各种细胞因子或其他介质单独或协同作用下，受到直接或间接的高度特异性的自身免疫性攻击，导致胰岛炎，β 细胞由于坏死或凋亡（凋亡为主）导致数量减少。目前认为，T1DM 是一种由淋巴细胞介导的、以免疫性胰岛炎和选择性 β 细胞损伤为特征的自身免疫病。特征性抗原、组织相容性抗原和 T 淋巴细胞受体构成三元复合体，共同参与免疫反应，以特异性免疫识别为条件，激活 T 淋巴细胞，启动 β 细胞的损毁过程。

4. T1DM 的自然史　T1DM 的自然病程可分为遗传易感、环境触发、免疫应答、胰岛损伤、糖代谢异常、胰岛功能衰竭 6 个阶段（图 4-8），各阶段具有不同特征。①个体具有遗传易感性，临床无任何异常；②某些触发事件如病毒感染引起少量 β 细胞破坏并启动长期、慢性的自身免疫过程，此过程为持续性或间断性，其间伴随 β 细胞的再生；③出现免疫异常，可检测出各种胰岛自身抗体；④胰岛 β 细胞数量开始减少，仍能维持糖耐量正常；⑤β 细胞持续损伤达到一定程度时（儿童青少年起病者通常只残存 10%～20% 的 β 细胞，成年起病者残存的 β 细胞可达 40%），胰岛素分泌不足，出现糖耐量受损或临床糖尿病，需用外源性胰岛素治疗，但有部分胰岛 β 细胞残留；⑥β 细胞几乎完全消失，需依赖外源性胰岛素维持生命。但 T1DM 的自然病程在不同个体发展不同，儿童青少年起病者往往进展较快，而成年起病者进展较慢，有时与 MODY 或 T2DM 在临床上难以鉴别。

5. 基于自然病程的临床分期

（1）1 期（多个胰岛自身抗体阳性，免疫紊乱期）：存在胰岛自身免疫紊乱，血糖正常，无临床症状。1 期是指个体存在 2 种或 2 种以上胰岛自身抗体，但是血糖正常，无临床症状。出生时筛查出有遗传风险并处于此阶段的儿童，5 年和 10 年内发展为症状性 T1DM（即 T1DM 3 期）的风险分别约为 44% 和 70%，终身风险接近 100%。存在多种胰岛自身抗体阳性的 T1DM 患者亲属，5 年内发生症状性 T1DM 的风险为 25%（2 种抗体阳性）、40%（3 种抗体阳性）和 50%（4 种抗体阳性）不等。

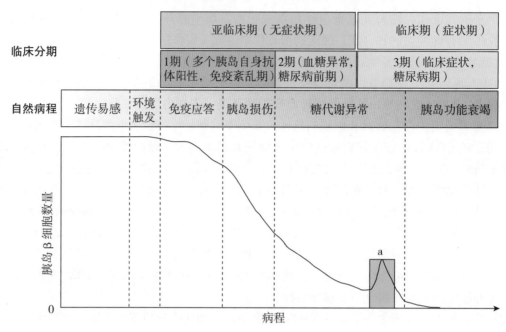

图 4-8　1 型糖尿病的自然病程与临床分期示意图

1 期与 2 期属于亚临床期。在显性糖尿病发生后，经过胰岛素治疗后大部分患者会进入蜜月期，胰岛
β 细胞数量会有短暂性回升。ª 蜜月期

　　（2）2 期（血糖异常，糖尿病前期）：存在胰岛自身免疫，血糖异常，无临床症状。2 期指个
体存在 2 种或 2 种以上的胰岛自身抗体，同时疾病进展到因功能性 β 细胞丧失导致的葡萄糖调节
受损，包括空腹血糖受损（IFG）和糖耐量受损（IGT），但尚未出现临床症状，1 期与 2 期属于
亚临床期。此阶段个体 2 年内发展为症状性 T1DM 的风险约为 60%，4 ~ 5 年风险约为 75%，终
身风险接近 100%。

　　（3）3 期（临床症状，糖尿病期）：出现糖尿病典型临床症状和体征。3 期是指在 2 期的基
础上出现临床症状，并达到糖尿病诊断标准。糖尿病典型临床症状通常在诊断前几天到几周内出
现，包括多尿、多饮、体重减轻、疲劳和由高血糖渗透作用引起晶状体肿胀所致的视物模糊。约
1/3 的患者伴有糖尿病酮症酸中毒（DKA）。未合理治疗者病程 10 ~ 15 年以上者常出现各种慢性
并发症，其后果严重。糖尿病慢性并发症包括糖尿病性微血管病变（主要为肾病和视网膜病）和
糖尿病神经病变。

　　（4）特殊时期（临床缓解期，T1DM"蜜月期"）：部分经典 T1DM 患者在发病早期接受胰岛
素治疗后可出现胰岛功能部分或完全恢复，即使很小剂量的胰岛素治疗甚至完全停用胰岛素后，
尚能维持正常糖代谢，这一特殊时期称为"蜜月期"或临床缓解期。"蜜月期"长短因人而异，
可稳定数周或数月甚至达数年之久。

（二）2 型糖尿病

　　2 型糖尿病（T2DM）也是由遗传因素与环境因素共同作用而引起的多基因遗传性复杂病，
是一组异质性疾病。T2DM 发病的两个基本环节是胰岛素抵抗和 β 细胞功能缺陷，然而引起这两
个病理生理特点的发病机制尚不清楚。

　　1. 遗传因素与环境因素　遗传因素在 T2DM 病因中较 T1DM 明显。同卵双生子中 T2DM 的
同病率为 90%，父母双方患病，其子代发病风险高达 70% ~ 80%。其遗传特点为：①参与发病
的基因很多，每个基因参与发病的程度不等，大多数为次效基因，可能有个别为主效基因；②各
易感基因分别影响糖代谢有关过程中的某个中间环节，而对血糖值无直接影响；③每个基因只是

赋予个体某种程度的易感性，并不足以致病，也不一定是致病所必需，非糖尿病患者也可有易感基因，但负荷量较少；④各个基因对糖代谢的影响程度与效果不同，各基因可呈正性或负性交互作用，多基因异常的总效应形成遗传易感性。这些特点提示了 T2DM 的遗传异质性，同时 T2DM 起病和病情进程受环境因素的影响而变异甚大。

环境因素包括年龄增长、现代生活方式、营养过剩、体力活动不足、子宫内环境以及应激、化学毒物等。在这些环境因素中，肥胖居于中心地位，因为它既是许多环境因素的结果，又可能是多环境因素的原因。肥胖与 T2DM 有密切关系。患 T2DM 的日本人和中国人其中 30% 有肥胖，北美人 60% ~ 70% 存在肥胖，Pima 印第安人和南太平洋的 Nauru 和 Samoa 人几乎全部伴有肥胖。已有研究显示，肥胖者的外周组织胰岛素受体数目减少、葡萄糖氧化利用或非氧化利用障碍、胰岛素对肝糖输出的抑制作用降低和游离脂肪酸代谢增高均可影响葡萄糖的利用，需分泌更多的胰岛素代偿缺陷。内脏型肥胖较外周肥胖、脂肪细胞体积增大较数目增多更易发生胰岛素抵抗。长期而严重的胰岛素抵抗也会诱发或加剧 β 细胞功能失代偿甚至衰竭。

在遗传因素和上述环境因素共同作用下所引起的肥胖，特别是中心性肥胖，与胰岛素抵抗和 T2DM 的发生密切相关。

2. 胰岛素抵抗和 β 细胞功能缺陷　β 细胞功能缺陷导致的不同程度胰岛素缺乏与组织（特别是骨骼肌和肝）的胰岛素抵抗是 T2DM 发病的两个主要环节。不同患者的胰岛素分泌缺陷和胰岛素抵抗在发病中的比重不同，同一患者在疾病进程中二者的相对重要性也可能发生变化。在胰岛素抵抗的情况下，如果 β 细胞功能可代偿性增加胰岛素分泌，血糖可维持正常；当 β 细胞功能无法代偿胰岛素抵抗时，就会发生 T2DM。

（1）胰岛素抵抗：胰岛素降低血糖的主要机制包括抑制肝葡萄糖生成、刺激内脏组织（如肝）对葡萄糖的摄取以及促进外周组织（骨骼肌、脂肪）对葡萄糖的利用。胰岛素抵抗指胰岛素作用的靶器官（主要是肝、肌肉和脂肪组织）对胰岛素作用的敏感性降低。

胰岛素抵抗是 T2DM 的特性，现认为可能是多数 T2DM 发病的始发因素，且产生胰岛素抵抗的遗传背景也会影响 β 细胞对胰岛素抵抗的代偿能力。胰岛素抵抗主要发生在受体和受体后水平，并可能至少涉及以下 4 个方面。

1）胰岛素受体：胰岛素与其受体 α 亚单位结合后，激活酪氨酸激酶，刺激 β 亚单位酪氨酸残基磷酸化，从而发挥胰岛素的多种生物效应。现已发现 50 余个突变位点与伴有糖尿病的多种遗传综合征相关，造成不同部位的胰岛素受体或受体后抵抗。

2）胰岛素受体底物 -1（insulin receptor substance 1，IRS-1）和 IRS-2：胰岛素与其受体结合后，信号向细胞内传导，首先使 IRS 的酪氨酸残基磷酸化而被激活，活化的 IRS 再与含有 Shc 结构域的效应蛋白结合成多亚基信号转导复合物，使信号逐级放大，并向多个方向传递胰岛素的生物信息，使其发挥代谢调节作用。IRS-1 和 IRS-2 双等位基因突变使胰岛素信号在细胞内转导受阻而引起胰岛素抵抗。

3）葡萄糖转运蛋白 4（glucose transporter 4，GLUT4）：GLUT4 存在于肌肉和脂肪细胞中。在胰岛素作用下，磷酸化 IRS-I 激活磷脂酰肌醇 3 激酶（phosphatidylinositol 3 kinase，PI3K），使 GLUT4 转位到细胞质膜，加速葡萄糖的易化转运，增加肌肉对葡萄糖的摄取。GLUT4 基因变异可使 GLUT4 表达和转位受阻，导致受体后胰岛素抵抗。

4）解耦联蛋白（uncoupling protein，UCP）：是线粒体膜的一种质子转运蛋白，主要在棕色脂肪、骨骼肌等代谢活跃的组织中表达。UCP 被激活后，线粒体膜内外侧的质子电化学梯度减弱或消失，呼吸链的氧化 - 磷酸化解耦联，ATP 用于生物氧化的大部分化学能以热能方式释放，同时导致体脂消耗。*UCP* 基因突变或多态性变异使其表达不足和（或）功能障碍导致外周组织脂肪酸和葡萄糖代谢能力降低而导致胰岛素抵抗。

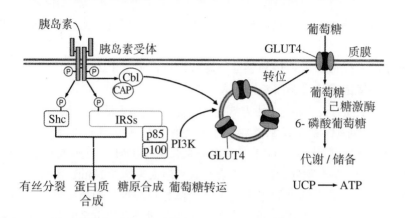

图 4-9　胰岛素受体信号通路图

胰岛素受体信号通路的激活参与调控细胞生长、蛋白质合成、糖原合成以及葡萄糖转运。胰岛素受体具有内在酪氨酸激酶活性，激活后可与胰岛素受体底物 IRS、Shc 蛋白等相互作用。活化的 IRS 进一步激活蛋白激酶 PI3K。胰岛素通过 PI3K 和 Cbl 通路促使葡萄糖转运体 4（GLUT4）转位至细胞膜。GLUT4 介导葡萄糖由胞外向胞内的易化扩散，促进肌细胞摄取葡萄糖

　　胰岛素抵抗的发生机制至今尚未阐明。目前主要有脂质超载和炎症两种论点：脂肪细胞增大致血液循环中游离脂肪酸（FFA）及其代谢产物水平增高以及在非脂肪细胞（主要是肌细胞、肝细胞、胰岛 β 细胞）内沉积，从而抑制胰岛素信号转导；增大的脂肪细胞吸引巨噬细胞，分泌炎症性信号分子（如 TNF-α、抵抗素、IL-6 等），通过 JNK 通路阻断骨骼肌内的胰岛素信号转导；两者相互交叉，互有促进。近期也有不少观点挑战炎症导致胰岛素抵抗的论点，然而目前尚无定论。胰岛素抵抗的发生机制有待进一步解析。

　　（2）β 细胞功能缺陷：在 T2DM 的发病中起关键作用，β 细胞对胰岛素抵抗的失代偿是导致 T2DM 发病的最后共同机制。从糖耐量正常到 IGT 再到 T2DM 的进程中，β 细胞功能呈进行性减退。

　　β 细胞功能缺陷主要表现为：①胰岛素分泌量的缺陷：T2DM 早期空腹胰岛素水平正常或升高，葡萄糖刺激后胰岛素分泌代偿性增多；随着疾病进展，胰岛素最大分泌水平降低。②胰岛素分泌模式异常：静脉注射葡萄糖后（IVGTT 或高糖钳夹试验）第一时相胰岛素分泌减弱或消失；口服葡萄糖耐量试验中早时相胰岛素分泌延迟、减弱或消失；疾病早期第二时相（或晚时相）胰岛素分泌呈代偿性升高及峰值后移。病情进一步发展则对葡萄糖和非葡萄糖刺激反应均减退。胰岛素脉冲式分泌缺陷：胰岛素快速分泌减弱及昼夜节律紊乱。③胰岛素分泌质的缺陷：胰岛素原 / 胰岛素的比例增加。

　　目前造成胰岛 β 细胞缺陷的病因和易感因素、导致 β 细胞损害的启动因素和加重机制仍不明确。可能涉及多因素，且可能主要是由基因决定的。发病机制较清楚的有如下几种：①胰岛素基因点突变：产生变异胰岛素，其生物活性低下，仅为胰岛素的 5%。因点突变部位不同，所编码的变异胰岛素各异。②葡萄糖激酶基因变异：胰岛 β 细胞和肝细胞表达丰度较高，是葡萄糖感受器系统的重要成员，葡萄糖激酶主要调节血糖浓度与胰岛素分泌的关系。该基因变异通过损伤 β 细胞对葡萄糖的感受功能而致胰岛素分泌不足。③线粒体缺陷：线粒体 DNA 点突变或缺失突变，常见类型是线粒体 DNA 编码亮氨酸的转录 RNA（tRNA）发生单核苷酸突变（A3243G），引起 β 细胞氧化代谢改变，导致 ATP 生成障碍，而 ATP 是葡萄糖刺激的胰岛素释放所必需的，因而引起胰岛素分泌缺陷。④胰岛素原剪切（proinsulin processing）障碍：胰岛素原储存在 β 细胞的分泌颗粒中，在激素原转化酶 1/3 和 2 及羧肽酶 -H 作用下，脱去 C 肽两侧的两个氨基酸残基后，裂解出等摩尔量的胰岛素和 C 肽。该加工过程障碍可致成熟胰岛素生成减少和高胰岛素原血症，后者的生物活性远低于胰岛素。⑤胰淀粉样多肽（islet amyloid polypeptide，IAPP）：又称胰淀素

(amylin)，是胰岛 β 细胞产生的一种多肽（由 37 个氨基酸残基组成），与胰岛素共同存在于 J3 颗粒内，并与胰岛素共同分泌。40% ~ 90% 的 T2DM 患者的胰岛有淀粉样物质沉积，损伤 β 细胞并降低胰岛素分泌量。这些基因突变、线粒体功能异常、β 细胞合成和分泌胰岛素的生物学过程的障碍、β 细胞数量不足等都可能是 β 细胞缺陷的先天因素；糖脂毒性、氧化应激、内质网应激、炎症反应、脂肪和（或）淀粉样物质沉积等则可能是 β 细胞缺陷的始动因素；二者相互影响，导致 β 细胞去分化、脱颗粒乃至死亡，导致 β 细胞功能恶化和数量丢失。

3. 其他致病机制

（1）胰岛 α 细胞功能异常：胰岛中 α 细胞分泌胰高血糖素，在保持血糖稳态中起重要作用。正常情况下，进餐后血糖升高刺激早时相胰岛素分泌，抑制 α 细胞分泌胰高血糖素，从而使肝糖输出减少，防止出现餐后高血糖。T2DM 患者由于胰岛 β 细胞数量明显减少，α/β 细胞比例显著增加；同时 α 细胞对葡萄糖的敏感性下降。胰高血糖素分泌调节存在缺陷，空腹时血浆胰高血糖素浓度升高，同时餐后胰高血糖素抑制缺陷，而进食也会引起 T2DM 患者的血浆胰高血糖素浓度升高，最终导致高血糖同时伴随高胰高血糖素水平，肝糖输出增加。

（2）肠促胰素分泌和作用缺陷：目前发现了两种肠促胰素分子，即葡萄糖依赖性促胰岛素多肽（glucose-dependent insulinotropic polypeptide，GIP；亦称抑胃肽 gastric inhibitory polypeptide）（于 1971 年发现）和胰高血糖素样肽 -1（glucagon-like peptide-1，GLP-1）（于 1983 年发现）。在糖耐量正常的健康受试者中，分别给予口服葡萄糖或静脉输注同等量葡萄糖后，口服葡萄糖时血浆总体 GLP-1、GIP、C 肽及胰岛素分泌水平升高更为显著，肠促胰素对总体胰岛素分泌反应的贡献度占 50% ~ 70%。在 T2DM 患者中，由于肠促胰素分泌减少及受体或受体后信号缺陷，肠促胰素对总体胰岛素分泌反应的贡献度不足 20%，导致餐后胰岛素和 C 肽分泌反应降低，从而导致餐后高血糖的发生和发展，提示肠促胰素效应受损是 T2DM 重要的病理生理机制之一。进一步的研究提示，GIP 使胰岛素分泌效应减弱的主要原因是胰岛 β 细胞对 GIP 的反应性严重受损，故增加 GIP 浓度并不能有效促进胰岛素分泌。相反，糖尿病患者 GLP-1 水平降低，而 β 细胞对 GLP-1 的反应性仍然存在。增加 GLP-1 浓度可促进 T2DM 患者的胰岛素分泌反应。因此升高 GLP-1 活性水平是解决 T2DM 患者肠促胰素效应减弱的一种合理的治疗策略。

（3）肠道菌群及其代谢物：近年研究表明，T2DM 患者肠道菌群结构及功能与健康人不同，肠道菌群可能通过干预宿主营养及能量的吸收利用、影响体质量和胆汁酸代谢、促进脂肪的合成及储存、影响慢性低度炎症反应等机制参与 T2DM 的发生和发展。

框 4-4　GLP-1 发现史

1902 年，英国科学家 William Bayliss 和 Ernest Starling 发现，狗的小肠能够分泌一些化学物质刺激胰腺的活动，此即促胰液素（secretin）。

1930 年，比利时科学家 La Barre 进一步发现，在狗小肠分泌的化学物质中，有一部分能够促进胰腺外分泌腺分泌消化酶；另一部分能够促进胰腺内分泌腺（胰岛）分泌胰岛素，进而降低血糖。这类由小肠分泌、但作用于其他器官，从而使消化系统各单元得以步调一致地工作、顺利消化吸收食物的激素，在 1932 年被正式命名为肠促胰素（incretin）。

随着放射免疫测定技术的问世，美国的 McIntyre 等和英国的 Elrick 等于 1964 年各自独立证明，在达到相同血糖浓度的情况下，口服葡萄糖刺激的胰岛素分泌水平显著高于静脉输注葡萄糖，首次证实了肠促胰素效应的概念。

1967 年，Perley 等研究证实"肠促胰素效应"刺激产生的胰岛素占进食后胰岛素分泌总量的一半以上。

1981—1982 年，Lund 和 Goodman 分离并鉴定了琵琶鱼胰高血糖素原前体。1983—

1984年，克隆哺乳动物胰高血糖素原。1983年美国的 Bell 教授团队首次发现 GLP-1 在肠道由胰高血糖素原剪切而来。

4．T2DM 的自然病程　综上所述，T2DM 发病涉及胰岛素作用和胰岛素分泌两方面的缺陷，二者与遗传因素和环境因素均有关，环境因素通过遗传因素起作用。糖尿病遗传易感个体的早期即存在胰岛素抵抗，在漫长的生活过程中，由于不利环境因素的影响或疾病本身的演进，胰岛素抵抗逐渐加重。为弥补胰岛素作用的日益减退及防止血糖升高，β 细胞的胰岛素呈代偿性分泌增多，此期血糖可维持正常；当 β 细胞无法分泌足够的胰岛素以代偿胰岛素抵抗时，则会进展为糖尿病前期和糖尿病。T2DM 自然病程中的血糖正常期和糖尿病前期可能很长，主要针对可控制性危险因素的一级预防和二级预防，在很大程度上可使病程逆转或停留在此阶段，或者至少可明显延长进展至糖尿病期的时间。

糖尿病前期和糖尿病早期不需胰岛素治疗的阶段较长，部分患者仅通过生活方式干预即可使血糖得到控制，多数患者则需在此基础上使用口服降糖药使血糖达到理想控制。随 β 细胞分泌胰岛素功能进行性下降，患者需应用胰岛素控制高血糖，但不依赖外源性胰岛素维持生命；但随着病情进展，相当一部分患者需用外源性胰岛素控制血糖及维持生命。

三、糖尿病的治疗和管理

（一）综合控制目标

糖尿病患者，尤其是 T2DM 患者常合并代谢综合征的一个或多个组分，如高血压、血脂异常、肥胖等，使 T2DM 并发症的发生风险、进展速度及危害显著增加，因此科学、合理的糖尿病治疗策略应该是综合性的，包括血糖、血压、血脂和体重的控制，并在有适应证时给予抗血小板治疗。血糖、血压、血脂和体重的控制应以改善生活方式为基础，并根据患者的具体情况给予合理的药物治疗。

糖尿病管理的目标：①纠正代谢紊乱，消除糖尿病症状，维持良好的营养状况及正常的生活质量与工作能力，保障儿童的正常生长发育；②防止发生糖尿病急性代谢紊乱（糖尿病酮症酸中毒、高渗性高血糖状态等）；③预防、延缓及减少慢性并发症的发生和发展。为达到上述目标，糖尿病的管理强调早期治疗、长期治疗、综合治疗和措施个体化的基本原则。糖尿病综合防治主要包括 5 个方面，即糖尿病教育、医学营养治疗、运动治疗、血糖监测和药物治疗（口服降糖药、胰岛素、GLP-1 受体激动剂）等。

血糖控制在糖尿病代谢管理中具有重要的意义，糖化血红蛋白是反映血糖控制状况的最主要指标。制订糖化血红蛋白控制目标应兼顾大血管、微血管获益与发生不良反应（低血糖、体重增加等）风险之间的平衡。糖化血红蛋白控制目标应遵循个体化原则，年龄较轻、病程较短、预期寿命较长、无并发症、未合并心血管疾病的 T2DM 患者在没有低血糖及其他不良反应的情况下，可采取更严格的糖化血红蛋白控制目标；反之，则采取相对宽松的糖化血红蛋白目标。血压、血脂和体重管理亦应遵循个体化原则，即根据患者的年龄、病程、预期寿命、并发症或合并症严重程度等进行综合考虑。糖化血红蛋白未能达标时不应视为治疗失败，控制指标的任何改善对患者都可能有益。

生活方式干预和二甲双胍为 T2DM 的一线治疗方式；生活方式干预是 T2DM 的基础治疗措施，应贯穿治疗的始终；若无禁忌证，二甲双胍应一直保留在糖尿病的药物治疗方案中。一种降糖药治疗血糖不达标者，应采用 2 种甚至 3 种不同作用机制的药物联合治疗，也可加用胰岛素治疗。合并 ASCVD 或心血管风险高危的 T2DM 患者，不论其糖化血红蛋白是否达标，只要没有禁忌证，都应在二甲双胍的基础上加用具有 ASCVD 获益证据的 GLP-1 受体激动剂或 SGLT2 抑制剂；合并 CKD 或心力衰竭的 T2DM 患者，不论其糖化血红蛋白是否达标，只要没有禁忌证，都应在二甲双胍的基础上加用 SGLT2 抑制剂；合并 CKD 的 T2DM 患者，如不能使用 SGLT2 抑制剂，可考虑选用 GLP-1 受体激动剂。

表 4-3 中国 2 型糖尿病的综合控制目标

测量指标	目标值
毛细血管血糖（mmol/L）	
空腹	4.4 ~ 7.0
非空腹	< 10.0
糖化血红蛋白（%）	< 7.0
血压（mmHg）	< 130/80
总胆固醇（mmol/L）	< 4.5
高密度脂蛋白胆固醇（mmol/L）	
男性	> 1.0
女性	> 1.3
甘油三酯（mmol/L）	< 1.7
低密度脂蛋白胆固醇（mmol/L）	
未合并动脉粥样硬化性心血管疾病	< 2.6
合并动脉粥样硬化性心血管疾病	< 1.8
体重指数（kg/m^2）	< 24.0

注 :1 mmHg=0.133 kPa

（二）教育和管理

糖尿病是一种长期慢性疾病，患者的日常行为和自我管理能力是影响糖尿病控制状况的关键因素之一，因此糖尿病的控制不是传统意义上的治疗，而是系统的管理。

糖尿病患者一旦被确诊，即应接受糖尿病教育，教育的目标是使患者充分认识糖尿病并掌握糖尿病的自我管理能力。糖尿病自我管理教育的总体目标是支持决策制定、自我管理行为、问题解决、与医疗团队积极合作。糖尿病患者自我管理的教育可提高患者病情控制水平，最终改善临床结局、健康状况和生活质量。

糖尿病自我管理教育应以患者为中心，尊重和响应患者的个人爱好、需求和价值观，并以此来指导临床决策。糖尿病自我管理教育的方式包括个体教育、集体教育、个体和集体教育相结合以及远程教育，可以是大课堂式、小组式，也可以是个体式。小组式或个体化的教育针对性更强。教育内容包括糖尿病基础知识、心理卫生、医学营养治疗、运动治疗、药物治疗、自我血糖监测及自我保健和管理等。

（三）医学营养治疗

糖尿病医学营养治疗是临床条件下对糖尿病或糖尿病前期患者的营养问题采取特殊干预措施，涉及患者的全程管理，包括进行个体化营养评估、营养状态判断、制订相应营养干预计划，并在一定时期内实施及监测。T1DM 患者在合适的总热量、食物成分、规律的餐次等要求的基础上，配合胰岛素治疗，有利于控制高血糖和防止低血糖。T2DM 患者，尤其是超重或肥胖者，通过改变膳食模式与习惯、调整营养素结构、由专科营养（医）师给予个体化营养治疗，有利于减轻体重，改善高血糖、脂代谢紊乱、高血压和胰岛素抵抗，减少降糖药物的用量；消瘦患者有利于适当增加体重。

营养治疗的目标：①促进并维持健康的饮食习惯，强调选择合适的食物，并改善整体健康。②达到并维持合理体重，获得良好的血糖、血压、血脂的控制以及延缓糖尿病并发症的发生。③提供营养均衡的膳食，为满足个人背景、文化等需求，可选择更多类型的营养丰富的食物，并能够进行行为改变。

对糖尿病患者来说，并不推荐特定的膳食模式（如间歇性禁食），地中海膳食、素食、低糖膳食、低脂肪低能量膳食均在短期有助于体重控制，但要求在专业人员的指导下完成，并结合患者的代谢目标和个人喜好（如风俗、文化、健康理念、经济状况等），同时监测血脂、肾功能以及体脂的变化。

（四）运动治疗

运动治疗在 T2DM 患者的综合管理中占有重要地位。规律运动可增加胰岛素敏感性、改善体成分及生活质量，有助于控制血糖、减少心血管危险因素，而且对糖尿病高危人群一级预防效果显著。队列研究结果显示，规律运动 8 周以上可将 T2DM 患者 HbA1c 降低 0.66%，坚持规律运动的糖尿病患者死亡风险显著降低。

由于 T1DM 本身的特殊性，既容易发生低血糖，又容易发生高血糖甚至酮症，使得很多 T1DM 患者对于运动具有畏惧心理。目前关于 T1DM 运动的研究并不多，针对国人的研究更少。现有各种运动对 T1DM 的影响及运动处方制定的标准，更多的是参考 T2DM 的研究。近年关于运动对于 T1DM 影响的研究逐渐增多，其有效性也逐渐得到认可，包括改善血糖控制，减少血糖波动；提高心肺功能；延缓并发症的发生及进展；改善自我感受；养成健康的生活习惯等。对于 T1DM 患者应开具规范的个体化运动处方。

常规的运动处方应包括运动形式、运动强度、运动频率及运动时间 4 个方面的内容。

（五）血糖监测

血糖监测是糖尿病管理中的重要组成部分，其结果有助于评估糖尿病患者糖代谢紊乱的程度，制订合理的降糖方案，反映降糖治疗的效果并指导治疗方案的调整。临床上血糖监测方法包括毛细血管血糖监测、持续葡萄糖监测、HbA1c 测定和糖化白蛋白测定。

自我血糖监测是糖尿病综合管理和教育的组成部分，建议所有糖尿病患者均进行自我血糖监测。不同监测时间点有不同的适用范围：①餐前：血糖水平很高或有低血糖风险时；②餐后 2 h：空腹血糖已获良好控制，但糖化血红蛋白仍不能达标者，需要了解饮食和运动对血糖影响者；③睡前：注射胰岛素（特别是晚餐前注射）患者；④夜间：胰岛素治疗已接近达标，但空腹血糖仍高者、疑有夜间低血糖者；⑤其他：出现低血糖症状时应及时监测血糖、剧烈运动前后宜监测血糖。血糖监测的频率应根据患者病情的实际需要来决定，兼顾有效性和便利性。

HbA1c 在临床上已作为评估长期血糖控制状况的金标准，也是临床决定是否需要调整治疗方案的重要依据。标准的 HbA1c 检测方法的正常参考值为 4% ~ 6%。在治疗之初建议每 3 个月检测 1 次，一旦达到治疗目标，可每 6 个月检查 1 次。对于患有贫血和血红蛋白异常疾病的患者，HbA1c 的检测结果是不可靠的。

糖化白蛋白能反映糖尿病患者检测前 2 ~ 3 周的平均血糖水平，其正常参考值为 11% ~ 17%。糖化白蛋白对短期内血糖变化比 HbA1c 更敏感，是评价患者短期糖代谢控制情况的良好指标。但当合并某些疾病如肾病综合征、肝硬化等影响白蛋白更新速度时，糖化白蛋白检测结果并不可靠。

持续葡萄糖监测是指通过葡萄糖传感器连续监测皮下组织间液的葡萄糖浓度变化的技术，可以提供更全面的血糖信息，了解血糖变化的特点。持续葡萄糖监测包括回顾性、实时、扫描式。

有研究表明，血清 1，5-脱水葡萄糖醇可反映既往 1～2 周的平均血糖水平，可作为辅助的血糖监测指标，用于糖尿病筛查及指导治疗方案的调整。

新指标葡萄糖目标范围内时间（time in range，TIR）或称葡萄糖达标时间百分比，是指 24 h 内葡萄糖在目标范围内（通常为 3.9～10.0 mmol/L）的时间（用分钟表示）或其所占的百分比，可由持续葡萄糖监测数据或自我血糖监测数据（至少每日 7 次监测血糖）计算。

四、糖尿病的药物治疗

高血糖的药物治疗多基于纠正导致人类血糖升高的 2 个主要病理生理改变，即胰岛素抵抗和胰岛素分泌受损。根据服药途径的不同，分为口服药物和注射药物两类。

（一）口服药物

1. 双胍类　目前临床上使用的双胍类药物主要是盐酸二甲双胍（metformin）。该药最早从山羊豆中分离并合成，是山羊豆碱（galegine，异戊烯胍）衍生物，自从 1957 年上市后，历经 60 余年的发展，至今不仅作为一线降糖药在使用，也是真正的糖尿病全程治疗药物，从糖尿病前期到糖尿病各个阶段皆可应用。

药理作用及作用机制：双胍类药物的作用机制是通过直接或间接作用于肝，降低葡萄糖的产生；作用于肠道，增加葡萄糖的利用，增加 GLP-1，改变肠道微生物群；作用于肝、脂肪、肌肉等外周组织，促进其摄取和利用葡萄糖，改善胰岛素抵抗。在分子水平上，二甲双胍可抑制肝线粒体呼吸，激活磷酸腺苷活化蛋白激酶（AMPK），提高胰岛素的敏感性，降低 cAMP，从而降低葡萄糖生成酶的表达。最新研究显示，二甲双胍通过抑制线粒体甘油磷酸脱氢酶（mGPD）的活性，阻断 α-磷酸甘油穿梭的过程，使 NADH 在胞质内聚积，使以乳酸和甘油为底物的糖异生过程受到抑制。此外，新的二甲双胍分子靶点——早老素增强子 2（presenilin enhancer2，PEN2）与葡萄糖传感信号互作以激活 AMPK，从而引发类似于葡萄糖饥饿或热量限制所诱导的益处。

除降低血糖外，二甲双胍还能减低高脂血症患者的低密度脂蛋白胆固醇、极低密度脂蛋白胆固醇、甘油三酯和总胆固醇水平，从而可能延缓糖尿病的血管并发症。近年来，二甲双胍还被发现具有减轻脂肪肝、抗肿瘤、抗衰老、抗炎、保护血管内皮细胞等方面的益处。

许多国家和国际组织制定的糖尿病诊治指南中均推荐将二甲双胍作为 2 型糖尿病患者控制高血糖的一线用药和联合用药中的基本用药。二甲双胍的主要不良反应为胃肠道反应，从小剂量开始并逐渐加量是减少其不良反应的有效方法。双胍类药物禁用于肾功能不全、肝功能不全、严重感染、缺氧或接受大手术的患者。长期服用二甲双胍可引起维生素 B_{12} 水平下降。

2. 磺脲类　磺脲类药物属于胰岛素促泌剂，是临床应用最早、种类最多的口服降糖药。第一代磺脲类药如甲苯磺丁脲，因不良反应较大已被淘汰。目前，我国临床使用的磺脲类药物主要为第二代磺脲类药如格列喹酮、格列吡嗪和格列本脲等，第三代磺脲类药如格列美脲。

药理作用及作用机制：磺脲类主要通过刺激胰岛 β 细胞释放胰岛素，增加体内的胰岛素水平而降低血糖。ATP 敏感钾离子通道（K_{ATP} 通道）参与了葡萄糖诱发的胰岛素释放过程，与药物结合后，可引起 K_{ATP} 通道关闭，使细胞膜发生去极化，引发电压敏感的钙通道开放，钙离子内流，促进胰岛素的释放。磺脲类药物还能抑制磷酸二酯酶活性，升高细胞内 cAMP 浓度，使细胞内游离钙进一步升高。此外，这类药物还具有增强胰岛素的胰外作用，这可能与其降低胰岛素代谢、增强靶细胞对胰岛素的敏感性、促进胰岛素与受体结合等作用有关。目前也有研究认为磺脲类药物能促进生长抑素释放，使胰高血糖素分泌减少。

磺脲类药物如果使用不当可导致低血糖，特别是在老年患者和肝、肾功能不全者。磺脲类药物还可导致体重增加。有肾功能轻度不全的患者如使用磺脲类药物，宜选择格列喹酮。

3. 格列奈类　格列奈类药物为非磺脲类胰岛素促泌剂，其作用机制与磺脲类相似。我国上市的有瑞格列奈、那格列奈和米格列奈。此类药物主要通过刺激胰岛素的早时相分泌而降低餐后血糖，也有一定的降空腹血糖作用。常见不良反应是低血糖和体重增加，但发生低血糖的风险和程度较磺脲类药物轻。格列奈类药物可在肾功能不全的患者中使用。

4. 噻唑烷二酮类　噻唑烷二酮类亦称胰岛素增敏剂，主要通过增加靶细胞对胰岛素作用的敏感性而降低血糖，对胰岛素释放和肝葡萄糖生成无影响。本类药物可竞争性激活过氧化物酶增殖体受体 -γ（peroxisomal-proliferator-activated receptor γ，PPAR-γ），调节胰岛素反应性基因的转录。PPAR-γ 是一种核转录因子，主要存在于脂肪及骨骼肌细胞，活化后可影响在糖脂代谢过程中起重要作用的多种蛋白质的表达。

目前在我国上市的噻唑烷二酮类药物主要有罗格列酮和吡格列酮。噻唑烷二酮类单独使用时不增加低血糖风险，但与胰岛素或胰岛素促泌剂联合使用时可增加低血糖风险。体重增加和水肿是噻唑烷二酮类的常见不良反应，这些不良反应在与胰岛素联合使用时表现更加明显。噻唑烷二酮类的使用与骨折和心力衰竭风险增加相关。

5. α- 糖苷酶抑制剂　在小肠黏膜刷状缘，α- 糖苷酶抑制剂竞争性抑制淀粉酶、蔗糖酶、麦芽糖酶和异麦芽糖酶，抑制糖类分解，延缓糖类的消化和吸收，可降低餐后血糖，但对乳糖酶无抑制作用，不影响乳糖的消化和吸收。对肠道菌群有改善作用，还有一定升高血中 GLP-1 浓度和降低血中胰岛素水平的作用。该类药物适用于以碳水化合物为主要食物成分的餐后血糖升高的患者。国内上市的 α- 糖苷酶抑制剂有阿卡波糖、伏格列波糖和米格列醇。α- 糖苷酶抑制剂的常见不良反应为胃肠道反应（如腹胀、排气等）。从小剂量开始、逐渐加量是减少不良反应的有效方法。单独服用本类药物通常不会发生低血糖。

6. DPP-4 抑制剂　DPP-4 是一种细胞表面的丝氨酸蛋白酶，在肠道中表达最高，在肝、胰腺、胎盘、胸腺中均有表达，该跨膜蛋白由细胞外 N- 末端区域、跨膜区域、胞外区域三部分组成，且胞外区具有 2 个结构区。DPP-4 抑制剂主要是通过与 DPP-4 的 2 个胞外结构区上的氨基酸残基结合，使 DPP-4 构象发生改变，从而阻止其水解 GLP-1，增加体内内源性 GLP-1 水平和活性。GLP-1 以葡萄糖浓度依赖的方式增加胰岛素分泌，抑制胰高血糖素分泌，从而降低血糖。目前在国内上市的 DPP-4 抑制剂为西格列汀、沙格列汀、维格列汀、利格列汀、阿格列汀、瑞格列汀等。

7. SGLT2 抑制剂　SGLT2 是一种葡萄糖转运蛋白，分布于肾近曲小管 S1 段，负责肾小球滤过液中 90% 的葡萄糖重吸收。SGLT2 抑制剂可选择性结合并作用于近端小管的 SGLT2 受体，抑制 SGLT2 对葡萄糖的重吸收，降低肾糖阈而促进尿糖排泄，从而发挥降糖的作用。多个大型临床研究显示，该类药物除有降低血糖的疗效外，还具有多种心血管和肾的保护作用。

目前在我国已经上市的 SGLT2 抑制剂有达格列净、恩格列净、卡格列净、艾托格列净、恒格列净等。SGLT2 抑制剂的常见不良反应为泌尿系统和生殖系统感染及与血容量不足相关的不良反应，罕见不良反应包括糖尿病酮症酸中毒。

（二）注射药物

1. 胰岛素　胰岛素治疗是控制高血糖的重要手段。T1DM 患者需依赖胰岛素维持生命，也必须使用胰岛素控制高血糖，并降低糖尿病并发症的发生风险。T2DM 虽不需要胰岛素来维持生命，但当口服降糖药效果不佳或存在口服药使用禁忌时，仍需使用胰岛素，以控制高血糖，并减少糖尿病并发症的发生风险。在某些情况下，尤其是病程较长时，胰岛素治疗可能是最主要的、

第四章 胰岛内分泌与糖尿病

甚至是必需的控制血糖措施。

药理作用及作用机制：胰岛素属于多肽类激素，分子较大，不易进入靶细胞而只作用于膜受体，通过下游信号分子而产生生物效应。胰岛素受体（insulin receptor，IR）是由 2 个 α 亚单位及 2 个 β 亚单位组成的大分子蛋白复合物，胰岛素与胰岛素受体的 α 亚基结合后迅速引起 β 亚基的自身磷酸化，进而引起其他细胞内活性蛋白的连续磷酸化反应，产生降血糖等效应。胰岛素及其类似物与胰岛素受体结合后，可抑制肝糖原分解及肝糖原异生，减少肝输出葡萄糖，促进肝摄取葡萄糖及肝糖原的合成，增加肌肉和脂肪组织摄取葡萄糖和氨基酸，促使蛋白质和脂肪的合成和储存。此外，胰岛素还可以抑制脂肪分解，使酮体生成减少。

根据来源和化学结构的不同，可将胰岛素分为动物胰岛素、人胰岛素和胰岛素类似物。根据作用特点的差异，胰岛素又可分为餐时胰岛素［速效（超短效）胰岛素类似物、短效（常规）胰岛素］、基础胰岛素［中效胰岛素、长效胰岛素及类似物］、预混胰岛素及胰岛素类似物、双胰岛素类似物。与人胰岛素相比，胰岛素类似物控制血糖的效能相似，但在模拟生理性胰岛素分泌和减少低血糖发生风险方面优于人胰岛素。

餐时胰岛素的主要作用是控制餐后血糖，包括速效（超短效）胰岛素类似物和短效（常规）胰岛素。速效胰岛素类似物（如赖脯胰岛素、门冬胰岛素和谷赖胰岛素等）具有特殊的分子结构，自皮下吸收入血速度快，起效时间短。速效胰岛素类似物起效快速，通常紧临餐前注射。短效胰岛素包括动物胰岛素和人胰岛素。与速效胰岛素类似物相比，短效胰岛素吸收入血的速度相对缓慢，须在进餐前 20 ~ 30 min 注射，使胰岛素的吸收峰与餐后糖类的吸收峰相吻合。紧急情况时可静脉给药。

基础胰岛素的主要作用是控制非餐时的基础血糖水平，包括中效胰岛素（如中性鱼精蛋白锌胰岛素，简称 NPH）、长效/超长效胰岛素及其类似物。NPH 是在人胰岛素制剂中加入中性鱼精蛋白，形成鱼精蛋白-胰岛素结晶，缓慢解离从而延长胰岛素作用时间。长效胰岛素又称鱼精蛋白锌胰岛素（PZI），其作用可维持 24 ~ 36 h，在我国使用较少。长效胰岛素类似物能够更好地模拟生理性基础胰岛素分泌模式，通常每天注射 1 次就能达到稳定的基础胰岛素水平，日间及日内变异性更小，低血糖发生率也更低。目前常用的第 1 代长效胰岛素类似物包括甘精胰岛素 U100（100 U/ml）和地特胰岛素。德谷胰岛素和甘精胰岛素 U300（300 U/ml）是两种新型的超长效胰岛素类似物。

预混胰岛素包括预混人胰岛素、预混胰岛素类似物。上述胰岛素制剂可以同时提供基础和餐时胰岛素，依据基础餐时配比，国内有 50/50、60/40、70/30、75/25 等剂型。预混胰岛素由于剂量配比固定，剂量调整缺乏弹性，且存在更高的低血糖发生风险，因此不优先推荐应用于 T1DM。但对于部分不愿佩戴胰岛素泵或希望减少每日胰岛素注射次数的患者，可以谨慎考虑使用。

目前上市的双胰岛素类似物仅有德谷门冬双胰岛素，其基础成分德谷胰岛素可发挥超长、平稳的降糖作用，满足持续的基础胰岛素需求，控制空腹血糖；餐时成分门冬胰岛素注射后起效迅速，可控制餐后血糖。

胰岛素治疗的进展日新月异。新型胰岛素制剂层出不穷，超速效门冬胰岛素 Fiasp 及超速效赖脯胰岛素 URLi 或 LY900014 相继被研发问世。新一代的基础胰岛素周制剂如依柯胰岛素、可结晶片段融合胰岛素等的问世能实现每周 1 次注射给药的治疗方式，在实现有效、安全降糖的同时，大大减少了注射次数，可提升糖尿病患者的依从性。胰岛素的给药方式也不仅仅限于皮下注射。已在美国被批准的有吸入人胰岛素。此外，人胰岛素腹腔输注也是一种新的注射方式。胰岛素的注射工具也从传统注射器逐渐向具有记忆功能的注射笔、无针注射器、闭环胰岛素泵过渡。双激素（胰岛素和胰高血糖素）自动胰岛素输送系统正在研发中，这将可能有助于进一步优化糖尿病患者的血糖管理。

2. GLP-1 受体激动剂 GLP-1 主要由肠道 L 细胞分泌，其主要生物学作用包括以葡萄糖浓度依赖的方式刺激胰岛素合成和分泌、抑制胰高血糖素分泌。其他生物学效应包括增加饱腹感、抑制食欲及摄食、延缓胃内容物排空、增加肌肉和脂肪组织葡萄糖摄取,抑制肝葡萄糖的生成等,从而发挥降糖作用。此外,GLP-1 还具有促进 β 细胞增殖和减少凋亡、改善血管内皮功能和保护心脏、改善肝脂质沉积等多种组织的保护作用。GLP-1 在体内迅速被 DPP-4 降解而失去生物活性,其血浆半衰期不足 2 min,难以直接应用于临床。为解决该瓶颈,科学家对 GLP-1 分子进行了化学改造,防止其被快速降解,在此思路下诞生了 GLP-1 受体激动剂类药物。新型 GLP-1 受体激动剂的研发主要有如下几种思路:①通过基因工程手段对 GLP-1 或 Exendin-4 的氨基酸序列进行改造,以得到稳定性较高的长效 GLP-1 受体激动剂;②对 GLP-1 或 Exendin-4 结构进行糖基化、酰化、聚乙二醇等化学修饰,来保持或增强其生物活性;③使用载体蛋白如人血清白蛋白、免疫球蛋白(主要是 IgG)的 Fc 片段及转铁蛋白(transferrin,Tf)等构建 GLP-1 及其类似物的融合蛋白,以延长 GLP-1 受体激动剂的半衰期。

GLP-1 受体激动剂根据其分子结构特点可分为两类:①与人 GLP-1 氨基酸序列同源性较低,基于美洲蜥蜴唾液多肽 Exendin-4 结构合成的如艾塞那肽、利司那肽和洛塞那肽;②与人 GLP-1 氨基酸序列同源性较高,基于人 GLP-1 结构,如利拉鲁肽、贝那鲁肽、度拉糖肽、司美格鲁肽等。

GLP-1 受体激动剂依据药动学分为短效和长效两类。短效的包括艾塞那肽、利拉鲁肽、利司那肽,其血药浓度在给药期间呈较大幅度的一过性升高,间歇性地激活靶器官或组织上的 GLP-1 受体。长效的包括艾塞那肽周制剂、度拉糖肽、洛塞那肽、司美格鲁肽等,其血药浓度在给药期间缓慢升高,持续性地激活 GLP-1 受体。短效 GLP-1 受体激动剂在延缓胃排空、降低餐后血糖等方面作用更强;而长效 GLP-1 受体激动剂则在促进胰岛素分泌、降低空腹血糖和 HbA1c 等方面更具优势。因此临床上可根据 T2DM 患者的不同特征,选择不同的 GLP-1 受体激动剂治疗。目前在研注射剂型的 GLP-1 受体激动剂药物以长效分子为主基调,多肽的长效化思路主要为氨基酸替换、脂肪酸酰化修饰、融合蛋白策略及缓释给药系统。值得关注的是已有超长效 GLP-1 受体激动剂在研发过程中。

根据给药方式的不同,可将 GLP-1 受体激动剂分为注射剂型和口服剂型。将给药途径改为口服也是近年来 GLP-1 受体激动剂的研究热点之一。口服型 GLP-1 受体激动剂可分为肽类和非肽类小分子药物两类。其中口服肽类 GLP-1 受体激动剂的开发主要有以下几个思路:在药物中加入促吸收剂或者酶抑制剂,制备黏液聚合物和微粒递送系统,但目前大部分仍处于临床前研究阶段。司美格鲁肽口服药(Rybelsus)获得 FDA 批准用于治疗 T2DM,成为全球首个获批的口服 GLP-1 药物。

GLP-1 受体激动剂的主要不良反应为轻中度的胃肠道反应,包括腹泻、恶心、腹胀、呕吐等。这些不良反应多见于治疗初期,随着使用时间的延长,不良反应逐渐减轻。一些在中国尚未上市的 GLP-1 受体激动剂也显示了良好的降糖疗效和心血管获益,如口服司美格鲁肽、阿比鲁肽等。

(三)新型降糖药

目前在研或新近获批上市的降糖药物有以下几种。

(1)基于 GLP-1 受体激动剂的研发:GLP 受体 /GIP-1 受体双激动剂,如替尔泊肽(tirzepatide),已经获批在中国上市,用于治疗 T2DM,其控制血糖、减轻体重的效果均优于单纯的 GLP-1 受体激动剂度拉糖肽和司美格鲁肽。

GLP-1 受体 /GCGR 双激动剂,通过激活 GLP-1 受体产生降糖作用、激活 GCGR 增加能量消耗,产生减重效应,理论上通过调节不同的受体激动比例,应共同达成更好的降糖减重效果。如 Cotadutide,Ⅱ期临床试验结果表明,其降糖效果与利拉鲁肽相似,高剂量治疗组减重效果优于利拉鲁肽。

GLP-1 受体 /GIP 受体 /GCGR 三激动剂，将 GLP-1 的食欲抑制作用、胰高血糖素的热量消耗及 GIP 对脂肪的分解作用组合起来，理论上有更好的降糖和减重效果。Retatrutide（LY3437943），Ⅰb 期临床试验的结果显示，Retatrutide 治疗 T2DM 患者在 12 周内具有显著的降糖、减重疗效。

胰岛素启动子驱动的 GLP-1 转基因治疗，已在糖尿病小鼠体内证实其降糖和减重效果优于司美格鲁肽，其安全性和有效性有待在人体进一步证实。

（2）激酶激活剂：葡萄糖激酶（GK）或已糖激酶Ⅳ，促进肝葡萄糖摄取和糖原合成，将葡萄糖磷酸化为葡萄糖 -6- 磷酸，然后在糖酵解中被氧化，在线粒体中产生丙酮酸。在胰腺 β 细胞中，GK 增加 ATP/ADP 比率，关闭 K+ 通道，从而导致细胞膜去极化和胰岛素分泌。多格列艾汀是一种新型的变构葡萄糖激酶激活剂，2022 年 10 月，中国国家药品监督管理局批准该药上市。多格列艾汀显示出了良好的降糖作用（降低餐后血糖、糖化血红蛋白）。

AMP 活化蛋白激酶（AMPK）：一种重要的能量调节因子。一些 AMPK 激活剂已在临床试验网站上注册，其中两种（PXL770 和 PBI-4050）已完成Ⅱ期临床试验。

果糖激酶（FK）：一种位于肝、肠道和肾皮质的酶，对果糖转化为果糖 -1- 磷酸进行催化。FK 激活会耗尽细胞中的磷酸盐，随后 AMP 脱氨酶的激活会产生尿酸。尿酸是一种促炎分子，可诱导胰岛素抵抗。FK 抑制剂 PF-06835919 和 Tolimidone（MLR-1023）当前处于Ⅱ期研发阶段。

（3）胰高血糖素受体拮抗剂：胰高血糖素受体敲除后的小鼠不会出现高血糖或与糖尿病相关的其他代谢障碍。因此，胰高血糖素受体拮抗剂可作为新型的抗糖尿病药物。阻断胰高血糖素受体的研发方案包括肽类或非肽类的拮抗剂、反义寡核苷酸及单克隆抗体。在过去的 20 年间，已开发了许多阻断胰高血糖素受体的小分子拮抗剂和反义寡核苷酸，并且在动物实验和临床研究中证实其可显著降低血糖和 HbA1c 水平，但同时也出现了转氨酶、低密度脂蛋白胆固醇、体重或血压升高等不良反应。由于获益 / 风险比欠佳，目前只有少数药物仍在进行Ⅰ期或Ⅱ期临床试验，尚无相关药物进入Ⅲ期临床试验。

（4）Imeglimin：Imeglimin 属于 Glimins 新型降糖药，针对 T2DM 发病的一个关键原因，即细胞能量代谢缺陷，以线粒体生物能量学为靶标，其能靶向 T2DM 中受影响的多个器官系统（包括肝、胰腺、骨骼肌），故在糖尿病治疗中非常有潜力。Imeglimin 的作用机制包括促进葡萄糖刺激的胰岛素分泌，减少 β 细胞凋亡，增强胰岛素的作用，抑制肝葡萄糖输出，促进骨骼肌葡萄糖摄取，改善肝和骨骼肌中胰岛素信号转导。Imeglimin 在细胞水平上还能纠正线粒体功能障碍，降低氧化应激，防止细胞死亡。2021 年 imeglimin 在日本首次获准用于 T2DM 的治疗。该药物目前尚未在中国上市。

（5）泛 PPARs 激动剂：西格列他钠（Chiglitazar）是一种新型的泛 PPAR（α/γ/δ）激动剂，2021 年 10 月 19 日，中国国家药品监督管理局批准西格列他钠上市。PPARs 是配体激活的激素核受体转录因子。它们的亚型包括 PPAR-α（肝、肌肉和心脏）、PPAR-γ（脂肪组织和血管内皮细胞）和 PPAR-δ（全身分布广泛），在能量代谢中发挥重要作用。其中 PPAR-δ 调节能量消耗，而 PPAR-γ 介导其储存。PPAR-γ 激动剂，通过增加脂联素、GLUT4 表达来增强胰岛素敏感性，并对抗脂肪细胞中肿瘤坏死因子（TNF）-α 的作用，这些作用可导致肝糖异生减少和肌肉与脂肪中胰岛素依赖性葡萄糖的摄取增加。研究表明，其降低血糖的作用是明显的，尽管低血糖、体重增加和水肿在西格列他钠组中相对更常见，但总体不良事件在所有组之间是相当的，没有重大的安全性问题。

（6）免疫调节治疗：T1DM 是由于自身免疫引起的 β 细胞功能丧失，而靶向 T 细胞的治疗新策略能够通过减少 T 细胞对胰腺 β 细胞的攻击，保护胰岛功能。Teplizumab 是一种抗 CD3 单克隆抗体，Ⅱ期临床试验显示，在 2 期（糖尿病前期）T1DM 的人群中，Teplizumab 可以推迟 3 期（显性糖尿病期）T1DM 的诊断时间；在 3 期 T1DM 人群中可以保护 β 细胞功能，延缓疾病进展。

此外，还有针对促炎细胞因子（如 TNF-α 等）或 B 淋巴细胞的免疫调节治疗。

（7）胰淀素：普兰林肽（pramlintide）是一种胰淀素类似物，是除胰岛素之外唯一经 FDA 批准可用于 T1DM 辅助治疗的药物。餐前注射普兰林肽可抑制胰高血糖素分泌、延缓胃排空及增加饱腹感。不过由于其疗效有限以及副作用（如恶心和低血糖），临床应用存在局限。普兰林肽目前在我国还未上市。cagrilintide 是一种长效胰淀素类似物，对天然胰淀素和降钙素受体均有激动作用。

（8）11 β- 羟基类固醇脱氢酶 1 型抑制剂：11β- 羟基类固醇脱氢酶 1 型（11β-HSD1）是一种催化可的松转化为其活性形式皮质醇的酶。这种 NADPH 依赖性酶主要在肝和脂肪组织中表达。11β- 羟基类固醇脱氢酶 2 型（11β-HSD2）是一种 NAD$^+$ 依赖性酶，主要存在于肾，它可将皮质醇氧化为无活性的可的松，从而抵消 11β-HSD1 的作用。当 11β-HSD1 被抑制时，下丘脑 - 垂体 - 肾上腺轴（HPA）激活以确保稳态。

11β-HSD1 抑制剂 AZD4017 进入 Ⅱ 期临床试验，研究设计了两个主要终点：肝脂肪百分比从基线到第 12 周的变化，及 13C 可的松转化为 13C 皮质醇从基线到 12 周的比例变化。该药未能达到第一个主要终点，仅成功地大幅减少了组织中皮质醇的形成。

（9）G 蛋白偶联受体激动剂：FFA 激活几种 G 蛋白偶联受体（GPCR），这些受体在胰岛中表达，包括 GPR119、GPR132、GPR84、GPR19、GPR120、GPR43（FFAR2）、GPR40（FFAR1）和 GPR41（FFAR3）。其中 GPR119 在 β 细胞和肠道内分泌细胞的细胞膜上表达。它以葡萄糖依赖的方式刺激胰岛素分泌，增加细胞内环 AMP（cAMP）水平和肠促胰岛素释放。到目前为止，还没有属于这一类的药物成功上市。DS-8500a 增强了胰岛素分泌能力，但未增强胰岛素敏感性。GSK-1292263 于 2010 年 5 月完成了 Ⅱ 期试验，但并未改善 T2DM 患者的血糖控制。Fasiglifam 是一种选择性 GPR40 激动剂，与安慰剂相比，其可显著降低 HbA1c 和空腹血糖，但由于其具有肝毒性，临床开发在 Ⅲ 期 RCT 后终止。

（10）蛋白酪氨酸磷酸酶 1B 抑制剂：蛋白酪氨酸磷酸酶 1B（PTP1B）是控制细胞生长和代谢的关键细胞酶。重要的是，它催化从激活的胰岛素受体上的酪氨酸残基中去除磷酸基团，从而削弱其作用，减少胰岛素介导的葡萄糖摄取。因此，PTP1B 抑制剂可增加胰岛素受体的磷酸化并改善葡萄糖处理能力。不过，PTP1B 抑制剂如 Ertiprotofib、ISIS-113715 和 Trodusquemine，由于其副作用和（或）低选择性，在 Ⅱ 期临床试验中均宣告终止。

五、糖尿病的其他治疗

（一）代谢手术

肥胖的成人 T2DM 患者尽量采取生活方式干预及药物治疗，血糖仍然控制不佳者可考虑代谢手术治疗。代谢手术治疗可以明显改善肥胖 T2DM 患者的血糖控制，其中部分患者的糖尿病可达到"缓解"状态。除达到减轻体重和降低血糖的效果外，代谢手术同时可改善血脂、血压等代谢指标，降低糖尿病大血管及微血管并发症的发生风险，降低肥胖相关肿瘤的发生，提高生活质量。

代谢手术降低血糖的机制：代谢手术后循环胆汁酸含量显著升高，通过作用于肝和肠道的法尼醇 X 受体和 G 蛋白偶联受体 5，激活相关信号通路，调节糖代谢、脂代谢等相关的酶和蛋白质表达。代谢手术能够改变肠道菌群和免疫微环境，影响肠系膜淋巴组织炎症因子的表达和分泌，起到减重、降糖的作用。代谢手术能够影响肠道内分泌激素水平的变化，如增加肠道 GLP-1 分泌；如胃袖状切除术直接切除了表达 ghrelin 的细胞，致使循环 ghrelin 水平降低。此外，代谢手术可直接调节胃排空、影响碳水化合物的消化和吸收，引起患者体重降低，也有助于降低血糖。

代谢手术常用手术方式包括腹腔镜下胃袖状切除术、腹腔镜下 Roux-en-Y 胃旁路术和胆胰转流十二指肠转位术。建议代谢手术在由内分泌科、普外科、麻醉科等相关科室共同组成的多学科协作团队中进行。为了获得更好的手术效果，需严格掌握手术适应证和禁忌证，加强围手术期及远期并发症的预防，预防术后宏量及微量营养素摄入不足或不均衡。该治疗方法的长期有效性和安全性，特别是在我国人群中的有效性和安全性尚有待评估。

（二）胰腺和胰岛移植

对于胰岛素缺乏性糖尿病［如 1 型糖尿病或胰岛素缺乏的胰源性（3c 型）糖尿病］的治疗而言，胰腺移植和胰岛移植是目前从根本上恢复患者生理性胰岛素分泌的唯一手段。胰腺移植可提供具有正常功能的胰腺器官和胰岛功能，术后能生理性调节胰岛素的分泌，维持正常血糖，阻止和逆转糖尿病并发症的发生，使患者生活质量得到根本改善，并提高长期生存率。胰腺移植已成为治疗胰岛素缺乏性糖尿病，特别是伴终末期肾脏疾病患者的有效方法。胰腺移植的疗效较好，移植受者 1 年存活率超过 95%，5 年存活率超过 88%，胰腺移植物 1 年存活率约 85%，5 年存活率超过 60%，但仍具有一定风险，术后 3 个月外科并发症发生率接近 10%。胰腺移植分为 3 种类型，包括同期胰肾联合移植（SPK）、肾移植后胰腺移植（PAK）和单纯胰腺移植（PTA）。SPK 是最常见的移植方式，约占胰腺移植总数的 80%，适用于合并尿毒症或即将进展为尿毒症且准备接受肾移植的 T1DM 患者。PAK 适用于已经完成肾移植术的 T1DM 患者。与 SPK 相比较，PAK 受者的移植物发挥功能时间较短，移植物存活率较低，原因可能与急、慢性排斥反应发生率比联合移植高有关。PTA 仅适用于强化胰岛素治疗效果不佳，频繁出现严重急性并发症包括 3 级低血糖、严重高血糖、酮症酸中毒但肾功能正常的患者，以及由于临床或精神原因导致无法使用外源性胰岛素治疗的 T1DM 患者。目前，外科血管并发症和急性排斥反应仍然是胰腺移植主要的挑战。胰腺血管结构和走行方向复杂，移植后很容易发生血管扭转而导致血栓形成，进而导致胰腺坏死而切除，这是胰腺移植失败的主要原因。

胰岛移植是将胰腺中的胰岛经体外提取和纯化后通过门静脉移植到肝。由于胰岛移植具有创伤小、术后并发症发生风险较低的优点，较胰腺移植具有安全、简单、不良反应轻的特点，更适用于年龄较大或全身情况不能耐受胰腺移植手术的患者。随着胰岛制备技术的提升和移植操作流程的逐渐规范，以及免疫抑制方案的改进，患者的代谢结局和安全性结局得到了明显改善。接受单纯胰岛移植的患者术后 5 年对胰岛素的不依赖性与单纯胰腺移植（PTA）相比无显著差异，但胰岛移植物在长期功能的保持上与 PTA 仍存在一定差距。国际胰岛移植中心的登记报告显示，目前已有 40 个国际中心的 1500 余例患者接受了胰岛移植。然而一直到 2023 年，FDA 才批准首款从供体胰腺来源的同种异体胰岛细胞疗法用于治疗成人 T1DM 患者。

胰岛移植主要分为自体胰岛移植和同种异体胰岛移植。对于因胰腺良性病变需行全胰腺切除术或次全胰腺切除术的患者，从病变胰腺中分离胰岛及肝内移植自体胰岛可预防或减轻术后糖尿病；对于既往有过反复发作、疼痛性的急性或慢性胰腺炎的患者，自体胰岛移植也可使患者生活质量得到大幅度提高。对于 1 型糖尿病或胰岛素缺乏的胰源性（3c 型）糖尿病患者，从已故供者胰腺中分离胰岛及肝内移植同种异体胰岛可缓解难治性低血糖、减轻血糖不稳定、维持血糖控制达标，从而提高生活质量，并且通常无需胰岛素治疗。胰岛移植受者的代谢结局取决于移植的胰岛数量和移植物中存活的功能性胰岛 β 细胞数量。无论是来源于自体、同种异体还是异种的胰岛组织，开发用于移植的胰岛细胞的其他来源都是一个热门的研究领域，这类研究有望在未来糖尿病治疗中拓展胰岛移植的可行性和适应证。异种（猪）胰岛和干细胞来源的胰岛细胞有望克服供体胰腺短缺的问题。猪胰岛在生理上与人类胰岛保持相似的血糖调定点，是可供移植的胰岛中的异种来源。但是，异种移植具有人畜共患病传染风险以及更强烈的免疫排斥反应发生风险，其临床应用仍需谨慎。近年来研究者尝试利用基因编辑方法通过降低猪胰岛的免疫原性和逆转录病毒感染能力，来增强该胰岛细胞来源的潜在功效和安全性。此外，利用嵌合体技术，在猪体内生成

Note

人源胰腺 / 胰岛也在研发中，可在极大程度上降低免疫原性。利用人干细胞分化的胰岛细胞有望成为胰岛移植的潜在细胞来源。国际上走在前列的是 Vertex 公司，已完成多例人胚胎干细胞分化来源的胰岛细胞移植。国内邓宏魁教授团队也开展了类似的临床试验，结果均显示出良好的安全性和降糖疗效。

（三）细胞治疗

多种类型的干细胞在体内或体外定向为胰岛 β 细胞，多种类型的成熟体细胞横向转化为 β 细胞，理论上都有助于补充 β 细胞数量，增加胰岛素分泌，从而治疗糖尿病，然而相关技术尚未完全成熟，目前大部分仅处于基础研究阶段，少部分进入了临床试验。

除补充 β 细胞数量外，干细胞还能通过调节免疫、改善胰岛微环境、改善胰岛素抵抗等方式来治疗糖尿病。这类作用主要利用间充质干细胞、造血干细胞直接输注或联合高压氧舱等技术联合实现。其中间充质干细胞是研究较多的干细胞类型。间充质干细胞可以来源于多种组织，如骨髓、脂肪、胎盘和脐带，通过分泌多种细胞因子和生长因子，如血管内皮生长因子、肝细胞生长因子、成纤维细胞生长因子、转化生长因子 -β 和胰岛素样生长因子等，发挥抗炎、免疫调节、促血管生成、促再生修复等作用。国内外多项临床试验的结果表明，间充质干细胞治疗糖尿病的安全性较高，没有观察到严重不良反应。间充质干细胞可以降低糖尿病患者的 HbA1c 水平，减少患者每日胰岛素用量；部分糖尿病患者实现了胰岛素的不依赖性，在 3 ~ 12 个月内无需使用胰岛素。值得注意的是，干细胞治疗目前仍处于临床试验阶段，尚不属于常规的临床治疗手段。

（四）中医中药治疗

中医学将糖尿病归为"消渴病"或"糖络病"等，经典名方如肾气丸、六味地黄丸、消渴方、白虎加人参汤等方药沿用至今。近年来单体如黄连素、民族药如苗药糖宁通络等研究得到国际关注。

糖尿病中医辨证方法包括：三消辨证、三型辨证（阴虚燥热、气阴两虚、阴阳两虚）、分类辨证（脾瘅、消瘅）等。病程可分为郁（前期）、热（早期）、虚（中期）、损（晚期）4 个自然演变阶段。根据不同阶段的核心病机进行分型论治。

糖尿病中医药治疗建议概述如下。

（1）糖尿病前期气阴两虚证：在生活方式干预的基础上，可联合口服天芪降糖胶囊。

（2）T2DM 气阴两虚证：在应用二甲双胍等降糖药物的基础上，可加服津力达颗粒。

（3）T2DM 早中期：肠道湿热证可口服葛根芩连汤，肝胃郁热证可口服大柴胡汤加减。

（4）糖尿病视网膜病变气阴两虚：目络瘀阻证，可口服芪明颗粒。

（5）糖尿病周围神经病变气虚络阻证：可口服木丹颗粒，配合针刺、熏洗等治疗改善症状。

（6）在 T2DM 常规治疗基础上，可配合针刺协同增效。

（魏 蕊 洪天配）

小 结

胰腺是人体内仅次于肝的大消化腺，由外分泌部与内分泌部组成。胰岛是胰腺的内分泌部，由许多大小不一、形状不定的细胞团组成，散在分布于胰腺实质内。胰岛主要由 α 细胞、β 细胞、PP 细胞、δ 细胞和 ε 细胞等组成，分泌多种激素，参与血糖的调节。其中胰岛 β 细胞分泌胰岛素，是关键的降血糖激素。胰岛素为 51 个氨基酸残基构成的蛋白质，分子量约为 5.8 kD，由被两个二硫键相连的 A 链和 B 链组成，胰岛素的产生过程中会伴随产生 C 肽，并随胰岛素一同分泌入血，因此可检测血中 C 肽水平来反映胰岛素的分泌情况。胰岛素的合成、分泌受到来自转录、翻译、折叠、进入胰岛素颗粒以及胞吐作用等多个层次的调节。胰岛素通过作用于靶细胞上的胰岛素受体，发挥调节糖代谢、脂代谢、能量代谢等生理功能。胰岛 β 细胞具有适应性和可塑性，在妊娠、衰老、肥胖、糖尿病和胰岛素瘤等生理与病理生理条件下，不同激素或代谢物质的刺激会引发 β 细胞出现不同的改变。多种细胞在特定条件下可以转分化形成 β 细胞。胰岛中其他细胞在生长、分化过程中均会对 β 细胞造成影响，并且也将影响 β 细胞的功能。

糖尿病是由遗传和环境等多种因素共同引起的一组以慢性高血糖为主要特征的代谢性疾病，是严重威胁人类健康的世界性公共卫生问题。目前国际上通用 WHO 糖尿病专家委员会提出的分型标准（1999），将糖尿病分为 1 型糖尿病、2 型糖尿病、其他特殊类型糖尿病和妊娠期糖尿病 4 类。糖尿病的病因和发病机制非常复杂，至今尚未完全阐明。不同类型糖尿病的病因存在明显差异，且同一类型的糖尿病也存在异质性。总的来说，遗传因素与环境因素共同参与糖尿病的发生发展。胰岛 β 细胞发育成熟、合成并分泌胰岛素，胰岛素经血液循环到达机体各组织器官的靶细胞，与特异受体结合并引发细胞内代谢效应，该过程中任何一个环节发生异常均可导致糖尿病。糖尿病的治疗是集教育和管理、营养和运动、血糖监测、药物治疗等为一体的综合管理过程。针对药物治疗，双胍类、磺脲类、格列奈类、噻唑烷二酮类、α- 糖苷酶抑制剂、DPP-4 抑制剂、SGLT2 抑制剂、胰岛素和 GLP-1 受体激动剂等分别作用于发病机制的不同环节，新型的降糖药物在不断研发。此外，代谢手术、胰岛移植、细胞治疗及中医中药等手段也展现出一定的疗效和应用前景。

小测试4-3：
1. 糖尿病的诊断标准是什么？
2. 目前国际上常用的糖尿病分型是哪个标准？请简述糖尿病的分型。
3. 1型糖尿病的自然病程分哪几个阶段？每个阶段有哪些特征？
4. 简述2型糖尿病中 β 细胞功能缺陷的主要表现形式和发病机制。
5. 临床上常用的口服降糖药物有哪几类？并简述其降糖机制。

整合思考题

1. 常用于治疗糖尿病的药物中有哪些是通过增加胰岛素分泌来发挥作用的？其分别作用于胰岛素合成与分泌的哪些调控靶点？
2. 简述在代谢综合征过程中胰岛 β 细胞及机体糖脂代谢的变化。
3. 其他类型胰岛细胞分泌的激素对胰岛 β 细胞的调控作用是抑制性的还是刺激性的？
4. 针对 β 细胞功能缺陷的发病机制，有哪些新药研发的方向？
6. 针对胰岛素抵抗的发病机制，有哪些新药研发的方向？

L4-13e

参考答案

第五章 肾上腺

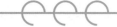 导学目标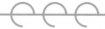

通过本章内容的学习，学生应能够：

※ **基本目标**

1. 描述肾上腺的解剖学位置与形态、血管、淋巴及神经支配；描述肾上腺皮质与髓质的细胞组成、形态学特征和胚胎来源。
2. 列举肾上腺皮质与髓质激素，描述各种肾上腺皮质与髓质激素的化学结构特点、合成原料、关键酶、降解产物，叙述各种激素分泌、运输与灭活的方式。
3. 描述肾上腺皮质与髓质激素的主要生理功能，列举介导肾上腺皮质和髓质激素生物学效应的受体，描述下丘脑-垂体-肾上腺轴、交感-肾上腺系统在应激反应中的作用。
4. 列举肾上腺常见疾病，了解肾上腺常见疾病的病因和主要临床表现，从肾上腺激素的生物学作用认识肾上腺疾病的病理生理机制，了解肾上腺疾病的诊疗原则。
5. 描述糖皮质激素和盐皮质激素类药物的药理作用、作用机制、临床应用和不良反应。

※ **发展目标**

1. 深入理解肾上腺在机体不同状态时的重要功能。
2. 举例说明皮质激素类药物的结构与功能之间的关系。

肾上腺（adrenal gland）是由皮质和髓质两部分组成的内分泌腺体。肾上腺髓质（adrenal medulla）是下丘脑-垂体-肾上腺轴（hypothalamus-pituitary-adrenal axis，HPA 轴）的外周靶腺，合成和分泌多种甾体类（类固醇）激素（steroid hormones），包括糖皮质激素、盐皮质激素和雄性激素。肾上腺髓质是交感-肾上腺系统（sympathetic-adrenal system，SAS）的组成部分，合成和分泌儿茶酚胺类活性物质。HPA 轴与 SAS 的重要功能是在各种应激情况下调控和维持机体的稳态。

第一节　肾上腺的解剖

一、肾上腺的形态与解剖位置

肾上腺为成对的内分泌器官，右侧肾上腺呈三角形，而左侧肾上腺为半月形，高约 5 cm，宽约 3 cm，厚 0.5 ~ 1 cm，重 5 ~ 7 g。出生时，肾上腺约为肾大小的 1/3，占体重的 0.2%，成人时则仅为肾的 1/30，占体重的 0.01%。

肾上腺位于腹膜后隙，脊柱两侧，平第 11 胸椎高度，紧贴在肾的上端（图 5-1）。肾筋膜将肾与肾上腺一起包裹。临床上常用腹膜后注气造影术来显示肾上腺的轮廓，肾上腺疾病的对诊断有一定的意义。左、右侧肾上腺的毗邻不同：左肾上腺前面的上部借网膜囊与胃相邻，下部与胰尾和脾血管相邻，内侧缘接近腹主动脉；右肾上腺的前面为肝，前面的外上部无腹膜覆盖，直接与肝的裸区相邻，内侧缘紧邻下腔静脉。左、右肾上腺的后面均为膈。两肾上腺内侧缘之间有腹腔神经节和腹腔丛等。

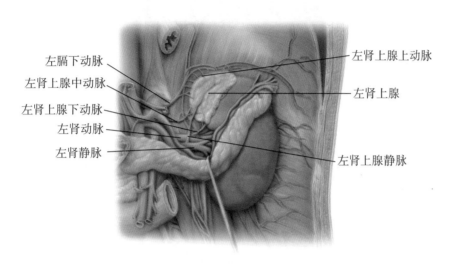

图 5-1　左肾上腺的解剖位置和血管分布

二、肾上腺的血管、淋巴与神经支配

肾上腺血供丰富，其动脉有 3 支：①起自膈下动脉的肾上腺上动脉（superior suprarenal artery）；②起自腹主动脉的肾上腺中动脉（middle suprarenal artery）；③起自肾动脉的肾上腺下动脉（inferior suprarenal artery）。这些动脉进入肾上腺后，在被膜内形成丰富的吻合，并发出细小分支进入皮质和髓质。一部分血管在皮质和髓质内形成血窦，另一部分在细胞索间吻合成网。皮质和髓质的血窦集合成中央静脉，穿出肾上腺即为肾上腺静脉。左肾上腺静脉多为 1 支，偶见 2 支，平均长度约 2 cm，外径约 0.4 cm（图 5-1）。右肾上腺静脉多数为 1 支，平均长度 1 cm，外径约为 0.3 cm。左肾上腺静脉汇入左肾静脉；右肾上腺静脉汇入下腔静脉，少数汇入右膈下静脉、右肾静脉或副肝右静脉，偶尔汇入肝右静脉。右肾上腺静脉甚短，又多汇入下腔静脉右后壁，故在右肾上腺切除术结扎肾上腺静脉时，应注意防止损伤下腔静脉（图 5-2）。

肾上腺的集合淋巴管多斜向内下方，汇入腹主动脉外侧淋巴结和下腔静脉外侧淋巴结以及腰淋巴结。肾上腺上部的部分淋巴管可沿肾上腺上动脉注入膈下淋巴结。左侧肾上腺的部分淋巴管伴内脏大神经注入纵隔后淋巴结。

肾上腺的交感神经节前纤维源于下段胸髓节段，通过腹腔神经丛和神经节至肾上腺丛，这些神经纤维与大的髓质嗜铬细胞之间形成突触联系。

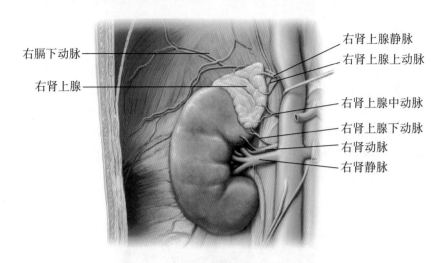

图 5-2 右肾上腺的解剖位置和血管分布

（沃 雁）

第二节 肾上腺的组织结构与发育

肾上腺的表面包有一层结缔组织被膜，少量结缔组织可伴随血管和神经伸入腺实质内。肾上腺实质由皮质和髓质两部分构成。

一、肾上腺皮质的组织结构

皮质约占肾上腺体积的 80% ~ 90%，位于腺实质的周边。根据皮质细胞的形态结构和排列特征，可将皮质分为 3 个带，即球状带（zona glomerulosa）、束状带（zona fasciculata）和网状带（zona reticularis），但三个带之间并无明显界限（图 5-3）。

1. 球状带 较薄，紧靠被膜，约占皮质总体积的 15%。细胞聚集成球团状，胞体较小，呈

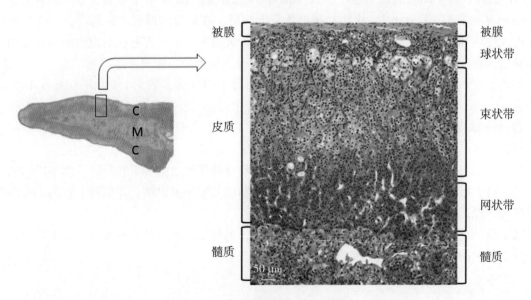

图 5-3 人肾上腺光镜像（HE 染色）

锥形，细胞核小而染色深，细胞质较少，内含少量脂滴。细胞团之间为窦状毛细血管和少量结缔组织（图 5-4）。球状带细胞分泌盐皮质激素（mineralocorticoid），主要是醛固酮（aldosterone）。

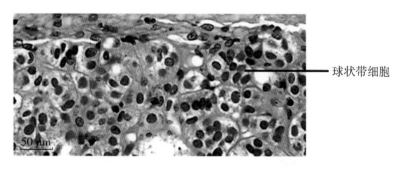

图 5-4　人肾上腺球状带（HE 染色，高倍）

2. 束状带　肾上腺皮质三个带中最厚的部分，位于皮质中间，占皮质总体积的 65% ~ 80%。束状带细胞较大，呈多边形，排列成单行或双行细胞索。细胞核呈圆形且较大，细胞质内含大量脂滴。在常规切片标本中，因脂滴被溶解，故细胞质染色浅，且呈泡沫状（图 5-5）。细胞索间为窦状毛细血管和少量结缔组织，丰富的血窦不仅便于束状带细胞运输激素，而且有利于获得胆固醇和营养物质。束状带细胞主要分泌糖皮质激素（glucocorticoid），人类的糖皮质激素主要为皮质醇（cortisol），而在啮齿类动物则主要是皮质酮（corticosterone）。

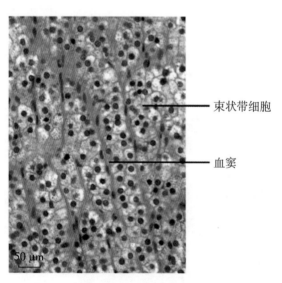

图 5-5　人肾上腺束状带（HE 染色，高倍）

3. 网状带　位于皮质最内层，约占皮质总体积的 10%，细胞索相互吻合成网，网间为窦状毛细血管和少量结缔组织。网状带细胞较小，细胞核也小：着色较深，细胞质内含较多脂褐素和少量脂滴，故着色较深（图 5-6）。网状带细胞主要分泌雄激素，也分泌少量雌激素和糖皮质激素。

肾上腺皮质 3 条带的细胞所分泌的激素均属类固醇激素，故电镜下皮质细胞具有分泌类固醇激素细胞的超微结构特点，即细胞内富含滑面内质网、管状嵴线粒体和脂滴。其中以束状带细胞最为典型（图 5-7）。

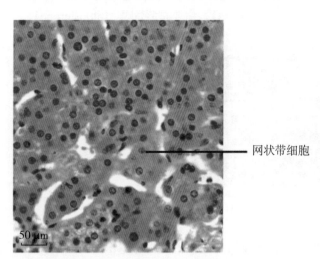

图 5-6　人肾上腺网状带（HE 染色，高倍）

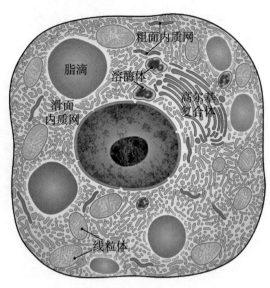

图 5-7　肾上腺皮质束状带细胞的亚细胞结构（根据透射电镜像绘制）

二、肾上腺髓质的组织结构

髓质位于腺实质的中央，主要由排列成团索状的髓质细胞组成，其间为血窦和少量结缔组织，髓质中央有中央静脉。髓质细胞胞体大，呈多边形。细胞核着色浅，细胞质嗜碱性。如用含铬盐的固定液固定标本，胞质内可见黄褐色的嗜铬颗粒。因而髓质细胞又称为嗜铬细胞（chromaffin cell）。髓质细胞是从神经嵴发育而来，本质上是交感神经节细胞（图 5-8）。

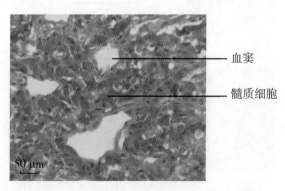

图 5-8　人肾上腺髓质光镜像（HE 染色，高倍）

电镜下，嗜铬细胞的胞质内含有许多由膜包裹的分泌颗粒。根据颗粒所含物质的差异，可将嗜铬细胞分为两种类型：一种为肾上腺素细胞，细胞内颗粒较小，电子密度中等，颗粒内含肾上腺素（epinephrine/adrenalin，E），此种细胞数量多，占人肾上腺髓质细胞的 80% 以上；另一种为去甲肾上腺素细胞，细胞内颗粒较大，电子密度较高，颗粒内含去甲肾上腺素（norepinephrine/noradrenalin，NE）（图 5-9）。肾上腺素和去甲肾上腺素为儿茶酚胺类物质，它们与嗜铬颗粒蛋白等组成复合物贮存在颗粒内。嗜铬细胞与交感神经节前纤维末梢形成突触，故嗜铬细胞的分泌活动受交感神经调控。

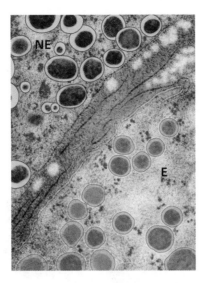

图 5-9　髓质细胞的电镜照片亚细胞结构（根据透射电镜像绘制）

NE. 去甲肾上腺素细胞；E. 肾上腺素细胞

三、肾上腺皮质和髓质的相关性

肾上腺皮质和髓质在功能上是一个密切相关的整体。肾上腺动脉进入被膜后，分支成小动脉，大部分小动脉进入皮质，形成窦状毛细血管网，进入皮质后与髓质毛细血管相通。少部分小动脉分支穿过皮质直接进入髓质，形成窦状毛细血管。因此髓质具有两套血供，分别来自皮质和髓质的静脉血经髓质内的小静脉汇合成一条中央静脉，最后经肾上腺静脉离开肾上腺（图 5-10）。流经髓质的血液大部分来自皮质，故含较高浓度的皮质激素，其中的糖皮质激素可增强嗜铬细胞中的 *N*- 甲基转移酶的活性，使去甲肾上腺素甲基化，成为肾上腺素，这也是髓质中肾上腺素细胞多于去甲肾上腺素细胞的原因，可见肾上腺皮质对髓质细胞的激素生成有很大的影响。

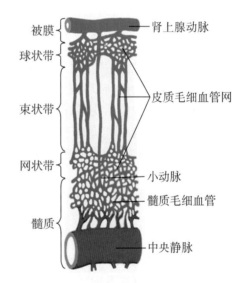

图 5-10　肾上腺血液循环示意图

四、肾上腺的发生

肾上腺的皮质和髓质无论是在形态结构还是功能上都相差甚大，究其原因是两者的胚胎起源不同，肾上腺皮质来源于尿生殖嵴的中胚层，髓质来源于神经嵴，属外胚层。

（一）肾上腺皮质的发育

1. 肾上腺皮质的发生　肾上腺皮质的发育较髓质早。肾上腺来源于胚胎早期的间介中胚层，人胚第 5 周时，尿生殖嵴沿脊柱两侧左右对称形成。

人胚第 6 周时，尿生殖嵴中未来分化为中肾区域附近（靠近背系膜）的细胞增生，分化为分泌类固醇激素的肾上腺细胞和性腺细胞。肾上腺前体细胞与性腺细胞逐渐分开后，伸入深处的间充质内，形成肾上腺的胚胎性皮质（fetal cortex），胚胎性皮质位于肾上腺原基的中央，在发育过程中该皮质退化。间充质细胞包绕在肾上腺原基周围，形成肾上腺被膜，内有肾上腺祖细胞。

人胚第 8 周时，被膜下出现一层较薄的永久皮质，由嗜碱性细胞组成，排列紧密，自胚胎 15 周起，永久皮质（permanent cortex）开始分化，至出生时该永久皮质已分化为初级球状带和束状带，此时的肾上腺皮质占整个肾上腺的 80%。胚胎时期的肾上腺皮质已具有分泌类固醇类激素的功能。出生后的几个月内，肾上腺皮质进一步复杂化，至 3 岁时，皮质可见球状带、束状带和网状带（图 5-11）。

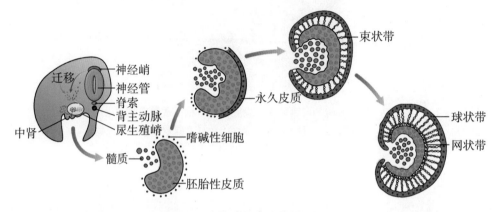

图 5-11 肾上腺发育的模式图

2. **成人肾上腺皮质的更新** 成人的绝大部分肾上腺皮质细胞来自位于被膜和球状带的祖细胞。肾上腺皮质的更新以向心方式进行，即肾上腺被膜细胞和被膜下的肾上腺祖细胞（包括球状带细胞）逐渐向皮髓质交界方向迁移，同时发生转分化（trans-differentiation），即在迁移过程中，这些新形成的细胞与其所处区域的其他细胞在形态结构和功能特点上逐渐趋于一致。最后在皮髓质交界处发生凋亡。简而言之，被膜的祖细胞可以转变成球状带细胞，随着祖细胞的不断增殖，之前的球状带细胞在到达束状带时，转化成束状带细胞；同理，这些束状带细胞处于网状带时，则转化成网状带细胞。

（二）肾上腺髓质的发育

肾上腺髓质来源于神经嵴，大约在人胚第 6 周时，从邻近的交感神经节、腹腔神经丛迁移而来的神经嵴细胞逐渐移向肾上腺皮质，聚集成团，成为肾上腺髓质原基，这些细胞以内陷的方式进入肾上腺中央，分化为髓质细胞，逐渐被肾上腺皮质包绕，直至胚胎发育后期才彻底被包绕，髓质在出生后仍在发育、分化（图 5-11）。因起源与交感神经节和副交感神经节的节后神经元相似，故这些髓质细胞也被认为是无轴突和树突的具有内分泌功能的节后神经元。

（陈苏红）

第三节 肾上腺激素的合成与代谢

一、肾上腺皮质激素的合成与代谢

肾上腺皮质激素（adrenocortical hormones/adrenocorticoids）由肾上腺皮质以胆固醇为原料合成和分泌，根据其主要生理功能可分为 3 类：①盐皮质激素：由肾上腺球状带分泌，在人体以醛固酮（aldosterone）为主，主要功能为调节水和电解质代谢；②糖皮质激素：由束状带和网状带分泌，主要形式是皮质醇（cortisol）和皮质酮（corticosterone），在人类以皮质醇为主，而在啮齿类动物则以皮质酮为主，主要功能为调节糖代谢；③性激素：网状带分泌少量性激素如脱氢表雄酮（dehydroepiandrosterone，DHEA）、雄烯二酮（androstenedione）和雌二醇（estradiol，E_2）等。这三类激素的基本结构为类固醇（甾体，steroids），即由 3 个六元环和 1 个五元环组成，分别为A、B、C 及 D 环（图 5-12）。A 环 C3 位上的酮基、C4 ~ C5 间的双键及 D 环 C17 位的二碳侧链（即 C20 位的羰基及 C21 位的羟基）是糖皮质激素与盐皮质激素产生生理活性所必需的。C11位的氧或羟基及 C17 位的羟基是糖皮质激素的必需基团，使其具有较强的影响糖代谢及抗炎等作用，而对水和电解质代谢作用较弱，故名糖皮质激素。盐皮质激素的结构特征是在 D 环的 C17 位无羟基及 C11 位无氧或虽有氧但与 C18 位醛基形成内酯环（醛固酮），因对水和电解质代谢作用较强，对糖代谢作用很弱，故名盐皮质激素。

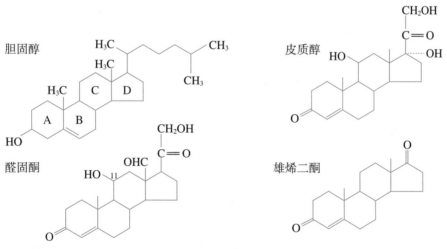

图 5-12　肾上腺皮质激素的分子结构

1. 肾上腺皮质激素的合成　肾上腺皮质激素的合成及分泌受促肾上腺皮质激素（adrenocorticotropic hormone，ACTH）的调节。原料是胆固醇，主要来源于血液中的低密度脂蛋白（LDL），也可在肾上腺皮质细胞内由乙酰辅酶 A 合成。肾上腺皮质细胞表面具有 LDL 受体，LDL 与受体结合后被内吞进入细胞，其中的胆固醇可在乙酰辅酶 A- 胆固醇酰基转移酶（ACAT）的作用下发生酯化并储存于细胞内的脂滴中。在 ACTH 的作用下，细胞内的激素敏感型脂酶（hormone-sensitive lipase，HSL）将脂滴中的胆固醇酯转化为游离胆固醇，继而 ACTH 依赖性类固醇合成快速调节蛋白（steroidogenic acute regulatory protein，StAR）将之从胞质运输到线粒体内膜。线粒体内膜的细胞色素 P450 侧链断裂酶（cytochrome P450 side chain cleavage enzyme，

P450scc，由 *cyp11a1* 基因编码，故又称 CYP11A1）使胆固醇先后发生 20 位和 22 位羟化和 C20-C22 侧链断裂，形成孕烯醇酮，这是所有甾体激素合成关键的第一步，因而 CYP11A1 是皮质激素生物合成的限速酶。孕烯醇酮在线粒体和内质网的多种酶的催化下被转变为不同种类的皮质激素。在肾上腺皮质的 3 个不同区带中，由于酶系的差异，所合成的皮质激素有所不同。球状带含有 18- 羟化酶，分泌醛固酮，因缺乏 17α- 羟化酶活性，不能合成皮质醇和性激素。束状带含有 17α- 羟化酶，合成糖皮质激素，因不表达 *CYP11B2* 基因（编码醛固酮合成酶 P450aldo）而不能合成醛固酮。醛固酮合成酶可以催化 11β- 羟化、18- 羟化和 18- 氧化，完成从 11- 脱氧皮质酮到醛固酮的多步反应。图 5-13 为肾上腺皮质激素合成的详细途径。

2. **肾上腺皮质激素的分泌、运输与灭活**　主要的糖皮质激素皮质醇为脉冲式分泌，有昼夜节律，早晨分泌多，逐渐降低，夜间最低。临床给药应考虑此生理节律。

血液中的皮质醇有约 75% 与皮质类固醇结合球蛋白（corticosteroid-binding globulin，CBG）结合，少量与白蛋白结合，只有约 8% 处于游离状态。结合型皮质醇与游离型间可互相转化，呈动态平衡状态。只有游离状态的皮质醇才能进入靶细胞发挥生物学作用。

肾上腺皮质激素主要在肝内降解而灭活，一部分在肾转化。灭活的主要反应为加氢还原和与葡萄糖醛酸结合，最后随尿排出。皮质醇（cortisol）和皮质素（cortisone，可的松）可以互相转变，皮质醇在各组织中可脱氢生成皮质素，后者加氢生成皮质醇，皮质醇的生理作用大于皮质素。约 90% 的皮质醇可加氢生成四氢皮质醇和四氢皮质酮，然后与葡萄糖醛酸结合由尿中排出。只有不到 5% 的皮质醇以原形由尿排出。糖皮质激素的代谢产物四氢皮质醇、四氢皮质酮和皮质醇等在 C17 位上保持了二羟丙酮的结构，统称为 17- 羟类固醇（17-hydroxycorticosteroids，17-OH-CS）。临床上可以测定 24 h 尿液中 17-OH-CS 的含量来推知糖皮质激素的分泌量。

此外，约 5% 的皮质醇在降解过程中其 C17 位上断去侧链，成为 17- 酮类固醇（17-ketosteroids，17-KS）而自尿中排出。但尿中 17-KS 更多是来源于雄性激素，如睾酮、脱氢表雄酮等。因此，17-KS 是代表肾上腺皮质分泌糖皮质激素和雄激素以及性腺分泌雄激素的总和。

血液中的醛固酮有约 60% 与 CBG 或白蛋白结合，其余呈游离状态。与皮质醇的灭活相似，醛固酮的灭活主要是还原成四氢醛固酮，再与葡萄糖醛酸结合而自尿中排出。

二、肾上腺髓质激素的合成与代谢

肾上腺髓质主要合成和分泌肾上腺素（adrenaline）、去甲肾上腺素（norepinephrine）和少量多巴胺（dopamine），都属于儿茶酚胺类（catecholamines）激素。

1. **肾上腺素与去甲肾上腺素的合成**　肾上腺嗜铬细胞以酪氨酸为原料，经一系列羟化、脱羧反应而生成儿茶酚胺激素（图 5-14）。酪氨酸羟化酶（tyrosine hydroxylase，TH）是其中的关键限速酶，在 TH 的催化下酪氨酸被转化为多巴（L-dopa），后者在芳香族氨基酸脱羧酶的催化下产生多巴胺，继而多巴胺 β- 羟化酶将多巴胺转化为去甲肾上腺素。以上步骤与交感节后神经元合成去甲肾上腺素的步骤相同，但肾上腺髓质嗜铬细胞受皮质激素的影响而表达大量苯乙醇胺 -*N*- 甲基转移酶（phenylethanolamine- *N*-methyltransferase，PNMT），可使去甲肾上腺素甲基化而生成肾上腺素。肾上腺素、去甲肾上腺素和多巴胺均被贮存在嗜铬细胞的嗜铬颗粒中。交感节前纤维末梢释放的乙酰胆碱通过作用于嗜铬细胞上的 N（烟碱）型受体刺激儿茶酚胺的生成和分泌，其中肾上腺素与去甲肾上腺素的比例大约为 4∶1。多巴胺和去甲肾上腺素可对嗜铬细胞发挥负反馈的调节效应。

2. **肾上腺髓质激素的降解**　髓质激素的降解主要在肝内进行，通过单胺氧化酶（mono-amine oxidase，MAO）和儿茶酚 -*O*- 甲基转移酶（catechol-*O*-methyl transferase，COMT）生成香

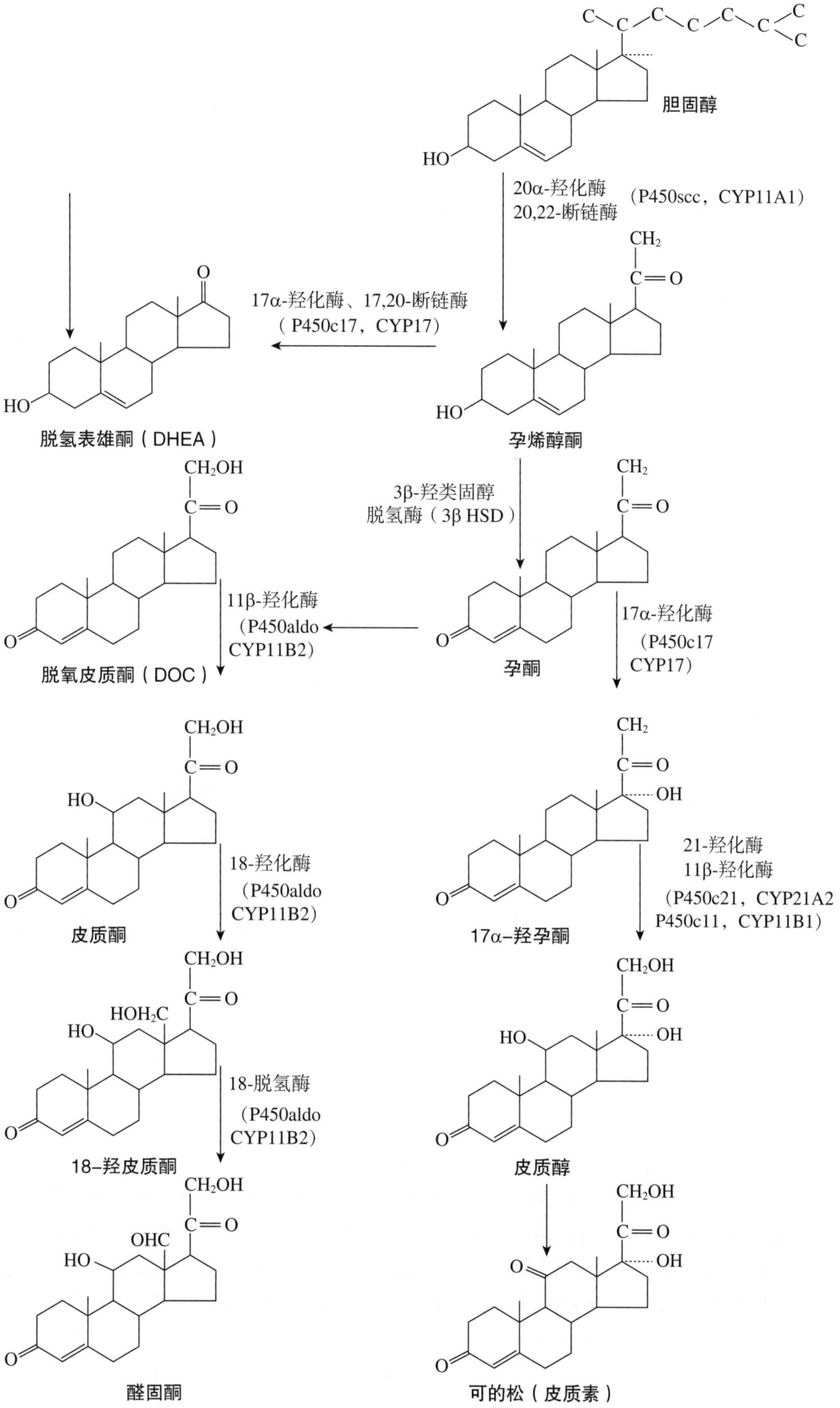

图 5-13 肾上腺皮质激素的主要合成途径

草扁桃酸（vanillyl mandelic acid，VMA）（图 5-15）。正常人尿中 VMA 量为 3 ～ 7 mg/24 h，患嗜铬细胞瘤时 VMA 量升高。小部分肾上腺髓质激素以原形经尿排出。

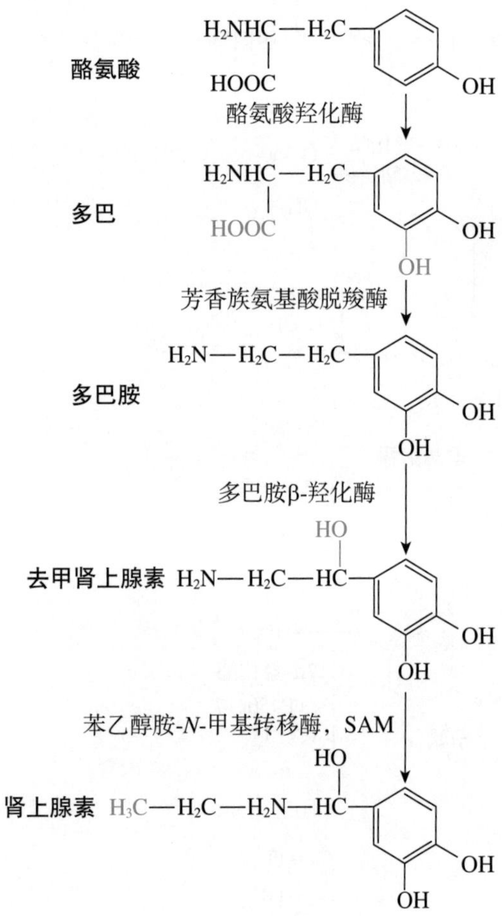

图 5-14 肾上腺髓质激素的合成

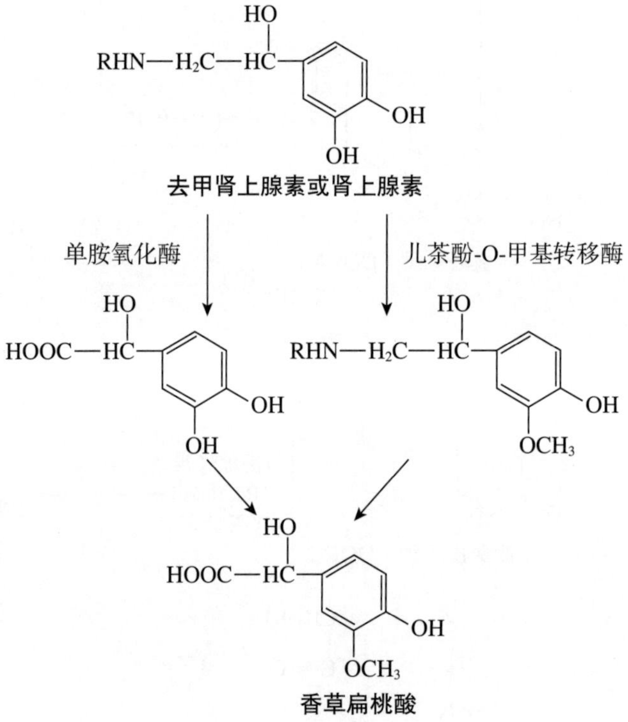

图 5-15 儿茶酚胺激素的降解

（梅文瀚）

第四节 肾上腺激素的生理功能与调节

肾上腺在体内发挥着不可或缺的重要功能。肾上腺髓质在功能上与交感神经有关，释放肾上腺素和去甲肾上腺素，促进能量代谢，增强心脏泵血，提高动脉血压。肾上腺皮质的束状带和网状带在功能上与下丘脑 - 垂体相联系，在促肾上腺皮质激素的作用下合成和分泌糖皮质激素及少量雄激素。糖皮质激素具有广泛的生物学效应，如调节代谢、抑制免疫炎症反应等。肾上腺球状带在功能上与肾素 - 血管紧张素系统相联系，主要作用是调节水和电解质平衡（图 5-16）。

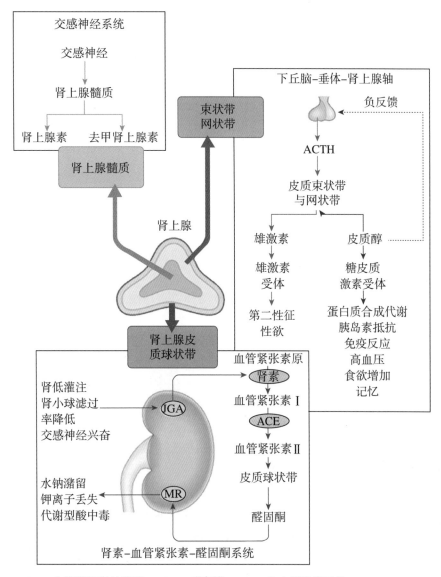

ACE. 血管紧张素转换酶；JGA. 球旁器；MR. 盐皮质激素受体

图 5-16 肾上腺各部分的主要功能

一、肾上腺皮质激素的生理功能与调节

（一）糖皮质激素

1. 糖皮质激素的生理作用

（1）调节物质代谢

1）糖代谢：糖皮质激素促进肝内糖异生，将非己糖底物（如氨基酸）转化为葡萄糖，增加肝内糖原合成，还能抑制组织对葡萄糖的摄取和利用，因而使血糖升高。应用大剂量糖皮质激素可引起类固醇性糖尿病，而缺乏糖皮质激素时，血糖下降，饥饿时更可引起严重低血糖，甚至有发生死亡的危险。

2）蛋白质代谢：糖皮质激素对蛋白质代谢的作用因组织而异。糖皮质激素促进肝细胞摄取的氨基酸和合成蛋白质，而对于肝外组织特别是肌肉组织，糖皮质激素则促进蛋白质分解，并抑制肝外组织对氨基酸的摄取，使血中氨基酸升高。糖皮质激素过多可引起生长停滞，肌肉消瘦，皮肤变薄和骨质疏松等。

3）脂肪代谢：糖皮质激素对脂肪代谢的影响有两个方面，一是促进脂肪组织中的脂肪分解，使大量脂肪酸进入肝内氧化；二是影响体内脂肪的重新分布。

（2）对生长发育的影响：糖皮质激素会抑制生长激素的分泌，青春期身高增长主要依赖生长激素和性激素，而糖皮质激素抑制生长激素的作用。在儿童生长发育期间，非生理剂量的糖皮质激素会影响小儿的骨发育，大剂量或长时间使用糖皮质激素会抑制成骨细胞的分化，减少骨形成，减慢骨生长。

（3）对器官系统功能的影响

1）作用于血细胞：高水平糖皮质激素可使胸腺和淋巴组织萎缩，使血液中的淋巴细胞破坏，还能促进单核细胞吞噬作用，分解嗜酸性粒细胞，从而使血液中嗜酸性粒细胞含量减少。

2）作用于血管系统：糖皮质激素能提高血管平滑肌对儿茶酚胺的敏感性，使血管平滑肌保持一定的紧张性。

3）作用于胃肠道：糖皮质激素能增加胃酸分泌和胃蛋白酶生成，因而有诱发或加重胃溃疡的可能。

4）作用于神经系统：小剂量糖皮质激素可引起欣快感，过量使用时可能出现思维不能集中、烦躁不安以及失眠等现象。

（4）允许作用：允许作用是指有些激素并不直接产生生理作用，而是为另一种激素发挥生理学效应创造条件的现象。体内有一定量的糖皮质激素存在是一些生化代谢和生理反应得以进行的必要条件。例如，糖皮质激素本身对血管平滑肌没有直接的收缩作用，但可增强儿茶酚胺的血管收缩作用；糖皮质激素分泌不足，可导致血管平滑肌失去对去甲肾上腺素或肾上腺素的反应。糖皮质激素也能增强胰高血糖素的血糖升高作用。

（5）对水和电解质的影响：糖皮质激素有较弱的盐皮质激素样作用，与盐皮质激素受体（mineralocorticoid receptor，MR）结合，可在一定程度上促进肾小管重吸收水和钠而分泌钾离子。但糖皮质激素通过糖皮质激素受体（glucocorticoid receptor，GR）又能增加肾小球滤过率和拮抗血管加压素（抗利尿激素）的作用，减少肾小管对水的重吸收，因此有利尿作用。糖皮质激素分泌不足，可导致水负荷后不能及时排出，引起水中毒。

（6）参与应激反应：应激（stress）是指机体内外环境的任何影响或威胁机体稳态的变化。机体受到应激刺激时会激活各种适应性的生理生化反应以恢复机体稳态，糖皮质激素在这一过程中发挥了不可或缺的重要作用。应激刺激导致下丘脑 - 垂体 - 肾上腺（HPA）轴被激活，下丘脑分泌促肾上腺皮质释放激素（corticotropin releasing hormone，CRH）增加，CRH 作用于腺垂体，引起促肾上腺皮质激素（adrenocorticotropic hormone，ACTH）分泌，继而 ACTH 作用于肾上腺，引起糖皮质激素的大量分泌。缺氧、创伤、手术、饥饿、疼痛、寒冷以及精神紧张和焦虑不安等应激刺激，均可引起血中促肾上腺皮质激素浓度立即增加，糖皮质激素也相应增多。ACTH 和糖皮质激素可提高机体对应激刺激的耐受性，其机制尚不十分清楚。一种可能性是，应激可同时激活交感 - 肾上腺髓质系统，糖皮质激素维持儿茶酚胺的缩血管和促进能量代谢特别是脂肪分解代谢的效应（"允许作用"）。

2. 糖皮质激素分泌的调节 糖皮质激素在肾上腺皮质合成和分泌，主要受到 HPA 轴的调节（图 5-17）。

（1）HPA 轴的调节：下丘脑分泌的 CRH 刺激垂体分泌 ACTH，后者作用于肾上腺皮质，促进糖皮质激素的合成与分泌，而糖皮质激素也可反过来作用于下丘脑和垂体，抑制 CRH 和 ACTH 的分泌，从而形成一个维持糖皮质激素水平稳态的负反馈调节环路。腺垂体合成和分泌的 ACTH 是刺激肾上腺糖皮质激素合成和分泌的主要激素，其通过与肾上腺皮质束状带细胞膜上的

黑皮质激素 -2 受体（melanocortin-2 receptor，MC2R）结合而发挥作用。ACTH 与 MC2R 结合后，通过促进胆固醇酯水解酶（cholesteryl ester hydrolase，CEH）的激活，迅速将胆固醇从脂滴动员出来并运送到线粒体外侧膜，同时增加 *StAR* 基因的表达，从而促进糖皮质激素的合成。精神因素、低血糖、失血等应激刺激均可增加 ACTH 的释放。CRH 受视交叉上核生物钟的控制，其分泌表现为昼夜节律波动，清晨觉醒前分泌达高峰，随后降低，白天维持在较低水平，入睡后逐渐降低，午夜分泌水平最低，随后又逐渐升高。在 CRH 昼夜节律影响下，ACTH 和糖皮质激素的分泌也具有相应的日节律波动。

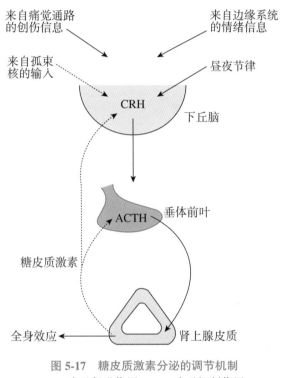

图 5-17 糖皮质激素分泌的调节机制
—— 表示促进作用；······ 表示抑制作用

（2）糖皮质激素的负反馈调节作用：血液中的糖皮质激素水平升高可负反馈作用于下丘脑和腺垂体，抑制 CRH 和 ACTH 的分泌，这一调节机制是维持糖皮质激素水平相对稳定的重要环节之一。临床上应用外源性糖皮质激素时需要注意，由于外源性糖皮质激素抑制了下丘脑 CRH 和垂体 ACTH 的合成与分泌，若突然停用糖皮质激素，则可因患者自身肾上腺皮质功能不足而导致体内糖皮质激素突然减少而引起严重后果。因此，停药时要逐渐减量。

（3）应激性调节：在应激条件下，比如严重创伤、失血、剧痛等有害刺激以及精神紧张时，ACTH 和糖皮质激素分泌都会明显增加，并且不受负反馈作用的影响。应激条件下，下丘脑 CRH 神经元分泌增强，刺激腺垂体 ACTH 分泌，最后引起糖皮质激素的大量分泌，以提高机体对伤害性刺激的耐受能力。

3. 糖皮质激素作用的分子机制

（1）糖皮质激素通过核受体发挥作用：1985 年，Hollenberg 和 Evan 首先成功克隆了由 777 个氨基酸残基组成的糖皮质激素受体（GR）。没有糖皮质激素结合时，GR 存在于细胞质中，与热休克蛋白 90（heat shock protein 90，Hsp90）、热休克蛋白 70（Hsp70）、免疫亲和蛋白（immunophilin）结合组成复合物，处于失活状态。糖皮质激素是脂溶性分子，易透过细胞膜进入细胞，当糖皮质激素与 GR 结合后，Hsp90、Hsp70 和免疫亲和蛋白被解离，形成糖皮质激素 -GR 二聚体而呈激活状态，迅速移位进入核内。此时原被掩盖的 DNA 结合区（DNA binding domain，DBD）暴露，故能与特异性 DNA 位点，即靶基因的启动子序列的糖皮质激素反应元件（glucocorticoid response element，GRE）或负性糖皮质激素反应元件（negative glucocorticoid response element，nGRE）结合，诱导或抑制靶基因转录，通过 mRNA 调节特定蛋白质的表达，影响细胞功能，故 GR 属于核受体的一员（图 5-18）。糖皮质激素通过 GR 主要发挥抗炎的效果，能够显著抑制一些炎症因子的转录表达，例如 IL-2、IL-3、IL-4、IL-5、IL-6、TNFα、GM-CSF、CCL1、CCL5、CCL11 以及 CCL8 等。GR 的 C 端是糖皮质激素结合域，参与核定位及二聚体形成；中央有两个锌指结构，是 GR 与 DNA 结合的结构域，控制转录激活及参与二聚体形成；铰链域参与核定位转录及二聚体形成；N 端的调节域涉及基因转录活化以及与其他转录因子的结合。

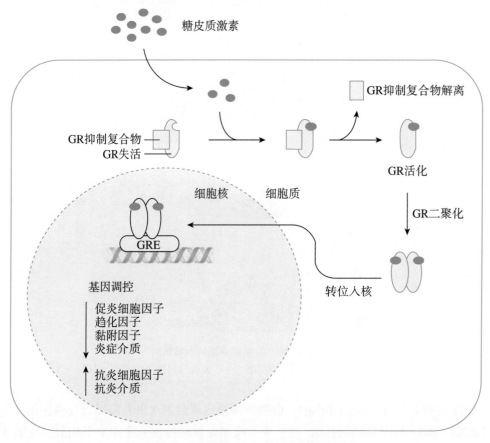

图 5-18　糖皮质激素通过核受体的作用机制
GR. 糖皮质激素受体；GRE. 糖皮质激素反应元件

　　（2）糖皮质激素通过膜受体发挥作用：相比于通过核受体调控基因表达的慢速作用方式，糖皮质激素还通过与细胞质膜上的受体结合而发挥快速的生物学效应。早在 20 世纪 80 年代，中科院院士、神经生理学家陈宜张先生便发现，糖皮质激素能够在 2 min 内使豚鼠交感神经节神经元发生膜电位超极化，也能在肾上腺髓质细胞系（PC12）上快速抑制尼古丁引起的钙离子流。这种作用方式的特点是反应迅速且不引起 GR 从细胞质到细胞核的转运。另外，糖皮质激素在免疫系统、神经系统中也能通过快速方式发挥重要的调控作用，而且这种调控作用与第二信使 cAMP 以及钙信号等密切相关。这一系列发现表明，在细胞膜上存在着与糖皮质激素结合并介导其快速作用用的膜受体蛋白。

　　在寻找糖皮质激素的膜受体研究中，我国科学家孙金鹏团队发现了皮质醇及糖皮质激素药物地塞米松可以在纳摩尔水平高亲和力地结合膜受体 GPR97，并解析了 GPR97 与皮质醇及 G 蛋白结合的复合物结构。

L5-1u
拓展：G 蛋白偶联受体（GPCR）GPR97 的发现和意义

Note

（二）盐皮质激素

1. 盐皮质激素的生理作用　盐皮质激素由肾上腺皮质球状带分泌，主要代表为醛固酮。与其他类固醇激素相似，醛固酮通过与胞质内的受体结合发挥效应，配体（醛固酮）-受体（盐皮质激素受体，MR）复合物转位入核，启动特定蛋白质的转录与翻译。醛固酮主要作用于远端肾小管（远曲小管和集合管）上皮细胞，产生3种效应：一是快速效应，增加上皮钠通道（epithelial sodium channel，E_{Nac}）上膜；二是增加 E_{Nac} 的转录与翻译；三是增加血清与糖皮质激素调节激酶（serum- and glucocorticoid-regulated kinase，SGK）基因的转录与翻译，SGK 可提高 E_{Nac} 的活性。以上效应使得管腔内的钠离子经 E_{Nac} 进入上皮细胞内，在 Na^+/K^+-ATP 酶的作用下，胞内的钠离子被泵到组织液中（钠离子重吸收增加），而组织液中的钾离子进入细胞内，并经上皮细胞管腔面钾离子通道分泌入管腔（钾离子分泌），随着钠离子的重吸收，水的重吸收也增加，起到保钠保水和排钾的作用（图 5-19）。

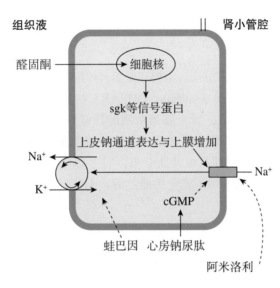

图 5-19　醛固酮的生理作用机制
—— 表示促进作用；┄┄┄┄ 表示抑制作用

与糖皮质激素相似，醛固酮可能还与膜受体结合引起快速的非基因组效应，刺激肾小管上皮细胞的 Na^+-K^+ 交换和 Na^+-H^+ 交换，重吸收小管液中的钠离子而分泌 K^+ 和 H^+。醛固酮分泌异常会导致机体水、电解质及酸碱平衡紊乱。

有意思的是，糖皮质激素与 MR 的亲和力高于其对 GR 的亲和力，为什么糖皮质激素不呈现显著的水和电解质代谢方面的作用呢？研究表明，肾等盐皮质激素敏感组织中表达丰富的2型11β-羟甾醇脱氢酶，该酶不影响醛固酮，但能将皮质醇转化为皮质酮和将皮质酮转化为11-氧衍生物，这些产物不与 MR 结合。如果2型11β-羟甾醇脱氢酶被抑制或缺失，则糖皮质激素可产生显著的盐皮质激素样效应，引起醛固酮过多症样临床表现。

2. 盐皮质激素分泌的调节　肾素-血管紧张素系统是影响醛固酮分泌的主要因素，血管紧张素可促进醛固酮的合成和分泌。血 K^+ 水平升高、血 Na^+ 水平降低均能刺激醛固酮分泌（图5-20）。生理状态下，ACTH 对醛固酮的分泌无明显影响，但在应激反应时，ACTH 可促进醛固酮分泌。

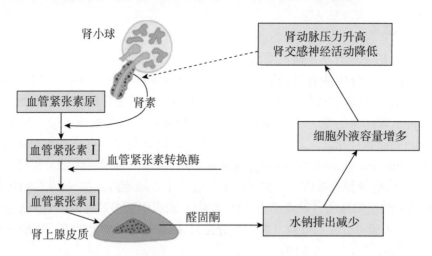

图 5-20 醛固酮分泌的调节机制
—— 表示促进作用；┈┈ 表示抑制作用

（三）肾上腺雄激素

肾上腺雄激素由皮质束状带和网状带分泌，主要有脱氢表雄酮（dehydroepiandrosterone，DHEA）、硫酸脱氢表雄酮（dehydroepiandrosterone-3-sulfate，DHEAS）与雄烯二酮（androstenedione）。男性睾丸产生的睾酮是活性更强的雄激素，肾上腺雄激素的活性仅有睾酮的 1/5，因而肾上腺雄激素对于正常成年男性的生理作用较小。但是，在成年女性，肾上腺雄激素是体内雄激素的重要来源（约占 50%），为腋毛、阴毛生长和性欲维持所必需。肾上腺雄激素可在脂肪和其他外周组织中被转化为睾酮，继而在芳香化酶的作用下转化为雌二醇，是绝经后女性和老年男性雌激素的主要来源。

二、肾上腺髓质激素的生理作用与调节

1. 儿茶酚胺的作用　肾上腺素（epinephrine，E）与去甲肾上腺素（norepinephrine，NE）的生物学效应经肾上腺素受体（adrenoceptor）介导。肾上腺素受体可分为 α 受体及 β 受体，两者又可分为多种亚型（α_1、α_2、β_1、β_2、β_3 等）。相对来说，去甲肾上腺素与 α 受体的亲和力较高，而肾上腺素与 β 受体有较高的亲和力。

（1）调节器官功能：儿茶酚胺对心脏、平滑肌、腺体等多种器官组织具有重要的调节作用。儿茶酚胺重要的心血管效应包括提高心肌兴奋性、增加心率、增强心肌收缩力以及加快心肌传导速度。NE 与肾上腺素都能增强心肌收缩力，这一作用主要由 β_1 受体所介导。NE 通过与 α_1 受体结合，可导致绝大部分器官的血管收缩，升高收缩压和舒张压，继而通过压力反射，使心率降低，这些效应可抵消其对心脏的直接作用，从而导致心输出量降低。而肾上腺素通过 β_2 受体引起骨骼肌和肝的血管舒张，这一效应可抵消肾上腺素对其他部位血管的收缩作用，从而使总外周阻力降低，因而血压不显著升高，而其对心脏的直接作用使心输出量增加。因此，肾上腺素而非去甲肾上腺素在临床上被作为强心剂使用。

此外，儿茶酚胺也调节胃肠道和膀胱平滑肌的舒张、括约肌收缩以及支气管平滑肌的舒张和瞳孔散大等。含肾上腺素的喷雾剂是哮喘急性发作时的一种常用药物。

（2）调节新陈代谢：儿茶酚胺具有促进糖原分解和提高血糖的作用。NE 与肾上腺素通过 β 受体可促进胰岛素和胰高血糖素释放，通过 α 受体则抑制这些激素释放。α_1 受体激活后还可增强肝糖异生；β_1 受体激活后促进脂肪分解，增加酮体生成；β_2 受体可促进糖原分解，并减少葡萄糖

利用等；β₃ 受体可动员脂肪，增加组织耗氧量与机体产热量，提高基础代谢率。

（3）参与应急反应：肾上腺髓质与交感神经节在胚胎发育上相同，交感神经系统对机体的生理过程进行精细调节，而肾上腺髓质主要在机体处于特殊紧急状态下或内环境稳态显著失衡时大量分泌儿茶酚胺，产生大范围的调节活动（图 5-21）。比如当机体遭遇格斗、愤怒、恐惧、寒冷、低血糖、失血等刺激时，肾上腺髓质分泌儿茶酚胺急剧增加，机体会出现如瞳孔放大、心率加快、血压升高、皮肤血管收缩等代偿反应。

（4）多巴胺的作用：血液中多巴胺的生理作用尚不清楚。给予外源性多巴胺可引起肾血管和肠系膜血管舒张；对其他部位血管多巴胺引起收缩效应，可能与多巴胺促进交感神经末梢释放去甲肾上腺素有关。多巴胺还通过 β₁ 受体增强心肌收缩力。中等剂量的多巴胺可引起收缩压升高而舒张压不明显改变。由于以上效应，多巴胺在临床上被应用于创伤性和心源性休克的治疗。

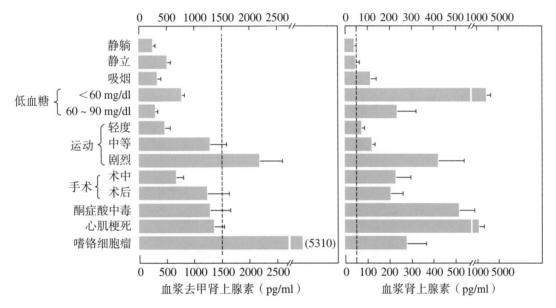

图 5-21 机体各种状态时去甲肾上腺素与肾上腺素水平

2．肾上腺素与去甲肾上腺素分泌的调节

（1）交感神经的调节：肾上腺髓质分泌肾上腺素和去甲肾上腺素直接受交感神经节前纤维的控制。各种形式的应激，包括运动、低血糖、出血导致的血容量减少等都可以使交感节前神经纤维兴奋而释放乙酰胆碱，ACh 与嗜铬细胞膜上的 N 型受体结合后会增加嗜铬细胞中的限速酶酪氨酸羟化酶和多巴胺 β- 羟化酶的活性，从而刺激髓质激素的合成与分泌。

（2）ACTH 的作用：腺垂体分泌的 ACTH 可能通过糖皮质激素间接作用或直接提高髓质细胞中多巴胺 β- 羟化酶与苯乙醇胺 N- 甲基转移酶（PNMT）等的活性，促进儿茶酚胺的合成及分泌量。

（3）自身反馈调节：髓质细胞内去甲肾上腺素或多巴胺含量达到一定水平时，可负反馈抑制酪氨酸羟化酶的活性，而当肾上腺素合成量增多时可负反馈抑制 PNMT 的作用，阻止儿茶酚胺的进一步合成；相反，当嗜铬细胞内儿茶酚胺含量减少时，上述抑制作用将会解除，从而维持激素水平的稳态。

3．肾上腺髓质其他激素 肾上腺髓质嗜铬细胞除能合成和分泌儿茶酚胺类激素外，还可以合成和分泌一种 52 肽的肾上腺髓质素（adrenomedulin，ADM），属于降钙素 /CGRP/amylin peptide 家族。ADM 可以发挥舒张血管、降低外周阻力、利尿、利钠等作用，还可抑制血管紧张素 Ⅱ 和醛固酮的释放。同时，肾上腺髓质的嗜铬细胞还可合成和分泌类阿片肽，包括蛋氨酸脑啡肽和亮氨酸脑啡肽等。

三、应激反应

外环境变化时，机体会通过调整自身的一系列反应维持内环境稳态。机体受到各种有害或过强的应激源（stressor）刺激时，会诱发应激反应（stress response），主要表现为 HPA 轴（神经内分泌）和交感 - 肾上腺髓质（自主神经）系统的激活，血液中肾上腺皮质激素与髓质激素均在短时间内显著升高，以增强机体的抵抗力和适应性。交感 - 肾上腺髓质系统激活多发生于危险刺激下的应急状态，它与 HPA 轴相互影响、相互协调，共同参与机体在应急和应激状态下的一系列生理病理反应。

急性压力能迅速激活下丘脑的 CRH 与 AVP 神经元，增加其电兴奋性及 CRH 与 AVP 的基因转录，CRH 转录合成在 5 ～ 30 min 内达到峰值，而 AVP 表达则在 1 ～ 2 h 内达到峰值。随后，CRH 与 AVP 共同释放进入垂体门脉系统，刺激腺垂体 ACTH 的合成与分泌，促进糖皮质激素释放，调节机体代谢与免疫反应，提升机体对应激源的抵抗力。长期慢性应激情况下，肾上腺在ACTH 作用下会发生代偿性增生肥大。慢性应激使 HPA 轴功能长期亢进，血液中 ACTH 与糖皮质激素水平持续增高，负反馈调节机制失活，可导致机体对 CRH 的反应减退、昼夜分泌节律紊乱、损害大脑颞叶及海马结构和功能，与焦虑、抑郁等情绪障碍密切相关。

（孙金鹏　董　莉　戎伟芳）

第五节　肾上腺疾病

肾上腺疾病的临床表现与疾病主要累及的细胞类型及相应的激素增加或减少直接相关。肾上腺皮质的常见疾病包括皮质醇增多症（库欣综合征，Cushing syndrome）、肾上腺皮质功能减退症（adrenocortical insufficiency）、醛固酮增多症（hyperaldosteronism）。肾上腺髓质的常见疾病是嗜铬细胞瘤（pheochromocytoma），以儿茶酚胺过多分泌为主要特征。

一、库欣综合征

库欣综合征又称皮质醇增多症，是长期暴露于高水平皮质醇所导致的一组临床症候群，如满月脸、向心性肥胖、多血质外貌、腹部紫纹、高血压、骨质疏松、精神异常、糖耐量减低乃至类固醇性糖尿病（图 5-22）。

1. 病因学　由各种病因引起肾上腺皮质长期分泌过量皮质醇所导致的症候群，被称为内源性库欣综合征。其中最多见者为垂体分泌过量促肾上腺皮质激素（ACTH）所致，称为库欣病（Cushing's disease）。肾上腺皮质腺瘤、皮质腺癌等不依赖 ACTH 的刺激而合成和分泌大量皮质醇，被称为 ACTH 非依赖性内源性库欣综合征（表 5-1）。长期应用外源性糖皮质激素或饮用大量酒精饮料引起的类似库欣综合征的临床表现，称为外源性库欣综合征，分为假库欣综合征（由酗酒、抑郁症或肥胖症引起）和药源性库欣综合征。

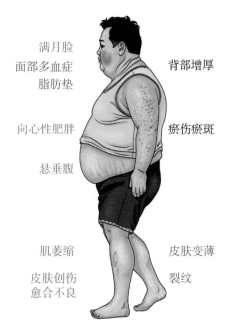

满月脸
面部多血症
脂肪垫

背部增厚

向心性肥胖

瘀伤瘀斑

悬垂腹

肌萎缩

皮肤变薄

皮肤创伤
愈合不良

裂纹

图 5-22　库欣综合征的典型症状和体征

表 5-1　ACTH 依赖性和 ACTH 非依赖性内源性库欣综合征

	病因分类	患病率
ACTH 依赖性	①库欣病：垂体 ACTH 产生过多致双侧肾上腺增生，多为微腺瘤，少数为大腺瘤	60%～70%
	②异位 ACTH 综合征：继发于产生 ACTH 的非内分泌性肿瘤（支气管肺癌、胸腺类癌、胰腺癌、支气管类癌等）	15%～20%
	③异位 CRH 综合征	罕见
ACTH 非依赖性	①肾上腺皮质腺瘤	10%～20%
	②肾上腺皮质腺癌	2%～3%
	③ ACTH 非依赖性大结节性增生	2%～3%
	④原发性色素结节性肾上腺病	罕见

2. 病理生理学　库欣综合征的主要病理生理过程是皮质醇分泌过多导致蛋白质、脂肪、糖及电解质代谢的严重紊乱，以及心血管、血液、肌肉骨骼、神经精神系统的功能改变。

（1）代谢紊乱

1）脂代谢紊乱：皮质醇增多导致脂肪动员和分解增加，且脂肪重新分布，导致向心性肥胖。躯干肥胖而四肢相对瘦小是本病的特征，脂肪易在面部、锁骨上窝、颈背部和腹部堆积，表现为满月脸、锁骨上窝脂肪垫、水牛背和悬垂腹。脂肪在躯干异常堆积的原因尚不十分清楚，可能与过多皮质醇引起食欲增加和胰岛素抵抗有关。

2）蛋白质代谢紊乱：过量皮质醇抑制蛋白质合成而加速其分解，使机体处于负氮平衡状态。肌肉组织蛋白质的分解增加而合成减少，导致四肢近端肌肉萎缩，肌力减弱。过量皮质醇还可抑制成纤维细胞，使胶原蛋白和结缔组织减少，导致患者皮肤菲薄，血管易透见，呈多血质面容；毛细血管脆性增加，轻微损伤即可引起瘀斑；皮肤弹性纤维断裂，形成梭形的紫色裂纹，色深且宽，多见于腹部、大腿和臀部；皮肤伤口愈合减慢。

3）糖代谢紊乱：大量皮质醇促进肝内氨基酸的糖异生、糖原合成和酮体生成，肝葡萄糖输出增加。皮质醇还可拮抗胰岛素的作用，减少外周组织对葡萄糖的利用，导致糖耐量减低和类固醇性糖尿病。

4）电解质代谢紊乱：过多的皮质醇具有一定的类盐皮质激素样作用，可引起低血钾、碱中毒、尿钙增多，严重的电解质紊乱多见于异位 ACTH 综合征和肾上腺皮质癌患者。

（2）多系统功能改变

1）心血管系统：内源性库欣综合征患者中 75% ~ 85% 有高血压，其机制可能是多方面的：①皮质醇的盐皮质激素样作用引起水钠潴留；②过多皮质醇促进肝血管紧张素原（angiotensinogen）的合成与分泌，进而提高血管紧张素 II 的水平；③糖皮质激素的"允许作用"使得血管对升压物质的反应增强。长期高血压可并发左心室肥大、心力衰竭及脑血管意外。

2）造血系统：皮质醇刺激造血系统，使红细胞计数和血红蛋白水平升高；破坏嗜酸性粒细胞和淋巴细胞，并使中性粒细胞释放增多。

3）对感染抵抗力减弱：长期皮质醇分泌增多使免疫功能减弱，易发生感染，手、足处皮肤和指（趾）甲常出现真菌感染，肺部感染多见。化脓性细菌感染不容易局限，可发展为蜂窝织炎、菌血症、甚至败血症。因炎症反应不显著，易于漏诊而造成严重后果。

4）性功能改变：库欣综合征患者性腺和性功能障碍很常见，过多皮质醇对下丘脑 - 垂体 - 性腺轴（hypothalamus-pituitary-gonadal axis，HPG）有抑制作用，可减少黄体生成素（LH）和卵泡刺激素（FSH）的分泌。在女性患者，因肾上腺雄激素产生过多以及垂体 LH 分泌减少而引起痤疮、月经不规律或停经乃至不育。在男性患者，HPG 轴的抑制导致睾酮分泌减少，表现为性欲减退、勃起功能障碍。

5）骨骼系统：过多皮质醇抑制骨质生成而增强骨质吸收，骨量丢失致骨质疏松，可有骨痛甚至脊椎压缩性骨折。其机制也是多方面的：①糖皮质激素抑制成骨细胞的分化，诱导成骨细胞和骨细胞凋亡，同时还可延长破骨细胞存活期；②过多皮质醇对 HPG 轴的抑制作用减少了性激素对骨骼的有益效应；③过多皮质醇可减弱维生素 D 的作用，从而减少肠道内钙的吸收而增加钙经尿液排出。由于尿钙增加，约 15% 的库欣综合征患者出现肾结石。

6）精神神经系统：过多皮质醇常引起精神神经障碍，包括亢奋、食欲亢进、烦躁、情绪不稳定等症状。很多患者还可出现认知障碍，注意力不能集中、记忆力减退以及失眠，严重者可出现类似躁狂、抑郁或精神分裂症样的表现。

7）其他：ACTH 及其前体物质（POMC）分子内含有促黑素细胞活性的序列，异位 ACTH 综合征和病情较重的库欣病患者可有肤色加深、皮肤色素沉着。

二、肾上腺皮质功能减退症

肾上腺皮质功能减退症（adrenocortical insufficiency）是肾上腺皮质激素减少引起的症候群，分为原发性和继发性。原发性肾上腺皮质功能减退症（primary adrenocortical insufficiency）又称为 Addison 病（Addison's disease），是肾上腺皮质结构或功能缺陷导致皮质醇分泌不足，血浆 ACTH 水平升高。继发性肾上腺皮质功能减退症（secondary adrenocortical insufficiency）是由于垂体 ACTH 或下丘脑 CRH 分泌不足导致肾上腺皮质激素分泌减少。

1．病因学

（1）原发性肾上腺皮质功能减退症（Addison 病）：相对较罕见，文献报道的发病率为 39 ~ 60/1 000 000，多数是由于肾上腺皮质的自身免疫性损伤，约占 65%，其次为结核，约占 20%，其他原因占 15%。

1）自身免疫性肾上腺炎：自身免疫性损伤是主要原因，大多数患者可检测到抗肾上腺的自身抗体。50% 左右的患者伴有其他自身免疫性内分泌疾病，称为自身免疫性多内分泌腺体综合征

（APS）。APS 分为Ⅰ型和Ⅱ型。Ⅰ型常见于儿童，为常染色体隐性遗传，表现为皮肤黏膜念珠菌感染、肾上腺皮质功能减退、甲状旁腺功能减退症和卵巢功能早衰；Ⅱ型见于成人，呈显性遗传，表现为肾上腺功能减退、1 型糖尿病、自身免疫性甲状腺疾病。

2）感染：20 世纪 60 年代之前，结核是我国 Addison 病的首要原因，后随着结核分枝杆菌感染被控制而逐渐减少，但在其他结核高发的国家和地区目前仍是如此。肾上腺结核为血行播散所致，常伴有肺、肠或泌尿系统结核，多累及双侧肾上腺，肾上腺皮质和髓质被干酪样肉芽肿、结节或坏死替代，后出现纤维化，50% 可有钙化。深部真菌感染以及获得性免疫缺陷综合征（AIDS）患者中各种机会性感染如巨细胞病毒、分枝杆菌或隐球菌感染也会导致肾上腺皮质功能减退。

3）其他原因：恶性肿瘤转移、淋巴瘤、淀粉样变性、肾上腺切除和放射治疗、肾上腺酶系抑制药均可造成肾上腺皮质功能减退。

（2）继发性肾上腺皮质功能减退症：继发性肾上腺皮质功能减退症的最常见原因是长期使用糖皮质激素导致的，少数是由垂体或下丘脑肿瘤引起，其特征是 ACTH 分泌减少。

2. 病理生理学 原发性肾上腺皮质功能减退症发病隐匿，随着肾上腺皮质的逐步破坏，首先是肾上腺糖皮质激素的储备减少，糖皮质激素的基础分泌可能还正常，但对手术等应激刺激的反应减弱；随着肾上腺皮质的进一步破坏，糖皮质激素和盐皮质激素的基础分泌也变得不足，导致相应的临床症状和体征，常表现为乏力虚弱、恶心厌食、腹痛腹泻、体重减轻、站立性眩晕、直立性低血压、空腹低血糖，女性可有月经失调和阴毛、腋毛脱落，男性可有性功能减退。由于皮质醇对垂体的负反馈减弱，ACTH 的合成分泌增加。ACTH 及其前体物质 POMC 均可生成黑素细胞刺激素（MSH），MSH 分泌过多导致该病的特征性临床表现，即皮肤黏膜色素沉着。皮肤色素沉着分布为全身性，以暴露和易摩擦部位更明显，如手、掌纹、甲床、乳晕、瘢痕处等，在色素沉着部位间的皮肤反而会出现白斑点。黏膜色素沉着的常见部位为牙龈、颊黏膜处等。

高剂量糖皮质激素被用于治疗哮喘、风湿性关节炎、溃疡性结肠炎等炎症性疾病，如果治疗持续 4～5 周以上，可对 CRH、ACTH 以及内源性皮质激素分泌产生持久的抑制作用。如果突然中断糖皮质激素治疗，则下丘脑和垂体不能正常分泌 CRH 和 ACTH 以维持肾上腺皮质醇和雄激素的合成与分泌，导致继发性肾上腺皮质功能减退症。

框 5-1　肾上腺危象

原发性或继发性肾上腺皮质功能减退症患者，肾上腺皮质不能响应感染、手术、创伤、分娩、大量体液丢失等应激刺激而分泌皮质激素，可出现肾上腺危象（adrenal crisis），表现为恶心呕吐、腹痛、腹泻、严重脱水、低血压、心率增快、高热、低血糖、低钠血症等，如抢救不及时可导致患者死亡。

三、原发性醛固酮增多症

醛固酮增多症（hyperaldosteronism）是肾上腺皮质分泌过多盐皮质激素醛固酮，导致水钠潴留而钾离子丢失所引起的临床症候群，临床主要表现为血容量增多、高血压和低血钾。分为原发性醛固酮增多症（primary aldosteronism，PA）和继发性醛固酮增多症（secondary hyperaldosteronism），前者简称原醛症，是肾上腺皮质自主分泌过多醛固酮所致；后者是肾球旁器过多分泌肾素，通过血管紧张素刺激醛固酮分泌增多。两者的主要区别在于，原醛症患者醛固酮水平增高而肾素水平降低，继发性醛固酮过多症患者醛固酮与肾素水平都增高。血浆肾素活性水平是区分两者的重要指标。本节主要讨论原醛症。

1. 病因学 既往认为原醛症是少见病。随着诊断技术的提高，特别是血浆醛固酮与肾素活性比值（ARR）被用作原醛症筛查指标后，相当一部分血钾正常的原醛症患者得以发现并确诊。国外报道，在 1、2、3 级高血压患者中，原醛症患病率分别为 1.99%、8.02% 和 13.2%；而在难治性高血压患者中，其患病率高达 17% ~ 23%。国内相关研究报道较少，2010 年由中华医学会内分泌学分会牵头的研究显示，国内难治性高血压患者中原醛症的患病率为 7.1%。

原醛症根据病因的不同可分为 6 型，

（1）醛固酮瘤：又称 Conn 综合征，约占原醛症的 35%，多为单侧。

（2）特发性醛固酮增多症（简称特醛症）：约占原醛症的 60%，病理特征是双侧肾上腺球状带增生，有时伴有结节。

（3）原发性肾上腺皮质增生：又称单侧肾上腺增生，约占原醛症的 2%。

（4）家族性醛固酮增多症：少见，包含糖皮质激素可抑制性醛固酮增多症、家族性醛固酮增多症 II 型、家族性醛固酮增多症 III 型、家族性醛固酮增多症 IV 型。

（5）分泌醛固酮的肾上腺皮质癌：占比小于 1%，通常肿瘤体积较大，直径多在 5 cm 以上，往往还分泌糖皮质激素、雄激素。

（6）异位醛固酮分泌瘤：罕见，占比小于 0.1%，可发生在肾或卵巢的恶性肿瘤。

2. 病理生理学 肾上腺皮质球状带肿瘤或增生导致醛固酮分泌过多，醛固酮作用于远端肾小管，引起水钠潴留以及钾离子和氢离子丢失，是原醛症患者临床表现的病理生理机制的核心。原醛症的主要临床表现如下。

（1）高血压：因水钠潴留、细胞外液扩张和血容量增多，以及醛固酮可增加血管对去甲肾上腺素的敏感性，导致高血压是原醛症最主要和最早出现的症状，一般呈良性经过，多数为中等程度高血压，但高血压病程长时，有的患者舒张压可高达 120 ~ 150 mmHg，少数患者表现为恶性高血压。病程长者可出现高血压的心、脑、肾损害，但其眼底改变常与高血压程度不平行；眼底视网膜病变轻微，出血罕见。不同于原发性高血压，原醛症高血压患者的肾素 - 血管紧张素系统活性是降低的，这可能是由于醛固酮过多引起的细胞外液扩张也作用于肾球旁器的牵张感受器，抑制了肾素的分泌。因此，对于原醛症高血压，一般降压药常无明显疗效。醛固酮还可直接作用于心血管系统，对心脏结构和功能有不良影响。醛固酮过多是导致心肌肥厚、心力衰竭和肾功能受损的重要危险因素，与原发性高血压患者相比，原醛症患者心脏、肾等高血压靶器官损害更为严重。

（2）低血钾：原醛症患者因肾小管排钾过多，80% ~ 90% 的患者有自发性低血钾（2.0 ~ 3.5 mmol/L）。也有部分患者血钾正常，但进高钠饮食或服用含利尿剂的降压药物后诱发低血钾。由于低钾血症，临床上可出现一系列神经、肌肉、心脏等功能障碍，表现为肌无力、软瘫、周期性瘫痪、心律失常、心电图出现 u 波或 ST-T 改变等。长期低血钾可致肾小管空泡变性，尿浓缩功能差，患者可有多尿伴口渴，尿比重偏低，且夜尿量大于日尿量，常继发泌尿系统感染，病情严重者可出现肾功能损害。低血钾还可抑制胰岛素分泌，约半数患者可发生葡萄糖耐量减低，甚至出现糖尿病。

（3）其他：过多的醛固酮刺激肾小管的 Na^+-H^+ 交换，在促进水钠重吸收的同时还增加 H^+ 分泌，可导致代谢性碱中毒。醛固酮增多使得肾排 Ca^{2+}、Mg^{2+} 也增加，同时因碱中毒使细胞外液游离钙离子减少，患者可出现手足抽搐、肢端麻木等。

四、嗜铬细胞瘤

体内的嗜铬细胞包括肾上腺髓质细胞和交感神经副神经节细胞，均源于外胚层的神经嵴细胞。以往，嗜铬细胞瘤（pheochromocytoma，PCC）泛指机体内所有部位的嗜铬细胞所发生的肿瘤；2004 年，WHO 发布的肿瘤分类明确界定了嗜铬细胞瘤是起源于肾上腺髓质嗜铬细胞的肿瘤，而肾上腺外的嗜铬细胞所发生的肿瘤则称为副神经节瘤（paraganglioma，PGL），两者共称为嗜铬细胞瘤和副神经节瘤（pheochromocytoma and paraganglioma，PPGL）。嗜铬细胞肿瘤可产生、贮存并分泌儿茶酚胺，引起患者血压升高和代谢改变等一系列临床症候群，并造成心、脑、肾、血管等严重并发症甚至致死。PCC 相对少见，于 1886 年被 Frankel 首次报道，目前国内尚无发病率或患病率的确切数据，国外报道的发病率为 2 ～ 8 例 / 百万人每年，10% ～ 20% 发生在儿童，约 10% 为恶性肿瘤。PPGL 在普通高血压门诊中患病率为 0.2% ～ 0.6%，在儿童高血压患者中为 1.7%。PPGL 在各年龄段均可发病，但发病高峰为 20 ～ 50 岁，男女发病率基本相同。在 PPGL 中 PCC 占 80% ～ 85%、PGL 占 15% ～ 20%。

1. 病因学　嗜铬细胞瘤分为散发性和遗传性两大类型。遗传性嗜铬细胞瘤与多种常染色体突变遗传综合征有关，包括原癌基因 *RET*（rearranged during transfection）突变引起的多发性内分泌腺瘤病 2 型（multiple endocrine neoplasia，MEN2）、*VHL* 基因突变引起的 von Hippel-Lindau（VHL）综合征、琥珀酸脱氢酶亚单位（succinate dehydrogenase subunits，SDH）*D* 和 *B* 基因突变引起的家族性嗜铬细胞瘤或副神经节瘤、*NF1* 基因突变引起的神经纤维瘤病 1 型（neurofibromatosis type 1，NF1）等。

多发性内分泌腺瘤病（MEN）2A 型：甲状腺髓样癌、嗜铬细胞瘤和甲状旁腺增生、皮肤淀粉样变性苔藓。

多发性内分泌腺瘤病（MEN）2B 型：甲状腺髓样癌、皮肤黏膜多发神经瘤、嗜铬细胞瘤、骨骼畸形、关节松弛、类马凡体型、角膜神经髓鞘化、肠神经节瘤（先天性巨结肠病）。

希佩尔 - 林道（von Hippel-Lindau，VHL）综合征：表现为家族性多发性良恶性肿瘤和囊肿，包括中枢神经系统血管母细胞瘤（小脑、脊髓、脑干）、视网膜血管母细胞瘤、肾透明细胞癌 / 肾囊肿、肾上腺嗜铬细胞瘤、胰腺神经内分泌肿瘤和浆液性囊腺瘤、内耳淋巴囊腺瘤、附睾和子宫阔韧带的乳头状囊腺瘤等。

神经纤维瘤病 1 型（NF1）：是来源于胚胎神经嵴组织的肿瘤，有全身多发神经纤维瘤、多发牛奶咖啡斑、腋窝和腹股沟斑点、虹膜错构瘤、骨异常、中枢神经系统神经胶质瘤、巨头畸形、认知障碍等。2% 的 NF1 患者患有嗜铬细胞瘤。

2. 病理生理学　嗜铬细胞瘤的症状是瘤细胞分泌过多去甲肾上腺素或肾上腺素引起的，以心血管症状为主，兼有其他系统的表现。

（1）心血管系统：高血压是嗜铬细胞瘤患者最常见的临床表现，由于肿瘤分泌儿茶酚胺的方式不同，高血压可表现为阵发性、持续性或在持续性高血压的基础上阵发性加重。儿茶酚胺持续分泌过多引起的动静脉收缩可导致血浆容量降低，患者表现为直立性低血压。阵发性高血压为其特征性表现，诱发因素包括情绪激动、体位变动、压迫腹部、如厕、创伤及麻醉诱导等。发作时血压骤升，收缩压可高达 200 ～ 300 mmHg，舒张压也明显升高，可高达 150 ～ 180 mmHg，导致所谓的高血压危象（hypertensive crisis）。血压升高的原因有 3 个方面：一是过多去甲肾上腺素和肾上腺素通过 α 受体引起血管收缩，外周阻力增大；二是通过 β_1 受体引起心率加快和心肌收缩力加强，心输出量增加；三是去甲肾上腺素和肾上腺素还通过 β_1 受体使肾素释放增加，提高血液中血管紧张素 II 水平，使血管阻力增大。外周阻力增大可能是血压升高的主要原因。一些药物可加重高血压危象，例如三环类抗抑郁药物、胃复安和纳洛酮等。

嗜铬细胞瘤高血压急性发作时常伴随剧烈头痛、心悸和大汗（三联征），以及心前区疼痛、面色苍白、四肢发凉等症状，特别严重者可并发急性左心衰竭或脑血管意外。过量的儿茶酚胺激素引起小动脉收缩和血压升高导致头痛；刺激心脏 β_1 受体导致心动过速；刺激汗腺，引起大汗。外周血管收缩也可以引起面色苍白和四肢发凉。心动过速型心律失常以及心肌耗氧量增加导致心肌供血相对不足引发心绞痛样症状；心脏泵血的后负荷增大可导致急性心肌炎和心肌病，引起心力衰竭和心源性休克。

（2）其他系统：嗜铬细胞瘤患者常表现为头痛、失眠、烦躁、紧张焦虑，有时需要与焦虑症、抑郁、惊恐状态等鉴别。儿茶酚胺可使胃肠道蠕动减弱，引起便秘、腹胀，甚至结肠扩张，还可出现肠梗死、出血、穿孔，进而引起急腹症。儿茶酚胺可使胆囊收缩减弱，引起胆汁潴留和胆石症。嗜铬细胞瘤引起的持续性高血压可使肾血管受损，引起蛋白尿及肾功能不全；儿茶酚胺使膀胱颈平滑肌收缩，可引起尿潴留。去甲肾上腺素和肾上腺素具有促进糖原和脂肪分解代谢的作用，从而导致脂代谢紊乱、糖耐量受损或糖尿病。嗜铬细胞瘤患者可伴有基础代谢率升高，体重下降。

（麻　静）

第六节　类固醇激素的药理作用

类固醇激素的临床应用十分广泛。天然类固醇中，糖皮质激素和盐皮质激素的作用不能完全分离，而合成的类固醇可使糖皮质激素与盐皮质激素的作用有一定程度的分离，使其作用的选择性更高。例如，在 C1-C2 位间引入双键，可使可的松（cortisone）变为泼尼松（prednisone，强的松），使氢化可的松（hydrocortisone）变为泼尼松龙（prednisolone），使两者的糖代谢和抗炎作用增加，而水和电解质代谢作用减弱；在 C6 位引入甲基，使泼尼松龙变为甲泼尼龙（methylprednisolone），则抗炎作用增强，水和电解质代谢作用减弱；泼尼松龙 C9 位加氟，C16 位加 α- 羟基，则抗炎作用增强，水和电解质代谢更弱；如以 α-CH$_3$ 或 β-CH$_3$ 取代其 C16，使泼尼松龙变为地塞米松（dexamethasone）或倍他米松（betamethasone），则抗炎作用显著增强，几乎无水和电解质代谢作用，且作用时间延长（图 5-23）。

▌一、糖皮质激素

糖皮质激素（glucocorticoid）作用广泛，且随剂量不同而变化。生理情况下，主要影响正常物质代谢；应激状态时，机体分泌大量的糖皮质激素，通过允许作用等，使机体适应内外环境变化所产生的强烈刺激；超生理剂量（药理剂量）时，除影响物质代谢外，还具有抗感染、抗过敏和抑制免疫反应等药理作用。不适当使用或长期大剂量应用糖皮质激素可导致多种不良反应和并发症，甚至危及生命。

1. 体内过程　口服、注射均可吸收。可的松或氢化可的松口服 1 ~ 2 h 血药浓度达峰值。水溶性制剂可肌内或静脉注射。混悬制剂吸收慢，一次给予可维持 24 h。关节腔内注射可维持 1 周。皮肤、黏膜、滑膜及眼结膜也可少量吸收，但如长时间大面积皮肤用药，则吸收量可增加，有可能引起全身作用而导致不良反应。

天然糖皮质激素入血后约 90% 与血浆蛋白结合，其中 80% 与皮质激素运载蛋白（corticosteroid-binding globulin，CBG）结合，10% 与白蛋白结合，约 10% 为有活性的游离型。CBG 在血浆中含量虽少，但氢化可的松与之亲和力大。CBG 在肝中合成，雌激素可促进其合成，因而妊娠期或雌激素治疗时，血浆 CBG 水平增高而使游离型糖皮质激素浓度降低；肝、肾疾病及其他有蛋白质丢失的疾病时，CBG 减少，则可使游离型糖皮质激素增加而作用增强。如同时应用其他甾体类药物，则可与糖皮质激素竞争 CBG 而相互增强作用。

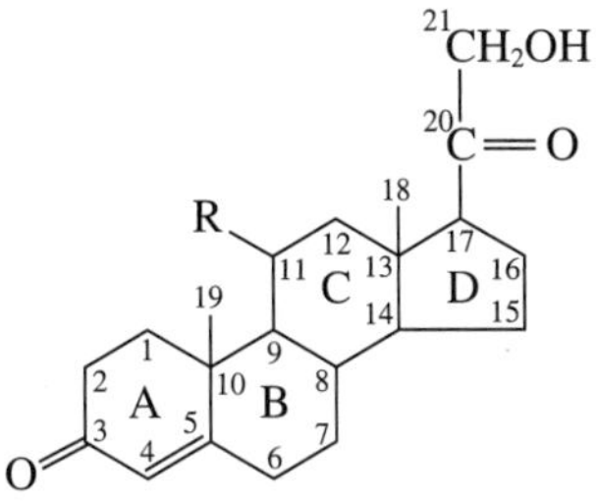

肾上腺皮质激素的基本结构

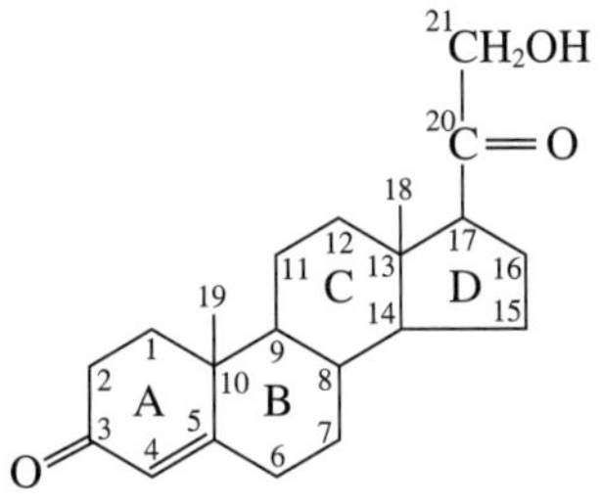

去氧皮质网（desoxycortone） 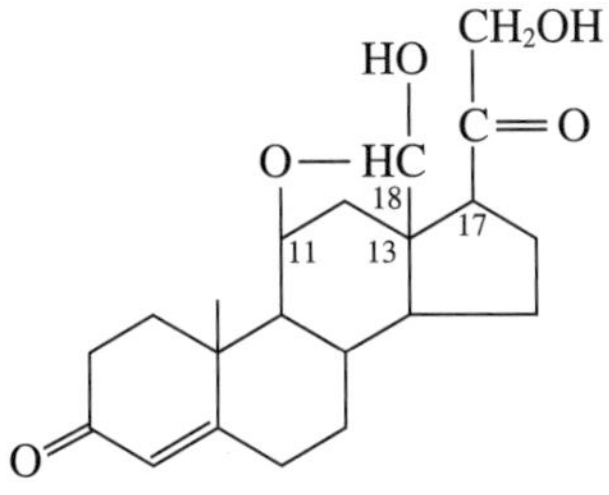　　醛固酮（aldosterone） 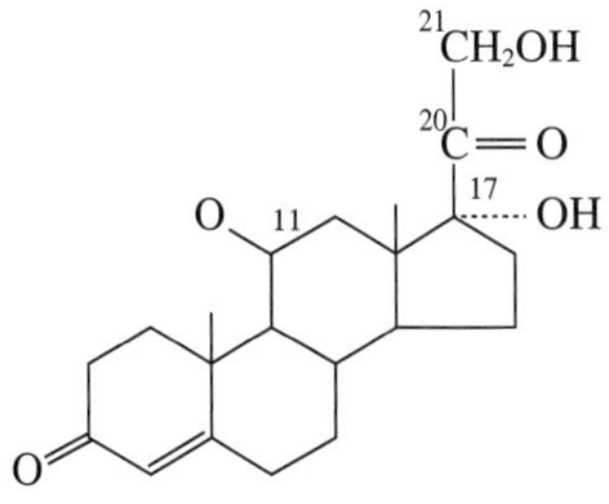　　可的松（cortisone）

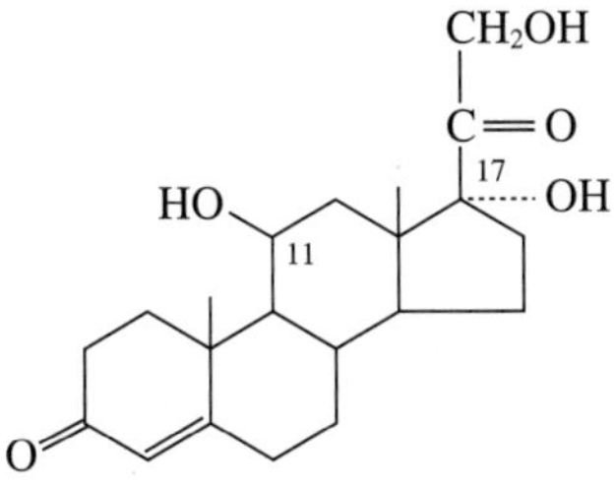

氢化可的松（hydrocortisone） 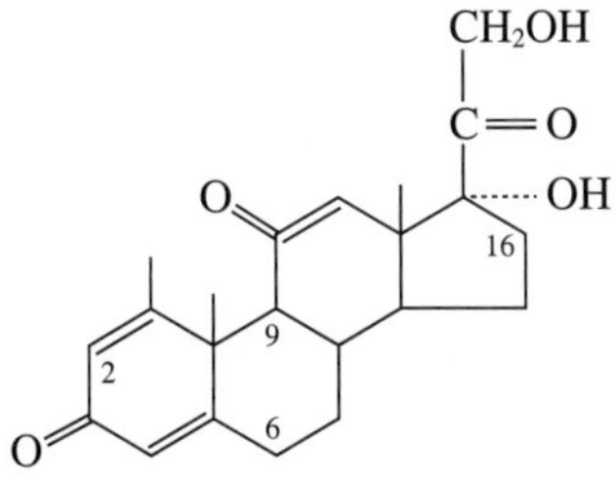　　泼尼松（prednisone） 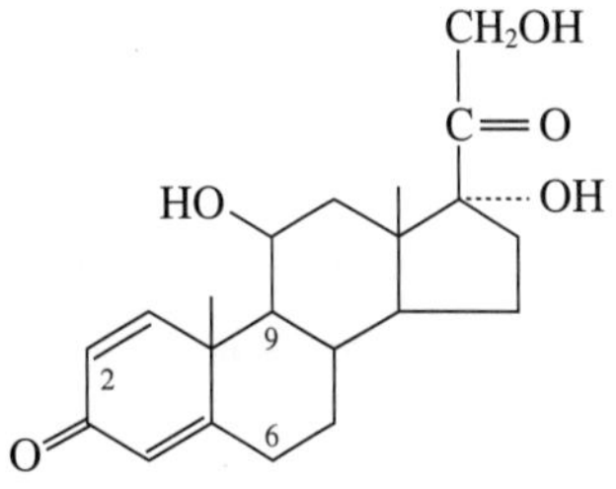　　泼尼松龙（prednisolone）

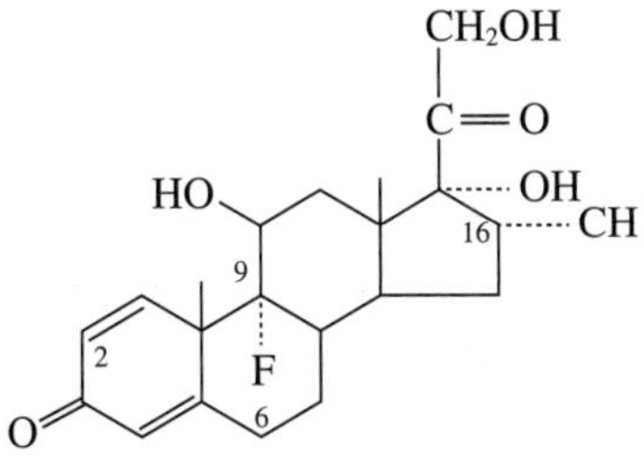

地塞米松（dexamethasone） 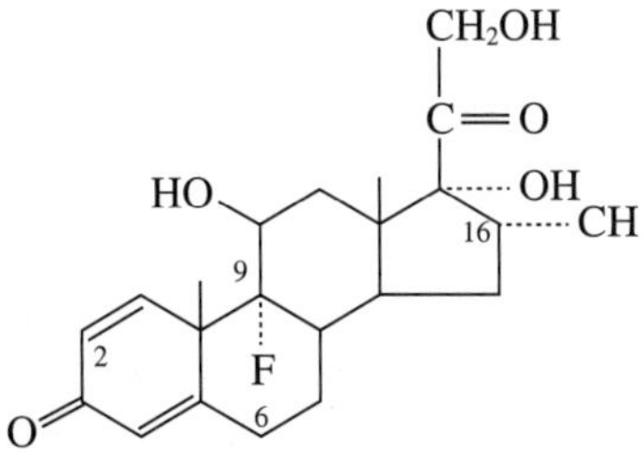　　曲安西龙（triamcinolone） 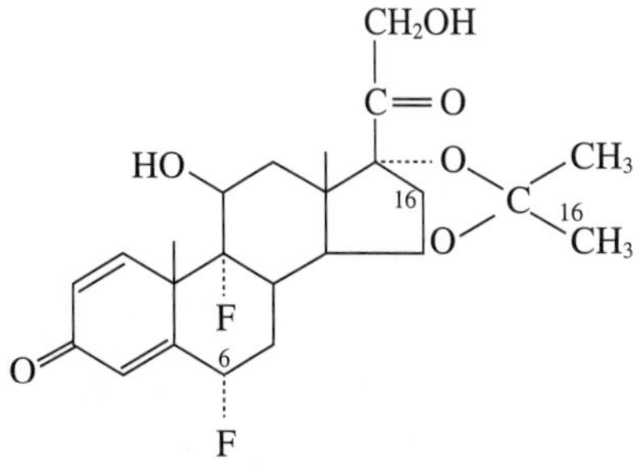　　氟轻松（fluocinolone）

图 5-23　类固醇激素类药物的化学结构

糖皮质激素吸收后在肝内分布最多，主要在肝中代谢转化，首先由肝药酶将 A 环 C4-C5 位间双键加氢使其还原而灭活，随后将 C3 位酮基转化为羟基，代谢产物与葡萄糖醛酸或硫酸结合后经尿排出。氢化可的松 $t_{1/2}$ 约为 90 min。多数人工合成制剂 A 环 C1-C2 间多一双键，使 C4-C5 位间的双键不易被还原，因此作用时间较天然糖皮质激素为长。糖皮质激素 C 环上 11β 位为羟基的氢化可的松是活性型，可的松与合成的泼尼松的 11β 位均为酮基，则没有活性，需经肝中 11β- 羟基类固醇脱氢酶（11β-hydroxysteroid dehydrogenase，11β-HSD）将酮基还原为羟基，分别变成氢化可的松和泼尼松龙才具有活性，故肝功能严重不良患者只宜应用氢化可的松或泼尼松龙，局部应用也应选用活性型糖皮质激素类药物。糖皮质激素代谢产物主要经尿迅速排泄，48 h 内可有 90% 以上出现于尿中。测定尿中糖皮质激素代谢产物 17- 羟皮质类固醇或 17- 酮皮质类固醇常用作反映 HPA 轴功能状态的指标之一。临床常按作用维持时间的长短，将糖皮质激素类药物分为短效、中效和长效三类（表 5-2）。

2. 药理作用及作用机制 糖皮质激素在生理剂量下主要是对机体的物质代谢产生影响（见肾上腺皮质激素的生理功能部分），在超生理剂量（药理剂量）时，还发挥抗炎、免疫抑制、抗过敏、抗休克等药理作用。

表 5-2 常用糖皮质激素类药物的比较

分类及药物	抗炎作用（比值）	水和电解质代谢（比值）	糖代谢（比值）	等效口服剂量（mg）	半衰期（min）	持续时间（h）
短效糖皮质激素						
氢化可的松	1.0	1.0	1.0	20	90	8 ~ 12
可的松	0.8	0.8	0.8	25	30	8 ~ 12
中效糖皮质激素						
泼尼松	3.5	0.8	4.0	5	60	12 ~ 36
泼尼松龙	4.0	0.8	4.0	5	200	12 ~ 36
曲安西龙	5.0	0	5.0	4	> 200	12 ~ 36
长效糖皮质激素						
地塞米松	30	0	20 ~ 30	0.75	100 ~ 300	36 ~ 54
倍他米松	25 ~ 35	0	20 ~ 30	0.6	100 ~ 300	36 ~ 54

（1）抗炎作用：糖皮质激素对各种原因引起的炎症症状和病理变化都有强大的非特异性抑制作用。不仅在急性炎症早期可减轻充血、细胞浸润、渗出和组织破坏，缓解红、肿、热、痛等症状；也可抑制炎症后期毛细血管和成纤维细胞增生以及肉芽组织生成，减少粘连和瘢痕形成等后遗症。但应注意，炎症反应是机体的防御性反应，由于糖皮质激素抑制了机体的防御和修复功能，因此，糖皮质激素使用不当反而会导致感染扩散，创口愈合延迟。糖皮质激素抗炎而不抗菌，故抗炎的同时还必须采取针对炎症病因的防治措施，如合用足量抗生素以防止感染扩散。

抗炎作用表现为：

1）对炎症细胞的作用：包括因减少细胞黏附因子和细胞因子的基因转录，减少中性粒细胞从血管游出，并减少中性粒细胞和巨噬细胞的激活。降低 IL-2 及其受体的基因转录，减少 T 辅助细胞的活性及 T 细胞增殖。

2）诱导脂皮素 1（lipocortin 1）合成及释放，继而抑制磷脂酶 A_2，减少膜磷脂向花生四烯酸的转化，而花生四烯酸是多种炎性介质 [如前列腺素（prostaglandin，PG）、白三烯（leukotriene，LT）、血小板活化因子（platelet active factor，PAF）] 的生物合成前体，从而抑制上述炎症介质的生成。糖皮质激素还可以诱导血管紧张素转换酶而降解缓激肽，减轻缓激肽所致血管舒张和疼痛，抑制炎症反应。

3）抑制细胞因子（如 TNF-α、IL-1、IL-2、IL-3、IL-5、IL-6、IL-8、GM-CSF 及 IFN-γ 等）的产生，减轻炎症反应。在转录水平上直接抑制某些黏附分子（如 E- 选择素）和细胞间黏附分子 -1（intercellular adhesion molecule 1，ICAM-1）的表达，并影响其生物活性。

4）增加多种抗炎介质如 IL-1 RA（interleukin-1 receptor antagonist）、IL-10、IL-12、NF-κB 抑制蛋白 1（inhibitory kappa B1，IκB1）及膜联蛋白 -1 等的表达。

5）抑制一氧化氮合酶和环氧合酶 -2 等的表达，阻断 NO 和 PGE_2 的产生。

6）降低血浆中补体浓度，减少 IgG 产生。

7）诱导参与炎症反应的单核细胞、多形核粒细胞、巨噬细胞等的凋亡，产生抗炎作用。

8）稳定溶酶体膜，减少因为溶酶体破裂而造成的组织蛋白酶和水解酶的释放，减少组织分解和炎性介质的释放。

（2）免疫抑制与抗过敏作用：抑制免疫反应的多个环节，小剂量抑制细胞免疫，大剂量可抑制 B 细胞转化为浆细胞，减少抗体生成，抑制体液免疫，对自身免疫病也能发挥一定的近期疗效。作用机制包括抑制巨噬细胞吞噬和处理抗原；诱导淋巴细胞凋亡；干扰淋巴细胞在抗原作用下的分裂与增殖，与抑制 NF-κB 有关，阻断致敏 T 淋巴细胞诱导的单核细胞和巨噬细胞的募集；抑制淋巴因子所致的炎症反应，故可抑制迟发型变态反应和异体组织器官移植的排斥反应；减少抗原 - 抗体反应引起肥大细胞脱颗粒所致过敏介质的释放，从而减轻过敏症状。

（3）抗休克作用：超大剂量糖皮质激素可用于各种严重休克，如中毒性、心源性和过敏性休克，可能与以下因素有关：抑制某些炎症因子的产生，减轻全身炎症反应综合征及组织损伤；稳定溶酶体膜，阻止或减少蛋白水解酶释放；减少心肌抑制因子（myocardial depressant factor，MDF）的形成，增强心肌收缩力；扩张收缩的血管，降低血管对缩血管活性物质的敏感性，改善微循环；提高机体对细菌内毒素的耐受能力，减轻细胞损伤，缓解毒血症症状。但对外毒素无防御作用。

（4）其他作用

1）血液及造血系统：糖皮质激素对正常人红细胞和血红蛋白含量的影响很小，但肾上腺皮质功能亢进时可能出现红细胞增多症。对自身免疫性溶血性贫血的疗效源于糖皮质激素的免疫抑制作用，减少红细胞的自身破坏。大剂量糖皮质激素类药物可使血小板增多，升高纤维蛋白原浓度，缩短凝血酶原时间；加快骨髓中中性粒细胞释放入血，增加血中中性粒细胞数量，但可抑制其游走、吞噬等功能，从而减弱对炎症区域的浸润和吞噬活动。对肾上腺皮质功能减退者，使淋巴组织增生，淋巴细胞增多，而对肾上腺皮质功能亢进者，则使淋巴组织萎缩，淋巴细胞减少。降低外周血淋巴细胞、单核细胞、嗜酸性和嗜碱性粒细胞数量。

2）中枢神经系统：糖皮质激素能提高中枢神经系统的兴奋性，影响认知功能和精神行为。可出现欣快、不安、激动、躁狂、知觉过敏或注意力不集中，也可能表现为失眠、焦虑、冷漠、抑郁、甚至诱发精神失常或癫痫发作。大剂量时可致儿童惊厥或癫痫样发作。

3）骨骼和骨骼肌：生理浓度的糖皮质激素为维持骨骼肌正常功能所必需。缺乏时表现为软弱、疲劳等，过量则可引起类固醇肌病。可降低成骨细胞活性，增加破骨细胞活性，长期大量应用可导致骨质疏松。

4）消化系统：糖皮质激素增加胃蛋白酶和胃酸分泌，长期超生理剂量应用可诱发或加重消化性溃疡。

5）退热：可能与其抑制体温中枢对致热原的反应、稳定溶酶体膜、减少内源性致热原释放有关。但是在发热诊断未明前，不可滥用糖皮质激素，以免掩盖症状使诊断困难。

3. 临床应用

（1）替代疗法：应用于各种原因（自身免疫、感染、出血和创伤及肾上腺次全切除术等）

引起肾上腺皮质功能或组织结构破坏所致的原发性肾上腺皮质功能不全（primary adrenocortical insufficiency），如艾迪生病（Addison's disease）。还应用于垂体病变所致的继发性肾上腺皮质功能不全（secondary adrenocortical insufficiency）。原发性肾上腺皮质功能不全患者糖皮质激素和盐皮质激素均不足，必要时加用盐皮质激素类药物。继发性肾上腺皮质功能不全患者一般不必应用盐皮质激素类药物。替代治疗要根据个人病情调整剂量。如有应激情况，所需糖皮质激素剂量必须大大增加。急性肾上腺皮质功能不全又名肾上腺危象（adrenal crisis），表现为发热、严重低血压，甚至低血容量性休克，伴有心动过速、四肢厥冷、发绀和虚脱；患者极度虚弱无力，萎靡淡漠和嗜睡；也可出现烦躁不安、谵妄、惊厥甚至昏迷，是危险的内科急症，应立即静脉给予5%葡萄糖盐水及皮质类固醇药物，采取综合措施治疗。

（2）严重感染：在同时应用足量有效的抗生素控制感染的前提下，短期加用糖皮质激素类药物。主要用于严重感染伴有毒血症、休克者，目的在于迅速减轻炎症损害，保护心、脑、肺等重要器官，帮助患者度过危险期，赢得抢救时间。也有助于减少要害部位炎症（如脑膜炎、心包炎、心瓣膜炎、胸膜炎、睾丸炎等）引起的组织损害和渗出粘连，减轻瘢痕形成和功能障碍等后遗症。一般感染不用。由于糖皮质激素类药物不仅没有抗感染作用，且能降低机体防御功能，故必须同时给予强有力的抗感染药物。病毒感染一般不主张应用糖皮质激素类药物，因用后可能减弱防御功能，有促使病毒感染扩散的风险。

（3）自身免疫病、过敏性疾病及器官移植排斥反应

1）自身免疫病：如系统性红斑狼疮、结节性多动脉炎、皮肌炎、硬皮病、风湿性及类风湿性疾病、重症肌无力、溃疡性结肠炎、多发性硬化、自身免疫性贫血、特发性血小板减少性紫癜及肾病综合征等均可用糖皮质激素缓解症状，但不能根治。由于必须长期用药，易产生不良反应。

2）过敏性疾病：如荨麻疹、血管神经性水肿、支气管哮喘和过敏性休克等，一般对于应用其他抗过敏药物无效或严重病例，可选用糖皮质激素作为辅助治疗。吸入型糖皮质激素已作为治疗哮喘的一线用药，效果较好且副作用少。

3）器官移植排斥反应：糖皮质激素可抑制异体皮肤或脏器移植后的排斥反应，常与其他免疫抑制剂联合应用。

（4）抗休克：糖皮质激素为辅助治疗。治疗感染性休克时，在使用有效抗菌药物的前提下，可及早、短期突击使用大剂量糖皮质激素，一旦脱离休克状态则可停用，停药在撤去抗菌药物之前。对过敏性休克为次选药，可与首选药肾上腺素合用。对心源性休克要结合病因治疗。对低血容量性休克，在补液及电解质或输血效果欠佳时，可合用超大剂量的糖皮质激素。

（5）局部应用：对常见皮肤病，如湿疹、接触性皮炎、牛皮癣、神经性皮炎及银屑病等均有效；局部应用于过敏性结膜炎；鼻腔给药可治疗变态反应性鼻炎、鼻息肉及伴发鼻息肉的鼻窦炎。

（6）抗肿瘤：与细胞毒类药物合用治疗恶性淋巴瘤、急性淋巴细胞白血病等恶性肿瘤，抑制淋巴组织增殖，作用快，但不持久，易产生耐药性。

（7）其他：为了减少早产儿呼吸窘迫综合征的发生率，常在产前给孕妇短期应用糖皮质激素类药物，以促进胎肺的发育和成熟。此时多选用与血浆蛋白结合率小的合成制剂如地塞米松等，以易于通过胎盘。糖皮质激素对减轻或预防寄生虫或新生物所致脑水肿有治疗意义。急性脊髓损伤发生后24～36 h内大剂量静脉给予糖皮质激素，可减轻对神经系统功能的损害。

4. 用药方案和疗程 糖皮质激素类药物须根据治疗目的，选择适当的制剂，确定适宜的给药方法和疗程。常用的用药方案有以下几种。

（1）大剂量冲击疗法：适用于危重患者的抢救，如严重感染和休克。目的在于迅速控制症状，防止病变进展恶化。常给予足量糖皮质激素进行短程冲击治疗，如氢化可的松首剂可静脉滴注200～300 mg，每日量可达1 g，一般不超过3天，如果达到既定目的，则可立即撤药。对于与免疫异常有关的急症，如急进性肾炎、溶血性危象和急性移植排异等，在大剂量冲击治疗后，

可视病情逐步转入常规糖皮质激素治疗。大剂量使用时宜合用氢氧化铝凝胶等以防止急性消化道出血。

（2）小剂量替代治疗：治疗肾上腺皮质功能不全时宜选用天然激素氢化可的松，因为它兼有糖皮质激素和盐皮质激素作用。一般每日给予维持量氢化可的松 10 ～ 20 mg。按照糖皮质激素分泌的昼夜节律，每日剂量应主要在早晨或上午给药（约 2/3），以减轻对 HPA 轴的抑制。而治疗先天性肾上腺皮质增生症时选择同样的药物和剂量，但每日剂量主要应在下午或傍晚给药，以便增大负反馈抑制 ACTH 分泌的力度。

（3）一般剂量长期疗法：适用于反复发作、病变范围广泛的慢性病，如风湿性关节炎、类风湿性关节炎、肾病综合征等，目的在于较长时间控制病情，防止急性发作或病情加重。而在病情控制之后要逐渐减量，找出最小有效维持量治疗。待病情稳定后，再根据情况慎重决定逐步减量终至撤药的方案。此种疗法的剂量多超过生理日分泌量，故应设法减轻其对 HPA 轴的抑制。维持量有两种给药法：①每日晨给药法：每日早晨 7 ～ 8 时一次给予可的松或氢化可的松等短效糖皮质激素类药；②隔日晨给药法：即每隔一日，在早晨 7 ～ 8 时给予两日剂量，一般采用中效类的泼尼松或泼尼松龙，这种用药方案能有效减轻对 HPA 轴的抑制。因为早晨 HPA 轴对外源性糖皮质激素类药物的负反馈抑制作用较不敏感，如选用中效糖皮质激素类药，隔日早晨给药一次，可维持药效，且 HPA 轴在被抑制后能有近两日的时间休息和恢复，十分有益。隔日疗法不宜选用短效或长效糖皮质激素类药物，短效药物的疗效不能维持两日，长效药物则因负反馈抑制过强，时间亦过长，导致 HPA 轴不易恢复。在有关疾病急性发作期仍应先以常规方案给药治疗，待病情基本控制并找到合适的维持量后再逐步转为隔日疗法。

5. 不良反应　常见不良反应可分为两类：长期大剂量应用引起的不良反应及停药反应。

（1）长期大剂量应用所致的不良反应

1）医源性肾上腺皮质功能亢进症（iatrogenic hyperadrenocorticism）：又称医源性库欣综合征（iatrogenic Cushing syndrome），是过量用药后出现的多种代谢异常现象，如满月脸、水牛背、肌无力与肌萎缩（负氮平衡所致，多发生于四肢）、向心性肥胖、皮肤变薄和瘀斑、水肿、低血钾、多毛、痤疮、高血糖和糖尿、高血脂、高血压、骨代谢异常可致骨质疏松，严重时易发生骨折和缺血性骨坏死。

2）诱发或加重感染：由于糖皮质激素对病原微生物无抑制作用，且可抑制免疫反应，降低机体防御功能所致。长期应用可使潜在的感染灶扩散，诱发新的感染，如真菌、结核病灶扩散，在治疗严重感染性疾病时，必须给予有效、足量、敏感的抗菌药物。当糖皮质激素吸入给药时，因局部抗炎作用被抑制，常发生鹅口疮。

3）诱发或加重溃疡：糖皮质激素增加胃酸和胃蛋白酶分泌，减弱胃黏膜自身保护和修复功能，可能诱发溃疡或使原有胃、十二指肠溃疡加重。在合用其他有胃肠道刺激作用的药物时更易发生。由于糖皮质激素也能掩盖溃疡的早期症状，故可能在突发出血、穿孔等急腹症时才就医，有"类固醇激素溃疡"之称，须警惕。

4）骨质疏松和骨坏死：长期应用糖皮质激素导致骨质疏松及股骨头等大关节的无菌性坏死，与其降低肠道对钙离子吸收，抑制成骨作用，并增强破骨细胞活性有关。影响骨血液供应可致缺血性股骨头坏死。

5）抑制生长发育及创口愈合：糖皮质激素促进蛋白质分解，导致创口愈合延迟。还可对抗生长激素的作用，抑制儿童骨骼生长，影响生长发育。

6）诱发高血压和动脉粥样硬化：长期应用糖皮质激素，因水钠潴留和血脂升高，可诱发高血压和动脉粥样硬化，还可引起脑卒中、高血压性心脏病。

7）诱发白内障和青光眼：长期应用糖皮质激素可诱发白内障，尤其儿童更易发生。因此，不论局部用药还是全身治疗，凡连续用药超过 2 周，即应做裂隙灯检查和测量眼压。此外，长期应用糖皮质激素还可导致糖皮质激素性青光眼。

8）其他：糖皮质激素可引起多种神经系统反应，如欣快、神经过敏、激动不安、失眠、情感障碍，诱发精神病和癫痫。虽可治疗过敏性疾病，但如静脉快速给予大剂量糖皮质激素，也可能引起全身性过敏反应。妊娠期前 3 个月使用偶致胎儿畸形，妊娠后期大量应用，可抑制胎儿下丘脑 - 垂体，引起肾上腺皮质萎缩，出生后产生肾上腺皮质功能不全。

（2）停药反应

1）医源性肾上腺皮质功能不全：长期大剂量应用糖皮质激素，由于强大的负反馈而使 HPA 轴受到强抑制，CRH 及 ACTH 分泌减少，可导致肾上腺皮质失用性萎缩。此时机体稳态主要依靠外源性糖皮质激素维持。如果突然停药或减量过快，可能出现肾上腺皮质功能不全的现象，称为医源性肾上腺皮质功能不全。由于 HPA 轴被抑制的程度不一，功能不全的症状因人而异，可有食欲不佳、恶心呕吐、肌无力和肌痛、关节痛、低血压、低血糖、低热、颅内压增高等。如遇应激状态（如出血、外伤、感染、手术、强烈的情绪或精神刺激等），则症状加重，甚至发生肾上腺危象，出现低血压、休克，必须抢救。因此，长期应用时宜设法减轻糖皮质激素对 HPA 轴的抑制。在病情已控制时也不能随意撤药，而必须逐渐减量，以便被抑制甚至萎缩的 HPA 轴有足够时间逐渐恢复其功能，然后稳步停药。能顺利停药只说明 HPA 轴已可维持当时的机体稳态，并不表明 HPA 轴功能已完全恢复正常，可以应对机体接受强烈的应激刺激。故顺利停药之后仍需注意休息养护，以待 HPA 轴功能完全恢复。完全恢复正常所需时间一般从数周到数月，抑制严重者则需 1 年或更长时间。因此，凡曾长期应用糖皮质激素治疗的患者，在停药之后 1 年内如遇应激情况，均宜适量应用糖皮质激素类药物以作保护。

2）反跳现象：长期应用糖皮质激素后突然停药或减量过快，可使原有疾病复发或恶化，移为反跳现象，此时需加大剂量重新治疗，待症状缓解后逐渐减量，缓慢停药。

6．禁忌证　曾患或现患严重精神病和癫痫、活动性消化性溃疡病、新近胃肠吻合术、骨折、创伤修复期、角膜溃疡、肾上腺皮质功能亢进症、严重高血压、糖尿病、孕妇、抗菌药物未能控制的感染，如水痘、麻疹、真菌感染等。

7．药物相互作用　苯巴比妥、苯妥英钠和利福平等肝药酶诱导剂可加速糖皮质激素类药物的代谢，故合用时需加大糖皮质激素类药物剂量；而在停用肝药酶诱导剂时，则易导致糖皮质激素类药物过量而出现不良反应。如同时应用其他甾体类药物，则可与糖皮质激素竞争 CBG 而相互增强作用。糖皮质激素可使水杨酸盐的消除速度加快而降低其疗效，两药合用更易诱发或加剧消化性溃疡。糖皮质激素可使血糖升高，减弱口服降血糖药或胰岛素的作用。与噻嗪类利尿药或两性霉素 B 合用可促使排钾，应注意补钾。糖皮质激素可使口服抗凝药的效果降低，两药合用可适当增加抗凝药的剂量。

二、盐皮质激素

盐皮质激素主要作用于肾远曲小管，具有保钠、保水和排钾作用，维持机体正常水和电解质代谢。醛固酮因易失活且价格昂贵，不作药用。临床常用去氧皮质酮（desoxycorticosterone，deoxycortone）和氟氢可的松（fludrocortisone）。前者有较强的水和电解质代谢作用，而对糖代谢影响较小；后者抗炎作用为氢化可的松的 15 倍，糖代谢作用为其 10 倍，而对水和电解质代谢的作用则为氢化可的松的 100 ~ 125 倍，故全身应用时主要起盐皮质激素作用。

1．药理作用　促进肾远曲小管和集合管对钠离子的主动重吸收，伴有氯离子和水的重吸收，同时钾离子和氢离子排出增加，即保钠、保水和排钾。

2．临床应用　主要用于各种原因所致肾上腺皮质大部分破坏、肾上腺皮质激素分泌不足引起的原发性慢性肾上腺皮质功能减退症（Addison's disease），作为替代治疗。补充患者因皮质功能减退而引起的盐皮质激素分泌不足。此病轻型患者只需应用糖皮质激素类，并在钠丢失增多时适当增加食盐摄入即可见效。重型患者则给予糖皮质激素合用盐皮质激素作为替代治疗，临床常用的盐皮质激素为氟氢可的松。

3. 不良反应　过量或长期使用易引起水钠潴留、高血压、心脏扩大和低钾血症等。

三、皮质激素抑制药

皮质激素抑制药替代肾上腺皮质切除术，用于肾上腺皮质癌或瘤的治疗。目前常用的皮质激素抑制药如下。

1. 米托坦（mitotane）

（1）药理作用：抑制皮质激素的生物合成，干扰胆固醇的进一步转化，选择性使束状带、网状带萎缩、坏死，用药后血、尿中氢化可的松及其代谢物迅速减少。不影响球状带，故醛固酮分泌不受影响。

（2）临床应用：用于不能手术的肾上腺皮质癌和肾上腺皮质增生及异位肿瘤所致的糖皮质激素增多症。口服从小剂量开始，逐渐增量，显效后减量维持。

（3）不良反应：可出现厌食、恶心、呕吐、腹痛、腹泻等消化道症状及眩晕、发热、共济失调等神经系统症状。也可见嗜睡、困倦及过敏反应。过量应用引起肾上腺皮质功能不全，可适当给予糖皮质激素类药物。

2. 美替拉酮（metyrapone）

（1）药理作用：为 11-β 羟化酶抑制剂，干扰 11- 去氧皮质酮转化为皮质酮和 11- 去氧氢化可的松转化为氢化可的松。如垂体功能正常，由于负反馈减弱，服用本品后 ACTH 分泌增多，可引起 11- 去氧皮质酮和 11- 去氧氢化可的松堆积，导致高血压、水钠潴留和低血钾。又由于糖皮质激素和盐皮质激素两条合成途径受阻，性激素合成途径相对增强，易致多毛等与性激素有关的症状加重。

（2）临床应用：主要用于肾上腺皮质肿瘤所致肾上腺皮质功能亢进症。还可用于库欣综合征的鉴别诊断和治疗，库欣综合征患者美替拉酮试验结果表现为血浆 ACTH 增高而皮质醇降低。

（3）不良反应：消化道反应、嗜睡、头痛、皮疹等。

3. 氨鲁米特（aminoglutethimide）

（1）药理作用：氨鲁米特可竞争性抑制碳链裂解酶，阻断胆固醇转变为各种类固醇激素的生物合成过程。

（2）临床应用：减少肾上腺皮质肿瘤和 ACTH 过度分泌时氢化可的松的增多。临床主要用于肾上腺皮质腺瘤和腺癌、增生型皮质醇增多症、异位促皮质激素综合征和乳腺癌。

（3）不良反应：厌食、恶心、呕吐、嗜睡、乏力、头痛、头晕等。

（王　昊　毛一卿）

小　结

肾上腺是人体重要的内分泌腺。肾上腺皮质球状带合成和分泌盐皮质激素醛固酮，受肾素 - 血管紧张素系统调节，主要功能是调节水和电解质代谢。束状带和网状带分泌糖皮质激素与少量雄激素，受下丘脑 - 垂体轴的调节，糖皮质激素具有十分广泛的生理效应，调节能量代谢和多器官功能，肾上腺雄激素是女性体内雄激素的重要来源。肾上腺皮质激素不仅通过细胞内受体调控靶基因的转录与翻译，还通过膜受体而产生快速的非基因组效应。肾上腺髓质属于交感-肾上腺髓质系统，受交感神经节前纤维活动的调节，分泌肾上腺素、去甲肾上腺素和少量多巴胺，主要功能是调节新陈代谢和心血管活动。在机体处于应激或应急状态时，肾上腺大量分泌糖皮质激素和肾上腺素调控机体的各种适应性反应，维持机体内环境稳态。

肾上腺疾病的临床表现与疾病所累及的细胞类型及激素水平的改变直接相关。肾上腺皮质的常见疾病包括库欣综合征、Addison 病和原醛症等，肾上腺髓质的常见疾病是嗜铬细胞瘤。

糖皮质激素类药物以多种途径给药（如口服、静脉、吸入），除用于肾上腺皮质功能不全患者的替代治疗，通常利用其抗炎和免疫抑制作用进行对症治疗。但考虑到其不良反应的严重程度，在使用糖皮质激素时，需要审慎权衡每位患者的相对风险和获益。短疗程（1 周内）应用糖皮质激素几乎不会对机体造成伤害；但若疗程超过 1 周，不良反应会随时间和剂量的增加而增加。长期治疗后，若突然停用糖皮质激素，可能引发医源性肾上腺皮质功能不全，严重者可能致命。

参考答案

整合思考题

1. 肾上腺髓质细胞又称为什么细胞？可分泌哪些激素？
2. 肾上腺的胚胎发生过程中，最先出现的是哪个皮质？出生时具有功能的是哪个皮质？
3. 女性出现向心性肥胖、多毛、嗓音低沉等症状，病变可能涉及肾上腺皮质的哪些部位？
4. 肾上腺皮质激素如何发挥其生物学效应？
5. 若患者被诊断为嗜铬细胞瘤，可能有哪些临床表现？
6. 糖皮质激素的分泌调节及分泌规律对临床用药有什么指导意义？有哪些常用的疗法？
7. 糖皮质激素的构效关系是什么？
8. 糖皮质激素的临床应用及常见的不良反应有哪些？

第六章　非经典内分泌组织

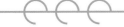

导学目标

通过本章内容的学习，学生应能够：

※ **基本目标**

说出肝、肠道、肌肉、脂肪和前列腺组织的分泌特点和分泌的内分泌因子。

※ **发展目标**

分析各种内分泌因子水平变化所引起的疾病及其发生机制。

第一节　肝

肝与内分泌系统密切相关。作为机体物质代谢的主要场所，肝可参与多种激素的摄取、转化、降解等过程。一些激素还可在肝内发挥作用。因此，早期常将肝作为内分泌激素的代谢器官或靶器官。随着科学技术的进步及发展，人们逐渐发现肝可通过合成并释放一系列活性物质、代谢所需的酶及辅助因子，对其他靶组织功能进行调控，提示肝可能是内分泌系统的一部分。肝疾病或肝分泌因子水平的变化可导致机体代谢失调，引起相关疾病，而内分泌系统的异常亦会影响肝功能。肝作为内分泌系统的组成部分，除了对激素发挥代谢作用外，常见肝分泌因子也可对相关内分泌系统产生影响。

一、肝对激素的转运及代谢

肝作为机体重要的代谢器官，可参与激素的代谢过程。肝对各类激素（胺和氨基酸类、多肽蛋白类及类固醇类）的转运、活化及代谢已有较多研究。

1. **肝对激素的转运**　肝内可合成多种激素结合蛋白，这些蛋白可作为亲脂性血浆激素特异性转运系统，与循环中的亲脂性类固醇（皮质酮、睾酮、雌二醇、雌酮等）及甲状腺激素进行可逆性结合，并将其转运至靶细胞。只有游离的激素具有生物活性，激素与结合蛋白结合后可调节和缓冲游离激素水平的急剧改变，保护激素免受酶破坏，维持血浆总激素稳定状态的水平。结合蛋白可与多种激素结合，激素在结合水平上的竞争会影响激素的浓度及效力。肝内主要合成以下几种类固醇结合蛋白和甲状腺激素结合蛋白，包括可结合皮质醇、皮质酮、睾酮、孕酮等的皮质类固醇结合球蛋白（corticosteroid binding globulin，CBG），结合双氢睾酮、睾酮、雌酮、雌二醇等的性激素结合球蛋白（sex hormone-binding globulin，SHBG，又称睾酮 - 雌二醇结合球蛋白），结合维生素 D 及 25- 羟 - 维生素 D_3 的结合球蛋白，主要结合 T_4、少量结合 T_3 的甲状腺素结合球蛋白（TBG），以及结合 T_4 的甲状腺素结合前白蛋白（TBPA）。此外，肝还可产生一些低亲和力结合蛋白，如白蛋白、α_1 酸性糖蛋白等。

　　2. 肝对激素的代谢　肝对激素的代谢存在两种相反方式：一方面，肝可分泌一些激素所需前体，用于激素的合成，并可活化激素，增强活性；另一方面，肝在激素的降解和灭活中具有重要作用。

　　（1）肝对激素的活化：肝可产生激素前体，提供激素合成所需的特异性底物或复合底物。酪氨酸是甲状腺激素、促黑激素等胺类激素合成的前体。它由苯丙氨酸在苯丙氨酸羟化酶的作用下形成，该酶仅存在于肝内。血管紧张素原是肾素的底物，主要在肝内合成。肝还可通过肝特异酶作用将激素前体或生物活性弱的激素转化为活性形式。T_4 可在肝内发生转化，通过特异性 5′- 脱碘酶使其转化为生物活性强的 T_3。肝血管内皮细胞产生的血管紧张素转换酶可使血管紧张素 I 转化为血管紧张素 II。食物中的维生素 D 在肝中被特异性维生素 D_3 25- 羟化酶羟化，转化为 25- 羟 - 维生素 D_3。25- 羟 - 维生素 D_3 是循环及储存维生素 D 的主要形式。肝还可使雄激素转化为雌激素，并使生物活性弱的雌酮转化为生物活性强的雌二醇。

　　（2）肝对激素的灭活：激素在发挥作用后，被分解转化，活性降低或失去活性，这一过程称为激素的灭活。正常情况下，各种激素的生成与灭活处于相对平衡状态。激素的灭活主要在肝中进行。大多数肽类激素通过受体介导的降解途径，经组织蛋白酶和肽酶裂解为氨基酸或灭活片段释放入血，或经胆汁排出。例如，胰岛素在肝中被谷胱甘肽胰岛素转氢酶还原其二硫键成巯基，使 A、B 链分开而灭活。此外，部分肽类激素还可经肝细胞内吞作用进入细胞。胺类激素（如肾上腺素、去甲肾上腺素）可在肝内进行脱氨或与葡萄糖醛酸结合而灭活。肝也是降解、灭活类固醇激素的主要器官。雌激素与醛固酮可在肝内与葡萄糖醛酸结合而失去活性；雄激素在肝内与硫酸结合失去活性。当肝发生疾病时，其对激素的灭活功能下降，造成某些激素在体内堆积，引起物质代谢紊乱。例如严重肝病时，醛固酮及抗利尿激素过多，造成水钠潴留，出现水肿或腹水。

二、肝的内分泌功能

　　除参与激素的活化、代谢外，肝也具有分泌特性。长期以来，肝主要是因为分泌凝血因子的功能而被看作机体主要的分泌器官，直到最近，由于蛋白质谱技术的应用，肝的蛋白质分泌功能才显现出来。基于质谱技术在人类肝中检测到 10 200 种蛋白质，这与在小鼠体内的检测结果相似，其中 40% 为分泌型蛋白，这表明肝是一个重要的内分泌器官。

　　肝由实质细胞和非实质细胞组成，前者包括肝细胞和胆管细胞（约占肝体积的 80%），后者包括窦状内皮细胞、Kupffer 细胞和肝星状细胞。尽管这些不同类型细胞表达的蛋白质存在一些差异，但绝大多数肝蛋白质在所有肝细胞类型中都有表达，而肝细胞蛋白质组占肝蛋白质组总量的绝大多数，这表明肝细胞是肝蛋白质分泌最重要的细胞类型。

　　肝产生并分泌进入血液循环的一系列蛋白质称为肝细胞因子。随着技术的发展，肝中分泌的一系列蛋白质被发现，其功能也被进一步阐明。肝分泌的主要蛋白质包括白蛋白、C 反应蛋白和纤连蛋白，调节凝血和纤溶的蛋白、载脂蛋白等载体，以及调节代谢的蛋白质等。这些蛋白质可参与 23 条信号通路的调控，如嘌呤代谢、补体和凝血、脂肪酸代谢、雌激素受体信号通路、丙酮酸代谢、胰岛素受体信号通路、糖酵解及糖异生、表皮生长因子信号转导、血小板衍生生长因子信号转导等相关通路。因此，肝所分泌的肝细胞因子在维持各个系统功能及机体稳态中起到重要的调控作用。

肝细胞因子的分泌可通过两种方式：经典途径及非经典途径。经典或常规分泌的肝细胞因子依赖细胞器内质网 - 高尔基复合体途径转运新合成的蛋白质，并最终到达细胞膜，通过分泌囊泡或分泌颗粒向细胞膜转运跨膜蛋白或转运可溶性蛋白到胞外。通过经典途径分泌的蛋白 N- 末端均含有一个信号肽，并通常在内质网和高尔基复合体进行翻译后修饰（如糖基化）。研究发现，小鼠肝细胞在健康状态下分泌 564 种蛋白质，其中 168 种含有 N- 末端分泌肽。不含 N- 末端信号肽的蛋白质则通过囊泡分泌。细胞外囊泡的成分可迅速改变以应对代谢变化。因此，它们在调节组织间相互作用和代谢方面具有一定作用。肝细胞因子可调控机体糖脂代谢或其他激素功能，在脂肪肝等多种代谢性疾病中具有重要调控作用，现举例如下。

1. 成纤维细胞生长因子 21（fibroblast growth factor 21，FGF21）　FGF21 属于 FGF 家族成员，在 2000 年由 Nishimura 等发现。成熟的人类 FGF21 由 181 个氨基酸组成。FGF21 主要由肝分泌，参与 NAFLD 的发病机制及进程，还可改善肥胖、增强胰岛素敏感性、降低血糖。

成纤维细胞生长因子（FGF21）会对饮食、运动和冷刺激做出相应的反应而调节全身脂质代谢 。FGF21 在代谢中的作用已被广泛关注和研究。FGF21 的表达会因 PPARα 的激活而增加，与这一发现一致的是，非酒精性脂肪肝患者体内循环系统 FGF21 表达也会增加。这可能是 FGF21 的一种旨在限制脂肪毒性压力影响的代偿反应，因为它可以减少脂肪组织的脂肪分解，增加脂肪酸氧化，降低肝脂肪聚集（如二酰甘油），增强胰岛素敏感性，并改善血糖控制。FGF21 还通过协调 CD36 和脂蛋白脂酶的表达，减少肝 VLDL 的分泌，并促进白色脂肪组织和棕色脂肪组织中 VLDL 的处理。有动物实验表明，FGF21、其受体 FGF receptor-1c 或 coreceptor β-klotho 的缺失会导致严重的脂肪堆积、肝脂肪变、肝胰岛素抵抗、肝葡萄糖生成增加和高血糖症，这凸显了 FGF21 的重要性。此外，FGF21 还可以提高胰岛 β 细胞功能和促进胰岛素分泌。正是由于这些原因，FGF21 成为治疗糖尿病和代谢综合征的一种药物，尽管 FGF21 类似物未能降低人体血糖。

2. 胎盘素 A（fetuin A）　fetuin A（又称 α2-HS- 糖蛋白）是一种由 ASHG 基因编码的肝分泌糖蛋白。在啮齿类动物和人类中，Fetuin A 与循环甘油三酯、非酒精性脂肪肝的严重程度和胰岛素抵抗呈正相关。脂质过剩会诱发 ER 应激，从而激活 ERK 和 JNK 的信号通路，最终引起 Fetuin A 的产生。肝中 Fetuin A 的表达和分泌也受 F-box 和 WD 重复序列（FBXW7）的调控。FBXW7 是一个可以降解 Fetuin A 的泛素蛋白水解酶，在肥胖小鼠模型和人类肥胖症患者中，FBXW7 的表达受到抑制，同时机体内 Fetuin A 水平升高 。

Fetuin A 通过多种机制诱导胰岛素抵抗。Fetuin A 可抑制胰岛素受体酪氨酸激酶的活性，导致自体磷酸化程度降低和胰岛素信号转导抑制。Fetuin A 也是 Toll 样受体（TLR）4 的配体，可使饱和游离脂肪酸激活 TLR4 信号，诱发胰岛素抵抗。Fetuin A/ 游离脂肪酸的这种相互作用预示着机体胰岛素抵抗的发生发展情况。在胰腺中，当机体出现炎症反应时，包括 TLR4、JNK 和核因子 κB（NF-κB）的激活以及脂毒性脂质的积累，Fetuin A 向 β 细胞发出信号并破坏葡萄糖感应，从而导致胰岛素分泌降低。全身性敲除 Fetuin A 的小鼠对胰岛素的敏感性有所改善，并对饮食引起的肥胖具有抵抗力，这表明 Fetuin A 拮抗剂可能具有的治疗潜力。

3. 二肽基肽酶 -4（DPP4）　二肽基肽酶 -4（DPP4）是一种由肝分泌的丝氨酸蛋白酶，可迅速灭活循环中的肠促胰素：胰高血糖素样肽 -1（GLP-1）和抑胃肽（GIP）。由于 GLP-1 和 GIP 可促进胰岛素分泌并抑制胰高血糖素分泌，导致骨骼肌、脂肪等组织葡萄糖摄取增加和肝葡萄糖输出减少，进而影响全身葡萄糖代谢平衡。

在非酒精性脂肪肝和胰岛素抵抗的人血浆中 DPP4 活性升高，这与这些人血液中较低的 GLP-1 和 GIP 水平相符。与人类研究结果一致，肝特异性过表达 DPP4 会降低高脂喂养小鼠的全身葡萄糖耐量，这种影响与循环中 GLP-1 的减少有关。DPP4 很可能直接影响外周组织的新陈代谢，实验发现用重组 DPP4 处理原代肝细胞、脂肪细胞和骨骼肌细胞，会降低这些细胞的胰岛素敏感性。DPP4 还会导致肝的脂肪变性，其机制很可能是通过增加肝细胞对脂肪酸的摄取和储存。与这些观察结果一致的是，遗传切除或口服 DPP4 抑制剂（如维达列汀或西格列汀）可改善肝脂肪变性和葡萄糖耐量。尽管目前 DPP4 的受体尚未确定，但体内外实验及临床研究都证实了 DPP4 作为一个肝分泌因子在全身代谢系统中的自分泌和旁分泌作用。

三、总结与展望

肝的解剖、结构和功能特征支持肝是组织间交流的重要器官这一观点。肝的质量很大（约 1.5 kg），接受约 25% 的心输出量，供给全身各组织器官，从而使分泌因子也重新分配到其他组织器官。在这种情况下，肝具有独特的结构和血流调节功能，肝细胞和非实质性细胞分泌的产物进入肝窦，经中央静脉流向下腔静脉，最终流向心脏，重新分配到外周组织。广泛的血管网络，尤其是位于肝细胞平面之间的"开孔"肝窦，也支持肝细胞因子在肝细胞功能的旁分泌和自分泌调节中发挥重要作用的可能性。肝细胞因子通过旁分泌 / 自分泌或分泌入血，参与调节肝和其他组织的功能，从而与肥胖、糖尿病、胰岛素抵抗、脂肪肝等疾病显著相关。肝细胞因子可能成为相关疾病的辅助诊断指标或治疗相关疾病的新靶点。对已知分泌蛋白工作机制的进一步了解以及新型肝细胞因子的发现，可为相关疾病的预测与治疗提供新的靶点。

肝在调节全身葡萄糖和脂质代谢方面发挥的重要作用，除了肝细胞因子的重要参与之外，各种代谢物也发挥了重要的作用。除了葡萄糖和 VLDL 外，肝衍生的主要代谢物类别，包括脂蛋白、酮类、酰基肉碱和胆汁酸，似乎也能传递特定的代谢信号。许多对小鼠和人类的研究表明，几种来自肝的脂质和代谢物可作为信号分子调节胰岛素作用和其他代谢过程。代谢组学技术的最新进展使这一领域也取得了进展，在大型人类队列中证实了其相关关系，并鉴定了与代谢性疾病有关的新型代谢物。然而，大多数代谢物与细胞功能调节的因果关系仍有待阐明。

肝及其多种功能在调节代谢中起着基础性作用，也是多种代谢紊乱的必然目标。肝和所有内分泌器官之间无数的、持续的关系和反馈机制体现在一个改变经常导致另一个功能失调。由于肝参与了如此多的代谢过程，它显然是一个关键的组成部分，不仅对内分泌系统有影响，也是内分泌失调治疗过程中一个至关重要的靶点。

（孟卓贤）

第二节　肌肉组织

肌肉系统是机体所有肌肉组织组成的体系，主要包括骨骼肌、心肌和平滑肌。肌肉系统主要参与机体动作产生、姿势维持及热量生成。肌肉系统中，以骨骼肌相关临床及基础研究最为多见。既往研究长期认为骨骼肌是一种效应器官，被动接受神经和体液调节，产生肌肉收缩，牵拉骨骼带动机体完成精准而复杂的动作。但近年来，越来越多的研究发现骨骼肌是一种具有重要功能的内分泌器官。骨骼肌可分泌活性物质，能以旁分泌和（或）自分泌方式参与骨骼肌自身的糖、脂肪及蛋白质代谢，调节骨骼肌细胞生长、发育及运动能力；也可进入血液循环，以内分泌方式调节机体远端器官组织功能，包括糖脂代谢、炎症反应、免疫应答和内分泌稳态等。然而，当骨骼肌功能失调时，则可能导致多种内分泌及代谢性疾病。

一、骨骼肌的内分泌功能

骨骼肌约占正常人体重的 40%，是全身最大的代谢器官。2003 年，Pedersen 等提出，由骨骼肌纤维产生、表达和释放并发挥内分泌作用的细胞因子或其他肽类统称为肌肉分泌因子。随着研究的不断深入，肌肉分泌因子的定义也越发广泛。目前科学家们提出，由肌纤维产生、表达和释放并发挥自分泌、旁分泌或内分泌作用的蛋白质、核酸甚至代谢物统称为肌肉分泌因子。一方面，不被释放到血液循环中的肌肉分泌因子可能通过自分泌或旁分泌机制发挥作用，对肌肉自身的组织稳态产生影响；另一方面，肌肉产生并释放到血液循环中的肌肉分泌因子以内分泌的方式作用于远端组织器官，例如脂肪组织、肝、心血管系统和大脑，直接或间接影响其他组织器官的功能。许多由骨骼肌产生的蛋白质依赖于肌肉收缩，因此，缺乏运动可能引起肌肉分泌因子合成、分泌和功能的改变，这可能是久坐的生活方式和许多慢性疾病之间联系的一种潜在机制。因此，肌肉分泌因子研究的重要性逐渐凸显出来，多个骨骼肌分泌因子的功能和作用机制被深入系统地研究。例如骨骼肌抑素（myostatin，MSTN）、生长分化因子 11（growth differentiation factor 11，GDF11）、鸢尾素（irisin）、爱帕琳肽（apelin）、白细胞介素 -6（interleukin-6，IL-6）、β- 氨基异丁酸（β-aminoisobutyric acid，BAIBA）通过自分泌和旁分泌调节骨骼肌自身发育、分化和再生，通过内分泌对其他靶组织、细胞的代谢平衡和组织稳态均具有重要调控作用，详述如下。

1. 骨骼肌抑素（MSTN）　MSTN 属于 TGF-β 超家族成员，又称为生长分化因子 8（GDF-8）。1997 年由约翰霍普金斯大学医学院 Lee Se-jin 研究组克隆，主要由骨骼肌组织表达分泌，由于该基因敲除小鼠的骨骼肌重量是同龄野生型小鼠的 2 ～ 3 倍，因此被命名为骨骼肌抑素。MSTN 在各物种间高度保守。作为 TGF-β 超家族成员，MSTN 蛋白具有典型的 TGF-β 超家族成员的分子特征：最初翻译成一种无活性的前体蛋白，含有氨基端的信号肽、保守的 RSRR（精氨酸 - 丝氨酸 - 精氨酸 - 精氨酸）和羧基端结构域。前体蛋白经过 2 次加工产生成熟形式的 MSTN。MSTN 通过结合细胞表面的高亲和力的四聚体跨膜受体中的 Ⅱ 型受体 ActR Ⅱ B 激活经典的 Smad 信号通路发挥作用。除了经典的 Smads 信号传导通路，MSTN 也可以激活其他信号通路调控骨骼肌细胞增殖与分化。MSTN 作为骨骼肌发育负调控因子，调控骨骼肌早期胚胎发育过程，出生后成体骨骼肌组织分泌的 MSTN 也具有广泛的生理功能。MSTN 以旁分泌方式调控骨骼肌成体干细胞功能，参与出生后骨骼肌生长和损伤再生，以自分泌方式调控骨骼肌发育和骨骼肌糖脂代谢，以内分泌方式介导骨骼肌 - 脂肪"对话"，调控机体糖脂代谢稳态。

2. 生长分化因子 11（GDF11）　GDF11 又称骨形态发生蛋白（bone morphogenetic protein 11，BMP11）。最先由 Nakashima 等根据 BMP 和 GDF 保守序列以大鼠切牙髓 RNA 为模板通过 Northern 印迹法得到大约 4.4 kD 的 cDNA 产物，鉴定其属于 BMP/TGF-β 超家族的一个新成员，并将其命名为 Gdf11。Gdf11 编码的蛋白质具有 BMP 家族成员的共同特征：①有分泌型的信号肽序列；②由 4 个氨基酸（RSRR）组成的蛋白酶剪切位点；③羧基端有 7 个高度保守的半胱氨酸残基。GDF11 的信号通路与 TGF-β 家族其他成员一样，其蛋白前体在细胞内合成后，以成熟肽形式分泌到细胞外。其作为配体首先结合四聚体受体复合物中的 Ⅱ 类受体，受体被激活后，再磷酸化富含丝氨酸的 R-Smad2/3 蛋白并进入胞质与 Smad4 结合，一同转移到细胞核，结合其他转录因子调节 TGF-β 靶基因的转录。研究表明，GDF11 可以调控骨骼肌的发育和生长，改善衰老引起的骨骼肌功能障碍，抑制肌卫星细胞的分化。

3. 鸢尾素（irisin）　irisin 是 Boström 等于 2012 年发现的一种由骨骼肌分泌的激素，由 PGC-1α 调控，经剪切修饰其前体蛋白－骨骼肌Ⅲ型纤连蛋白组件包含蛋白 5（fibronectin type Ⅲ domain containing protein 5，FNDC5）而形成。irisin 包含 112 个氨基酸残基，分子量约为 12 kD。irisin 与运动之间关联密切。但运动如何影响 irisin 水平，目前仍存在一定争议。现今多数研究均表明，单次急性运动可显著但短暂地升高 irisin 水平，且心肺功能水平可预测 irisin 对急性运动的应答程度。而对于长期运动而言，其对 irisin 水平的影响目前仍无确切定论。

在体内外实验及临床观察性研究中，低 irisin 水平与肌肉减少密切相关，且 irisin 水平越低，中臂肌肉周长及大腿围越小。这些证据表明，irisin 不仅有望成为肌无力或肌萎缩的一个生物标志物，也有可能在未来用于治疗肌肉减少症或者肌肉损伤等相关疾病。

除了在骨骼肌发育中的作用外，irisin 还有改善胰岛素抵抗的作用。有研究表明，irisin 可通过刺激 UCP1 在脂肪细胞中的表达，从而通过 MAPK 和 ERK 途径导致白色脂肪组织褐色变，增加产热及能量消耗，继而改善葡萄糖稳态。除此以外，irisin 可诱导 GLUT4 表达增加而进一步增加葡萄糖摄取。现今大多数临床研究均指出，2 型糖尿病患者的血液中 irisin 水平低于对照组。这表明在糖尿病人群中，irisin 水平的降低可能与胰岛素抵抗有关。但在没有糖尿病的成年人中，irisin 水平的降低却与较好的胰岛素敏感性及改善的胰岛素抵抗关联。这些证据可能提示：在糖尿病发生发展过程中，irisin 水平可能经历了由正常至异常增高（irisin 分泌相对不足），再至逐渐降低（irisin 分泌绝对不足）的改变。

4. 爱帕琳肽（apelin） 爱帕琳肽（apelin）是由骨骼肌、脂肪、心肌和心血管间质细胞及大脑的部分细胞所分泌的小肽，它可以进入血液，循环至身体各处。爱帕琳肽可以与孤儿 G 蛋白偶联受体（G protein coupled receptor）APJ 结合，然后激活下游信号通路，调节多种生理过程。爱帕琳肽和爱帕琳肽受体在肌肉再生过程中表达水平提高，但在衰老肌肉中的表达几乎没有变化。进一步的研究表明，在含有爱帕琳肽的分化培养液中分化的肌肉干细胞，其融合指数显著提高，提示爱帕琳肽能够促进肌肉干细胞的分化，维持肌肉代谢稳态。除了能够调控骨骼肌干细胞再生之外，爱帕琳肽水平还可以调控生物体的整体代谢水平，保持机体的脂肪和血糖稳定。脂肪是产生爱帕琳肽的另一种重要的细胞类型，与肌肉一起调控血液中爱帕琳肽的浓度。

自由脂肪酸浓度提高是胰岛素抵抗的重要原因，爱帕琳肽通过在脂肪细胞中激活 AMPK 信号通路，提高 perilipin 的表达水平，降低脂肪水解能力，抑制自由脂肪酸的释放，从而提高细胞的胰岛素敏感性。另外，血液中的爱帕琳肽也能够调控骨骼肌的代谢，通过促进骨骼肌的线粒体生成、脂肪酸氧化和葡萄糖摄取来提高细胞的胰岛素敏感性。

虽然脂肪和肌肉表达的爱帕琳肽有助于降低血糖，但是下丘脑表达的高水平爱帕琳肽在小鼠中却会诱导高血糖、高胰岛素血症、胰岛素耐受和葡萄糖不耐受。下丘脑表达的爱帕琳肽也通过 NO 信号通路调控糖代谢，有关为何其表型和在外周中过表达的爱帕琳肽相反，还需要进一步研究。此外，在不同细胞类型中，虽然爱帕琳肽都能激活 AMPK 和 Akt 信号通路，但是其下游效应不尽相同。例如，爱帕琳肽在肝细胞中可促进 ROS 的产生，导致高血糖症。而在心肌细胞中，爱帕琳肽能够抑制 ROS，在心肌梗死组织中保护心肌细胞免于大面积坏死。因此，爱帕琳肽在不同细胞类型中的功能还需进一步研究。

5. 白细胞介素 -6（IL-6） 早在 1980 年，几个实验室在研究免疫球蛋白产生的过程中，分别独立克隆了白细胞介素 -6（简称白介素 -6），并开展功能研究。白介素 -6 主要被定义为一类促炎症细胞因子（proinflammatory cytokine），白介素 -6 受体的表达局限在肝细胞、中性粒细胞、单核 / 巨噬细胞等有限的几种细胞类型。理论上，白介素 -6 信号的功能发挥也是受限的。但由于存在着可变剪切和蛋白水解切割等处理，会产生一种可溶性分泌形式的白介素 -6 受体（sIL-6R）。sIL-6R 能够出现在多种体液中，不仅可以结合白介素 -6，而且其与白介素 -6 形成的蛋白复合物还可以在诸多不表达白介素受体的细胞上激活 gp130 二聚体，从而介导"反式信号"。这类"反式信号"的存在使得白介素 -6 的影响范围大大增强。最早有研究偶然观察到，白介素 -6 的水平与锻炼时间以及参与锻炼的肌肉量呈现指数上升的关系，从而揭示了白介素 -6 作为肌肉分泌因子的角色。长时间运动会导致血浆中白介素 -6 的蛋白水平升高，马拉松比赛甚至会导致人体血液中白介素 -6 水平提高 100 倍。肌肉中除了肌肉纤维，还含有肌肉干细胞、免疫细胞及其他类型的细胞。免疫组化染色研究显示，肌肉收缩产生白介素 -6 的主要来源并不是免疫细胞，而是肌肉中的 2 型肌肉纤维（type 2 muscle fiber），而 JNK/AP1 信号是运动诱导的白介素 -6 转录水平上升的主要通路。后续研究证实，肌肉来源的白介素 -6 不仅对肌肉的分化再生发挥作用，还能扮演代谢调控的角色。

葡萄糖摄入和肝释放葡萄糖是人体保持血糖稳态最主要的两种方式。一方面，白介素 -6 可以促进葡萄糖转运子蛋白转移到细胞表面的质膜，从而促进葡萄糖吸收。转基因小鼠的研究也表明，提升循环系统中的白介素 -6 水平能够增强瘦素的效应，有助于饮食诱导的肥胖小鼠维持体内营养稳态。另一方面，向人体内输入白介素 -6 重组蛋白会促进肝中的葡萄糖输出，说明肌肉来源的白介素 -6 沟通了肌肉与肝之间的相互作用。白介素 -6 不仅影响肝，还参与调控胰岛细胞的代谢与胰岛素分泌。运动诱导的胰高血糖素样肽 -1（glucagon-like peptide-1，一种诱导胰岛素分泌的多肽）的产生也同样依赖于肌肉分泌的白介素 -6。综上所述，作为肌肉内分泌因子，肌肉来源的白介素 -6 不仅能够调控肌肉代谢，还以组织间相互作用的方式，通过影响胰岛素分泌和胰岛素靶器官来调控全身代谢平衡。

此外，白介素 -6 还可促进完整肌纤维的生长及损伤肌肉再生，以及抑制肿瘤生长。在处于稳态的人体中，白介素 -6 在大多数情况下对肌肉起着正面的作用。但白介素水平的上升及其相关的细胞因子网络，可能在肿瘤引起的恶液质（cachexia）中发挥作用。白介素 -6 可能通过调控蛋白质的合成与降解，以及干扰胰岛素样生长因子通路等方面，对肌肉量产生负面影响。

自从白介素 -6 被发现以来，大量研究发现该分子是一个多功能的因子。肌肉及其他类型细胞都会产生白介素 -6 来促进肌肉前体细胞的增殖，从而在肌肉再生以及运动导致的肌肥大方面起着正面的生理作用。肌肉分泌的白介素 -6 还会作用于肝等其他组织，在人体代谢平衡方面起着调控作用。但值得注意的是，白介素 -6 的这些正面作用一般发生在较短的时间内。与之相反，持续性的炎症反应以及某些肿瘤等长期疾病，均会导致白介素系统性、长时间的升高。在这种情况下，白介素 -6 会导致肌肉萎缩等负面作用。

6. β- 氨基异丁酸（BAIBA）　β- 氨基异丁酸（β-aminoisobutyric acid，BAIBA）是一种非蛋白氨基酸，源于胸腺嘧啶和缬氨酸的分解代谢。近年来研究发现 BAIBA 是骨骼肌分泌的一种肌肉因子（myokine），参与调节机体系统能量代谢。2014 年，Lee D. Roberts 等人采用代谢组学方法检测过表达过氧化物酶体增殖物激活受体 γ 共激活因子 -1α [peroxisome proliferator-activated receptor（PPAR）-γ coactivator-1α，PGC-1α] 的肌细胞代谢物，将 BAIBA 鉴定为由肌肉分泌的小分子，可由骨骼肌分泌之后进入循环，血浆浓度可能代表了骨骼肌的 BAIBA 生成量。随后研究发现，BAIBA 在长期运动和肌肉特异性 PGC-1α 过表达小鼠血浆中均升高，PGC-1α 增加了肌细胞中 BAIBA 合成和运输所需代谢酶的表达。

众所周知，运动有益于机体健康以及系统代谢稳态平衡，机体运动依赖于骨骼肌收缩，而骨骼肌是人体最大的器官，约占体重的 40%，主要由蛋白质（氨基酸）和肌糖原组成。在运动过程中，肌肉收缩可引起肌细胞分泌 BAIBA，BAIBA 对成骨细胞具有保护作用，通过激活 ROS 信号通路促进成骨细胞的增殖和分化，可能是 BAIBA 诱导的骨形成的机制之一。受体内其他因子的影响，BAIBA 的骨保护作用随年龄的增长而下降，但其生成与性别、年龄、骨骼肌类型无关。

BAIBA 在炎性反应的过程中通过调节 AMPK-PPARδ 途径、抑制 TNF-α、IL-6 等炎性因子的合成与释放以及抑制下丘脑炎症的发生和发展等影响机体代谢，在维护内环境稳定、抑制炎症发生发展过程中具有重要作用，有助于从炎症发生发展的过程中发现新的调控机制、新的调控分子，以进一步研究机体内环境稳态制衡的病理生理学机制。

以往大量研究证实，炎症与 2 型糖尿病发病机制密切相关，其中，机体炎症与胰岛素抵抗具有重要的联系。AMPK 是胰岛素抵抗和 2 型糖尿病的治疗靶点，BAIBA 以剂量依赖的方式介导 AMPK 磷酸化，对棕榈酸诱导的炎症具有抑制作用，与此同时，BAIBA 也改善了胰岛素抵抗。

161

　　调节胰岛素信号转导通路、改善炎症反应、抑制肝糖原异生、促进脂肪酸氧化分解等方式是目前发现 BAIBA 改善胰岛素抵抗的直接或间接途径。与临床常用的双胍类、磺酰脲类降糖药物相比，BAIBA 降糖效果稍逊一等，但其属内源性物质，用药剂量相对较小，诸如低血糖、体重增加、肝毒性等副作用明显较少。从这方面考虑，BAIBA 有望进一步开发成为治疗胰岛素抵抗更为安全的药物。

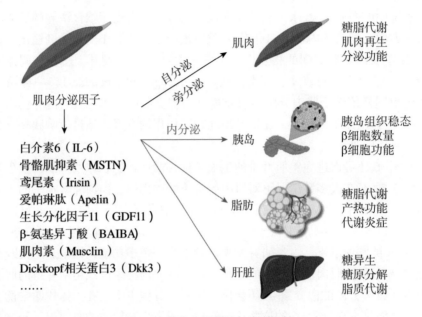

图 6-1　肌肉分泌因子与代谢调控

二、总结与展望

　　基于现有的研究成果，除了一直被予以重点关注的几个分泌因子以外，骨骼肌还可以分泌许多肌肉分泌因子。包括蛋白质类肌肉分泌因子，例如 SPARC 蛋白、肌肉分泌因子 myonectin（或 CTRP15）、胞源性神经营养因子（BDNF）、Wnt 蛋白、卵泡抑素（follistatin, FS）、卵泡抑素样蛋白 1（follistatin like 1, Fstl1）、趋化因子 CXCL10（C-X-C Motif Chemokine 10）等。核酸类肌肉分泌因子主要是 miRNA。由骨骼肌释放的 miRNA（miR-1，miR-133a，miR-133b，miR-23b，miR-29，miR-206 等）被称为 myomiRs。这些 myomiRs 的表达调控机制和生理病理功能目前尚不清楚，有待于进一步研究。代谢物类肌肉分泌因子是指骨骼肌在脂代谢过程中会产生很多中间或终末代谢产物，其中的一些代谢物也可作为信号分子发挥重要的调控功能，例如丙氨酸和谷氨酰胺及乳酸。

　　骨骼肌是重要的代谢器官，对机体代谢状态具有显著影响。健康机体处于静息状态时，骨骼肌耗氧量占机体总耗氧量的 20%～30%，而当机体处于活跃运动状态时，这一数字可以超过 90%。骨骼肌作为重要的内分泌器官，其分泌因子可以通过类似激素的方式调控全身代谢稳态。近年来随着基因组学、蛋白质组学和代谢物组学等技术的发展，许多新的骨骼肌分泌因子陆续被发现，这些分泌因子可以介导骨骼肌与其他代谢器官（肝、脂肪、心肌、胰岛等）的"对话"，调控机体能量代谢稳态。糖类和脂类是机体两大主要能量来源，当机体摄入能量或能量匮乏时各代谢器官会做出不同的应答。当机体摄入能量后，血糖水平升高，胰岛 β 细胞分泌胰岛素增加；在胰岛素及相关信号通路的调控下，肝糖异生受到抑制，糖原合成增加以储存过剩的能量；骨骼肌吸收葡萄糖及脂类增加、脂肪组织脂合成增加、脂分解减少。当机体能量匮乏时，机体血糖水平降低，胰岛 α 细胞分泌的胰高血糖素增加，在胰高血糖素及相关营养信号调控下，肝糖异生增强，糖原分解增加，脂肪组织脂分解增强。因此，在饥饿或饱食状态下，骨骼肌、肝和脂肪等代谢器官多种分泌因子"对话"，协同调控全身能量稳态。

骨骼肌分泌因子对骨骼肌自身代谢的调控主要表现在对骨骼肌胰岛素敏感性及糖脂代谢能力的调控。目前研究发现 Irisin、IL-15、BDNF、LIF、IL-6、BAIBA 均可以调控骨骼肌糖脂代谢。骨骼肌作为消耗葡萄糖最多的器官之一，可通过骨骼肌分泌因子与肝进行"对话"，协同控制机体血糖稳态。关于骨骼肌和肝之间"对话"的研究相对较少，目前研究较为清楚的是骨骼肌通过内分泌的方式分泌 Irisin，BAIBA 和丙氨酸与肝"对话"调控机体糖脂代谢水平。近年来发现许多骨骼肌分泌因子可以诱导白色脂肪细胞棕色化、减少脂肪组织量、改善全身糖脂代谢稳态。因此，骨骼肌分泌因子对脂肪组织代谢的调控成为近年来的研究热点，许多科学家致力于研究并发现新的具有调控机体能量代谢的骨骼肌分泌因子，希望以此干预代谢相关疾病。目前已经发现并报道了诸多可以调控脂肪组织代谢（诱导脂肪组织棕色化、脂解增强、氧化代谢增强）的骨骼肌分泌因子，如 Irisin、BAIBA、Metrnl、IL-6、IL-15、丙氨酸、SPARC 和 LIF 等。

运动可显著改善 T2DM 患者的症状，能改善患者的糖尿病前期和糖尿病时期的 β 细胞功能。在健康和患病的条件下，骨骼肌极有可能参与运动诱导的 β 细胞功能改善相关的机制。肌肉分泌因子介导骨骼肌与其他组织、器官间的交互作用的概念可以成为运动在 T2DM 中的有益作用的合理解释。各种运动调节的肌肉分泌因子，例如 IL-15、IL-6、IL-13、Myonectin、FGF21、Fst11、Chitinase-3-like protein 1（CHI3L1）以及 BDNF 被证实在葡萄糖摄取、胰岛素敏感性或脂肪代谢中起重要作用。重要的是，一些肌肉分泌因子可以影响 β 细胞的功能和凋亡，从而改变机体中胰岛素的分泌。骨骼肌释放的物质并不仅仅通过肌肉收缩来诱导，且其作用并不总是有益的。目前有许多研究支持胰岛素敏感或胰岛素抵抗骨骼肌释放的特定肌肉分泌因子对胰岛 β 细胞的功能和存活有积极或消极的影响。现已有许多分泌蛋白被研究证实与胰岛 β 细胞功能相关，比如白介素 IL-2、IL-6、IL-7、IL-8、IL-10 和 IL-12，在人胰岛、小鼠胰岛、细胞系中均显示对 GSIS 功能有损伤，在机体内影响胰岛功能。

骨骼肌作为机体最大的代谢器官，具有十分活跃的代谢能力，可消耗大量能量物质，在控制系统能量代谢和胰岛素敏感性等方面起着主导作用。骨骼肌在调节葡萄糖稳态中有着举足轻重的地位，但直到近年来随着人们对组织器官之间的"互作"认识的不断深入和重视，人们才认识到骨骼肌组织也是一个内分泌器官，可以通过骨骼肌分泌因子进行近距离或长距离的作用。骨骼肌分泌因子具有重要的生物学功能，参与调控多种生物学过程，例如可通过自分泌和旁分泌的方式调控骨骼肌自身代谢、通过内分泌方式调控机体其他靶组织器官的功能、通过旁分泌方式调控骨骼肌干细胞的激活与分化等。骨骼肌分泌因子对骨骼肌自身代谢及机体其他代谢器官的调控对于机体糖脂代谢稳态的维持具有重要的生理意义。

（孟卓贤）

第三节　脂肪组织

一、脂肪组织的组成与分布

脂肪组织长期以来被认为是机体内能量储备的主要器官。然而，近年来的研究表明，脂肪组织实际上是一个非常活跃的内分泌器官，参与调节众多与能量代谢相关以及其他的病理生理过程。这种认识的变革在科学研究和药物开发中都引发了广泛的关注，进一步促进了脂肪组织作为内分泌器官这一新颖概念的发展。

　　脂肪组织在组织学上属于机体内一种松散的结缔组织，主要由脂肪细胞构成。脂肪细胞是动物体内一种专门存储脂肪的细胞，是能量存储的基本细胞单元，也是通过糖脂代谢参与调控全身代谢平衡的执行细胞。除了脂肪细胞之外，脂肪组织还包含大量其他类型的细胞，如脂肪前体细胞、多种免疫细胞，以及血管相关的内皮及平滑肌细胞等（图 6-2）。虽然这些细胞占脂肪组织总体积的比例很低，但它们从数量上来讲是超过脂肪细胞总数的，尤其是在肥胖和衰老等病理条件下。鉴于脂肪细胞在能量代谢中的重要功能和处于持续的营养波动和复杂多变的微环境中，脂肪组织更需要与其他组织和自身组织内部的细胞紧密交流和相互协调，这种交流和协调功能就是主要通过其内分泌和旁分泌功能实现的。脂肪组织作为内分泌器官，其通常意义上特指脂肪细胞的分泌功能，而广义上则包括其他非脂肪细胞，如免疫细胞产生的分泌因子。

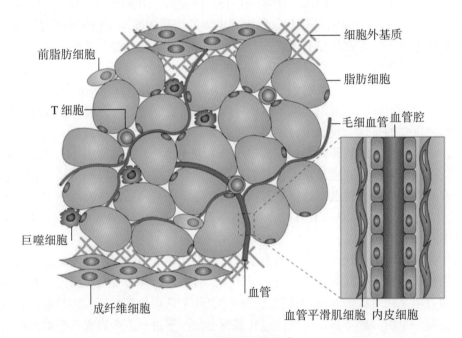

图 6-2　脂肪组织的组成

　　脂肪组织在机体中普遍存在，而且形态和功能多样化。根据其形态和功能可以分为白色脂肪组织（white adipose tissue，WAT）和棕色脂肪组织（brown adipose tissue，BAT）（图 6-3），以及处于二者之间的米色脂肪组织（beige adipose tissue）。

　　白色脂肪组织是体内主要的能量储存位点，由白色脂肪细胞占主导。白色脂肪细胞内含单个巨大脂滴，将各种细胞器都推至细胞一侧紧挨细胞膜。白色脂肪细胞线粒体含量少，用于解耦连产热的 UCP1 表达水平很低。进餐后，白色脂肪细胞摄取脂肪酸和葡萄糖，将其转化为甘油三酯（triglyceride）并储存在其大的胞内脂滴中。在饥饿状态下，白色脂肪细胞感受外界交感神经信号和营养状态，进行甘油三酯的脂解反应，将能量以游离脂肪酸的形式释放到血液循环中供给其他组织使用。白色脂肪组织可以根据解剖位置进一步划分，主要有皮下脂肪、内脏脂肪及组织间脂肪。由于白色脂肪组织的普遍存在，尤其是在肥胖个体中白色脂肪组织可达 50% 以上的身体成分，因此它是循环系统中脂肪组织分泌因子的主要来源。从这个意义上来说，脂肪组织是全身最大的内分泌器官。此外还有一些特殊脂肪组织，如血管外周脂肪、骨髓脂肪、真皮脂肪等，它们以白色脂肪细胞的能量存储特征为基础，但具有各自特殊的形态与功能。比如骨髓脂肪，它可以通过分泌因子调节骨质重构和造血，甚至影响全身脂肪因子如脂联素的水平。动脉则被血管外周脂肪包裹，一方面为血管提供机械支持和缓冲，另一方面通过分泌功能参与调节血管健康，与心血管疾病风险相关。

棕色脂肪组织是一种非常特殊的脂肪组织，以富含血管组织和高水平的线粒体而呈棕色得名。与白色脂肪组织的能量存储功能相反，棕色脂肪组织的主要功能是消耗能量以产热，用于抵御体温降低。人体内的棕色脂肪组织仅在婴儿时期较多，主要分布在颈后部位、腋窝、脊柱旁、纵隔和肾周（图 6-3）。棕色脂肪组织在成人体内分布极少，随着年龄增大和体型肥胖而含量降低。冬眠的哺乳动物则具有相对大量和稳定的棕色脂肪组织。与白色脂肪细胞相比，棕色脂肪细胞具有多个小的脂滴，以及大量的线粒体。这些线粒体富含 UCP1，能将氢离子绕过电子传递链与 ATP 合成解偶联，直接送回基质，从而产生热量。这一过程消耗大量脂肪酸和葡萄糖，被称为"适应性产热"（non-shivering thermogenesis，非寒战性产热）。寒冷或者其他条件不仅能够激活棕色脂肪，也能通过持续的刺激使白色脂肪组织在一定程度上获得棕色脂肪的特点，包括线粒体增加与激活，从单个大脂滴的形态变成多个小脂滴的形态，从而具有燃烧脂肪和产生热量的功能，形成一种中间形态的米色脂肪组织。当压力消失，米色脂肪组织可以退变为白色脂肪组织。同样，棕色脂肪组织在温度比较高或者一些病理生理（如肥胖和衰老）或药理的作用下也可以进行白色脂肪化，变成大的单脂滴状态，失去产热功能。例如，寒冷地区的人棕色脂肪含量要比热带地区的人高，冬季要比夏季高。与白色脂肪组织一样，棕色脂肪组织也产生许多特异的分泌因子，参与调节全身代谢反应和产热功能。

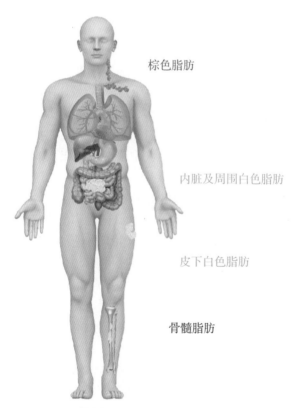

图 6-3　脂肪组织的主要分布

需要注意的是，从以上叙述可见，脂肪组织具有多样性，也具有高度的弹性。它可以根据营养状态和环境的改变进行相应的变化，比如白色脂肪的棕色化和棕色脂肪的白色化。而不同的脂肪组织具有独特的脂肪分泌因子图谱。最常见的变化是，在持续的热量过剩情况下，白色脂肪组织通过脂肪细胞增生和肥大两种机制扩大，最终导致肥胖。这一过程伴随着脂肪组织的结构和细胞变化，包括纤维化，免疫细胞浸润，慢性炎症，以及脂肪细胞对胰岛素的反应减弱，即胰岛素抵抗，进而引起代谢紊乱。脂肪组织在这些生理性和病理性变化的过程中发生功能上的显著改变。这种改变一部分是通过脂肪细胞本身的代谢功能变化实现的，还有一部分，尤其是全身的代谢反应调整是有多种多样的分泌因子参与的。

二、脂肪细胞因子

脂肪组织的功能主要为储存能量、保持体温和缓冲压力保护内脏。以往的研究进展突破了对脂肪组织功能这一传统认知。脂肪组织已经被认为是人体内最大的内分泌器官，可分泌产生多种脂肪因子和激素，调节机体的代谢平衡。在不同的生理信号和代谢应激条件下，脂肪组织释放的各种分泌因子，包括蛋白质因子、特殊脂类以及小 RNA 等，参与调控能量消耗、食欲、葡萄糖稳态、胰岛素敏感性、炎症和组织损伤修复等。这些分泌因子具有不同的功能，它们之间的平衡对于决定基于营养状况的全身稳态至关重要。脂肪因子是主要由脂肪细胞产生的蛋白质。这里将重点介绍几种典型的脂肪因子。

（一）瘦素

瘦素（leptin）是位于人类第 7 号染色体上的肥胖基因 *ob*（或 *Lep* 基因）编码的 mRNA 表达产物，是脂肪细胞分泌的脂源性蛋白类激素。人类瘦素由 167 个氨基酸组成，分子量为 16 kD，具有抑制食欲、调节能量消耗和存储脂肪的基本作用。

瘦素是第一个被广泛关注的脂肪细胞激素，它的发现和深入研究确立了脂肪组织的内分泌功能。最初研究者观察到具有一个纯合子突变的肥胖小鼠，因此被命名为 *ob* 突变或 *ob/ob* 小鼠。这种小鼠的食欲一直得不到满足，持续进食，但相应的自身能量代谢和脂肪分解却被抑制，造成脂肪大量堆积，导致极端肥胖。30 多年后洛克菲勒大学的 Rudolph Leibel 教授团队在小鼠染色体上实现了基因定位，Jeffery Friedman 实验室利用定位克隆技术成功克隆了小鼠的 *ob* 基因和人类的同源序列。1995 年，*ob* 基因的表达产物在大肠埃希菌中被合成，该蛋白质被命名为瘦素。瘦素最主要的生理功能是通过作用于下丘脑中的瘦素受体（LEPR），控制食欲和促进能量消耗。

血清中瘦素的水平与脂肪组织含量成正比。当动物体内脂肪含量较少或处于饥饿的状态时，血清中瘦素水平随之下降，从而激发动物的觅食行为，同时降低自身能量消耗。反之，当机体的体脂增加时，血清中瘦素分泌也随之增加，抑制食欲并且加速能量代谢。平衡热量摄入和能量消耗的机制决定了机体是否肥胖，*ob* 基因即为决定能量平衡的关键分子之一。尽管瘦素在小鼠体内缺失时可导致肥胖，但瘦素在体内并不是越多越好。肥胖患者体内瘦素水平往往显著高于健康人，但是高的瘦素水平并没有起到抑制食欲的作用，反而诱发了其他的代谢紊乱。这一现象与胰岛素抵抗类似，主要是由于肥胖患者下丘脑瘦素受体敏感性降低，出现了瘦素抵抗。此外，血液中的瘦素浓度还具有昼夜节律，不论是否为体型肥胖者，其体内瘦素水平都是在午夜和凌晨之间较高。瘦素在机体内的平衡在一些特定的条件下会被打乱，使其对于身体与大脑营养状态的连结失去严格调控的能力，其浓度变化不再与脂肪含量相关。短期禁食（24 ~ 72 h）、睡眠不足、睾醇和雌激素等皆可使瘦素水平降低；肥胖、情绪压力和胰岛素升高等皆可使瘦素水平升高。总之，瘦素作为调控全身能量平衡的关键脂肪因子，其表达水平必须被严格调控，也受到多种其他因素的影响，显示了脂肪组织内分泌功能的重要性和复杂性。

瘦素主要由白色脂肪组织分泌，在褐色脂肪组织中也有少量产生。瘦素在一些非脂肪组织中也有极低量表达，如胎盘、卵巢、骨骼肌、胃、乳腺上皮细胞、垂体等，这种低表达不可能影响瘦素的全身内分泌功能，可能与瘦素的局部旁分泌功能相关。事实上，瘦素受体除了在下丘脑中表达外，还在全身广泛表达，比如骨骼、胰腺 β 细胞、免疫细胞等。因此，瘦素除了参与能量调节功能之外，还有其他重要功能，比如骨骼重构、造血、胰岛素产生和免疫反应，也与一些疾病如退化性关节炎、抑郁症、动脉粥样硬化的发生有关。因此，脂肪组织可以通过分泌瘦素参与调节多种生理与病理活动。

（二）脂肪素

虽然瘦素的发现宣告了脂肪组织是一个内分泌器官，但是它并不是首个被发现的脂肪因子。第一个被发现的脂肪分泌因子是脂肪素（adipsin），它其实是脂肪组织产生的最大量的分泌蛋白之一，在血液循环中浓度很高，远高于瘦素。与瘦素一样，脂肪素也是一种白色脂肪组织特异的因子，在棕色脂肪中表达很低。有意思的是，与瘦素相反，脂肪素的水平与体内脂肪含量和脂肪细胞的大小成反比，在许多肥胖和糖尿病动物模型中都有下降。因此，脂肪素可能与瘦素协同作用感知体脂含量，通过内分泌功能协调其他器官影响体内代谢平衡或者脂肪组织状态。

虽然脂肪素的发现最早，但是对其功能认知还远未清楚。目前最广泛的认知是一种丝氨酸蛋白酶同源物，具有补体因子活性，被鉴定为补体因子 D（complement factor D，CFD）。脂肪素被分泌出来之后，参与补体反应。它催化 C3 聚合酶的形成，激活替代补体途径中最初的蛋白水解步骤。

脂肪素与肥胖、胰岛素抵抗和一些免疫疾病相关，但其生理病理作用仍有待阐明。脂肪素是一种改善胰腺 β 细胞功能的脂肪因子。2 型糖尿病病因之一是胰腺 β 细胞衰竭，导致胰岛素分泌减少，造成高血糖。β 细胞衰竭的 2 型糖尿病患者伴有脂肪素缺乏。研究发现脂肪组织通过脂肪素影响胰岛中替代补体途径和补体成分 C3a 的产生，补体成分 C3a 通过增加 ATP 水平、呼吸和胞质游离钙，从而保护胰腺 β 细胞和增加胰岛素的分泌。在中年人群中，血液中较高浓度的脂肪素显示未来有较低的风险患糖尿病。因此，脂肪因子脂肪素将代谢调控中两种关键的功能细胞，即脂肪细胞与 β 细胞联系了起来。

虽然脂肪素是一种脂肪细胞依赖型的因子，随着脂肪细胞分化成熟才表达，但是其表达水平与脂肪细胞大小紧密相关。脂肪细胞越大，脂肪素表达越低；而肥大脂肪细胞意味着不健康的代谢状态和炎症反应。因此，脂肪素的表达与脂肪细胞的功能和状态紧密相关。脂肪素还是一种生物节律性因子。它在血液中的水平和脂肪组织中的表达都具有生物节律性，从而参与调控代谢的节律性。脂肪素的节律性是由上游的 PPARγ 乙酰化的节律性调控的。它是核受体蛋白 PPARγ 的下游因子，其表达依赖于 PPARγ 的活性。有意思的是，PPARγ 的全活性合成配体噻唑烷二酮类药物反而能够强烈抑制脂肪素的表达。事实上，脂肪素的表达对 PPARγ 乙酰化蛋白修饰非常敏感，去乙酰化可抑制脂肪素的表达。可是脂肪素的表达随着衰老和肥胖而降低，而在这两种情况下 PPARγ 乙酰化水平都是增加的，这可能与 PPARγ 的内源配体活性或缺失有关。由此可见，脂肪素的表达是受紧密调控的。这种调控模式与脂肪素的功能应该是密切相关的，但是目前还不清楚其具体的意义。

除了白色脂肪组织外，脂肪素还可以在骨髓中被诱导。在节食或者衰老等诱导骨髓脂肪等情况下，脂肪素是骨髓中最敏感的因子之一。它可以通过影响骨髓中基质干细胞的分化命运，抑制向成骨细胞方向分化，促进其向脂肪细胞分化，从而加剧骨流失。这一功能也是通过其补体因子功能影响 Wnt/β-Catenin 通路实现的。脂肪素也可以在肝中被诱导。在脂肪肝或者非酒精性脂肪肝炎中，脂肪素也是被最显著诱导的因子之一。它可能参与肝中的糖脂代谢，或者通过其补体功能影响肝的炎症和纤维化。另外，在坐骨神经中也检测到有低水平的脂肪素表达，但其功能尚不清楚。这些非典型的脂肪素表达和功能可能与其旁分泌甚至细胞内功能相关，尚需进一步研究。

（三）脂联素

脂联素（adiponectin）是最被人熟知的脂肪因子，它是脂肪细胞分泌的一种内源性生物活性多肽或蛋白质激素，由位于人类 3 号染色体上的 *ADIPOQ*（C1Q and collagen domain containing）基因所编码。脂联素在脂肪组织中特异高表达，造成其在血浆中的含量非常丰富。健康人体内脂联素血浆水平为 5 ~ 30 mg/L，且女性高于男性。虽然白色脂肪组织表达更多的脂联素，但其血浆浓度反而在肥胖症中降低。脂联素被认为具有广泛的增加胰岛素敏感性和抗炎的作用。实验生物学研究表明，脂联素可以预防与肥胖相关的几种代谢和心血管疾病。非常有意思的是，在 leptin 突变的 *ob/ob* 肥胖小鼠中过表达脂联素，可以加剧肥胖，造成极端肥胖但是又能保持代谢健康，预防胰岛素抵抗和 2 型糖尿病的产生。这些证据进一步表明脂联素对代谢的保护作用。

脂联素由 244 个氨基酸组成，分子量为 30 kD。目前发现的脂联素受体有 3 种，分别为脂联素受体 1（adipoR1）、脂联素受体 2（adipoR2）、T- 钙黏素（T-cadherin）。adipoR1 在骨骼肌中大量表达，而 adipoR2 主要在肝中表达。这两种脂联素受体预测包含 7 个跨膜结构域，但在结构和功能上与 G 蛋白偶联受体不同。adipoR1 和 adipoR2 的功能互相补偿，都可以被球状或全长的脂联素结合，激活下游腺苷酸活化蛋白激酶（adenosine monophos-phate-activated protein kinase，AMPK）和过氧化物酶体增殖物激活受体 α（peroxidase proliferation activated receptor，PPARα）等信号分子，促进脂肪酸氧化和葡萄糖摄取。T- 钙黏素主要在内皮细胞及平滑肌中表达，主要作用是介导心脏、肌肉和血管等组织的脂联素六聚体和高聚体结合，但不结合三聚体或球状的脂联素。脂联素的受体需要与其适配蛋白 APPL1（adaptor protein，phosphotyrosine interaction，pleckstrin homology domain and leucine zipper containing 1）相互作用才能介导脂联素的信号传导。

脂联素被认为具有脂肪细胞高度特异性，它在脂肪细胞分化后才被大量激活表达，因此被用作脂肪细胞分化的标志因子。它的启动子驱动的 Cre 重组酶小鼠是最被广泛使用的脂肪细胞特异敲除模型。但是，脂联素在许多其他组织中亦有低水平表达，包括脑垂体、肝、间脑、骨骼肌、卵巢、骨髓、脾和肾等。这些低水平的表达几乎不可能对血浆中的循环脂联素水平产生影响，但可能与其局部特殊功能相关，仍需进一步研究。脂联素作为一种脂肪组织来源的分泌因子，整体被认为是有益的，具有保护胰岛素敏感性、促进胰岛素分泌、降低炎症、抑制抗动脉粥样硬化等功能；但是，研究发现它也与类风湿关节炎（rheumatoid arthritis，RA）的进展密切相关。它在 RA 病理生理中具有促炎和破坏关节的作用，提示 adiponectin 在慢性炎性关节疾病中的弊大于利。总之，虽然脂联素已被进行了广泛的深入研究，但其各方面的具体功能和作用机制还存在大量未知之处。由此可见，人们对脂肪组织内分泌功能的认知仍处于初级阶段。

（四）脂肪酸结合蛋白 4

脂肪酸结合蛋白 4（FABP4）传统上被认为是一种小的与脂肪酸结合的细胞质蛋白，在细胞器间转运脂质。它在脂肪细胞高度表达，一般可以当作脂肪细胞分化的标志因子，后来发现其在巨噬细胞和毛细血管内皮细胞中也表达。而且，它也是一种分泌蛋白。与其他脂肪细胞因子不同，FABP4 是通过非经典分泌机制被释放到细胞之外的。

后续研究表明，FABP4 具有内分泌功能，并可加速肥胖相关疾病的发展。在肥胖、胰岛素抵抗、T2DM 和心血管病风险的情况下，血浆中 FABP4 浓度增加。FABP4 遗传缺陷的小鼠减少了肥胖中的胰岛素抵抗，并且还可保护小鼠免受动脉粥样硬化的影响。在 FABP4 缺陷小鼠模型中回补重组 FABP4 蛋白，可增加肝的糖异生功能；而在肥胖小鼠中用 FABP4 的抗体中和则可减少糖异生并改善胰岛素抵抗。此外，FABP4 还可促进非酒精性脂肪肝的发生和发展。这些发现显示了 FABP4 与肥胖中的代谢疾病并发症紧密相关。

尽管循环中的 FABP4 主要来自脂肪细胞，但其他细胞（特别是巨噬细胞或毛细血管内皮细胞）也可能对血浆 FABP4 有所贡献。FABP4 作为分泌因子的作用机制尚不清楚。它可能通过与细胞表面受体的相互作用直接发挥功能，也可能通过 FABP4 依赖的脂质激素传递间接发挥功能。此外，FABP4 重组蛋白在体外可以触发血管平滑肌和内皮细胞中促动脉粥样硬化的反应。此外，在细胞内部，FABP4 可以影响脂质代谢，尤其是降低脂解和增加脂质新生。综合这些机制，FABP4 可能成为一个针对多种代谢疾病的治疗靶点。

（五）神经生长因子 4

与白色脂肪组织一样，棕色脂肪组织也是一个非常活跃的分泌器官。神经生长因子 4(NRG4)隶属于表皮生长因子家族，它在棕色和白色脂肪细胞中都高度表达，但是密歇根大学林建碟教授团队发现，NRG4 在小鼠的棕色脂肪中可以被寒冷诱导表达。尽管尚需进一步研究证明脂肪组织对血浆中的 NRG4 水平有重要的贡献，但是因为它在产热的脂肪细胞中富集，因此 NRG4 被认为是一种棕色脂肪分泌因子。

NRG4 在肥胖小鼠和人类肥胖者中水平下降，这与其激活和棕色脂肪活性相关是一致的，也预示着它可能具有代谢保护作用。研究表明，NRG4 可以对抗肥胖相关的肝慢性炎症和脂肪肝，对肝的代谢功能具有改善功能。NRG4 可以在小鼠肝细胞中激活表皮生长因子受体同源的 ERBB3 和 ERBB4，抑制新的脂质生成，减少肝细胞的凋亡和坏死。与这些保护性的细胞机制一致，NRG4 缺陷小鼠在高脂饮食诱导肥胖的情况下，体重增加更多，脂肪肝恶化，胰岛素抵抗也进一步加重。此外，NRG4 缺陷小鼠在饮用诱导非酒精性脂肪性肝炎（NASH）的饮食时显示出加重的炎症和纤维化。过表达 NRG4 的转基因小鼠则显示相反的代谢保护表型。

然而，关于 NRG4 的内分泌和旁分泌作用还有待区分。有证据表明，NRG4 对内皮细胞具有强烈的旁分泌作用，并且对脂肪组织血管生成很重要。此外，虽然 NRG4 在肝中的表达水平要比在脂肪组织中低得多，但肝中表达的 NRG4 也可能以旁分泌的方式起作用。因此，脂肪组织分泌的 NRG4 可能不是作用于肝和增加系统胰岛素敏感性的唯一来源。它可能通过局部作用发挥抗炎效应和改善全身代谢。进一步的对 NRG4 或其受体的组织选择性敲除模型将有效区分这个新型脂联素的组织表达对全身的贡献，以及它的旁分泌和内分泌功能。

（强　力）

第四节　肠　道

胃、小肠和大肠的上皮和腺体内有大量分泌肽类和（或）胺类活性物质的细胞，这些细胞被统称为肠道内分泌细胞（enteroendocrine cells，EECs），其分泌的生物活性物质被称为胃肠激素（gut hormones）。肠道内分泌细胞种类和数量十分庞大，其总量超过了体内任何一个内分泌腺体的细胞总数，因而消化道也是体内最大的内分泌器官。胃肠激素不仅在食物的消化吸收过程中发挥不可或缺的调节作用，还可作用于消化道外的器官组织，参与调节机体代谢、免疫乃至神经系统功能。

一、肠道内分泌细胞的形态和种类

1. 肠道内分泌细胞的形态　肠道内分泌细胞通常单个存在于其他上皮细胞之间，呈圆锥形或椭圆形，基底部胞质内含嗜银或嗜铬颗粒，可被银盐或铬盐染色，故在组织学上被称为嗜银细胞、嗜铬细胞或基底颗粒细胞（图 6-4）。电镜下可见分泌颗粒的大小、形状及电子密度因细胞类型不同而异。

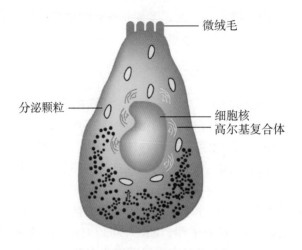

图 6-4 肠道内分泌细胞的形态

　　根据细胞高矮不同及游离面是否与腔面接触，可将肠道内分泌细胞分为开放型与闭合型两类。大多数肠道内分泌细胞属于开放型细胞，其胞体较高，呈锥体形，游离面较窄，直达腔面，有少量微绒毛伸至管腔内。此类细胞如同消化道的"味蕾"，能感受腔内物质的刺激释放激素。闭合型细胞的胞体较矮，呈圆形或扁圆形。因细胞的游离面被相邻细胞覆盖，未伸至管腔，故未与管腔内的物质直接接触。此类细胞可感受肠壁局部微环境的变化、胃肠运动的机械刺激或受其他激素的调节。近年来的研究证明，肠道内分泌细胞表达有丰富的受体和离子通道，使其能快速地响应各种机械和化学刺激，因而是消化道的感受器。

　　2．肠道内分泌细胞和胃肠激素的种类 目前已知有数十种肠道内分泌细胞，其分布和结构各有特点（图 6-5）。有些肠道内分泌细胞可分泌多种胃肠激素，例如胃上皮中的 X/A 细胞可分泌食欲和能量代谢起相反作用的胃饥饿素（ghrelin）和厌食肽 nesfatin-1，回肠和结肠上皮中的 L 细胞能分泌胰高血糖素样肽（GLP-1、GLP-2）、PYY 和胃泌酸调节素（oxyntomodulin）等。

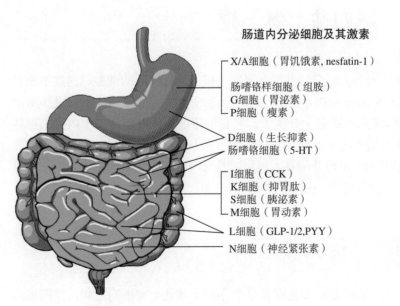

图 6-5 肠道内分泌细胞的种类

二、胃肠激素的作用方式与主要功能

1. 胃肠激素的作用方式　肠道内分泌细胞释放的活性物质可通过多种方式发挥作用（图 6-6）。

（1）内分泌作用：胃肠激素经血液运输作用于靶细胞。例如，位于十二指肠上皮中的 I 细胞在食糜刺激下分泌胆囊收缩素（CCK），CCK 经血液运输作用于胆囊和胰腺，促进胆汁和胰液的分泌。

（2）神经递质作用：胃肠激素作为神经递质来传递信息。例如，上述分泌 CCK 的 I 细胞以及分泌 5- 羟色胺（5-HT）的肠嗜铬细胞（enterochromaffin cells，ECs））还与迷走传入神经末梢之间形成突触样联系，CCK 和 5-HT 都能激活迷走传入神经，向中枢传递饱的信息。5-HT 还作用于肠神经系统（enteric nervous system，ENS）的初级传入神经末梢，经 ENS 调节胃肠道运动。

（3）旁分泌和自分泌作用：胃肠激素以扩散的方式作用于自身或邻近的细胞组织。例如，肠嗜铬细胞释放的 5-HT 可作用于邻近的免疫细胞，参与免疫炎症反应的调节。

（4）腔分泌：一些肠道内分泌细胞可将胃肠激素直接分泌入胃肠腔内，这种分泌方式的意义尚有待进一步研究。

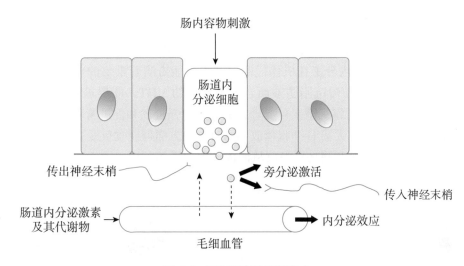

图 6-6　胃肠激素的作用方式

2. 胃肠激素的生理功能

（1）对消化器官的调节作用：胃肠激素种类众多，生理作用较广，对消化器官的主要调节作用有以下几方面。

1）调节消化道的运动和消化腺的分泌：这种作用的特点是一种胃肠激素对胃肠道多个部位、多种功能有调节作用，而同一部位和功能又受多种胃肠激素的影响。如 G 细胞分泌的促胃液素（胃泌素）既刺激胃酸、胰酶、胆汁、小肠液的分泌，又能促进食管下括约肌及胃和小肠平滑肌的收缩；胃液分泌受多种胃肠激素的影响，G 细胞分泌的促胃液素、肠嗜铬细胞样细胞（enterochromaffin-like cells，ECL）分泌的组胺以及 I 细胞分泌的 CCK 促进胃液分泌，而 S 细胞分泌的促胰液素（胰泌素）、D 细胞分泌的生长抑素则抑制胃液分泌。

2）营养作用：胃肠激素具有促进胃肠道组织代谢和生长作用，即营养作用（trophic action）。如促胃液素能刺激胃泌酸腺和十二指肠黏膜细胞生长。实验证实，给大鼠注射人工合成的五肽促胃液素后，动物的胃、十二指肠组织中的 RNA、DNA、蛋白质合成均明显增加。临床研究也观察到，切除胃窦的患者出现血清促胃液素水平下降及胃黏膜萎缩；相反，促胃液素瘤的患者，其血清促胃液素的水平很高并多伴有胃黏膜增生肥厚。这些研究表明促胃液素有促进胃黏膜生长的作用。同样，小肠黏膜 I 细胞释放的胆囊收缩素也具有促进胰腺外分泌组织生长的作用。

　　3）调节其他激素释放：一些胃肠激素还能调节其他胃肠激素释放。例如，L 细胞能响应肠腔内容物的雌激素而释放 GLP-1，而 GLP-1 可作用于胰岛促进胰岛素释放，这一作用对于血糖调节具有重要的生理意义。

　　4）调节上皮屏障和黏膜免疫：消化道具有很大的表面积，暴露于肠道微生物以及摄入的外来物质，肠道上皮屏障的完整性以及肠道免疫对于机体稳态至关重要。肠道居留着体内免疫细胞的半数以上，肠道内分泌细胞能响应肠腔内容物包括肠道微生物及其产物如短链脂肪酸的刺激，释放胃肠激素作用于其他肠道上皮细胞及免疫细胞，参与上皮屏障和黏膜免疫的调节。有研究发现，肠嗜铬细胞释放的 5-HT 具有刺激肠道免疫炎症反应的作用。

　　（2）对其他脏器的调节作用

　　1）调节神经系统的功能：一些胃肠激素可能通过血液运输作用于某些脑区。例如，广泛分布于小肠及大肠的肠嗜铬细胞分泌 5-HT，占体内 5-HT 总量的 90% 以上。5-HT 作用于延髓后缘区（area postrema）可引起恶心、呕吐，可能是肿瘤患者接受化疗后出现恶心、呕吐副作用的重要原因。胃肠激素还可能通过影响肠道免疫细胞而间接影响血脑屏障和脑功能。最近的研究已证明，肠嗜铬细胞以及分泌 CCK 的 I 细胞与迷走传入神经末梢之间形成突触样联系，构成肠道内分泌 - 迷走传入神经通路，向中枢神经系统传递来自消化道的信息，这些信息不仅参与进食及营养代谢的调控，还可能对脑的高级功能如学习记忆和认知产生影响。

　　2）调节机体代谢：肠道内分泌在机体代谢调节中可能扮演着重要的角色。有研究发现，肠嗜铬细胞响应肠道菌群产生的短链脂肪酸而合成和释放的 5-HT，能促进棕色脂肪的能量代谢。餐前，胃的 X/A 样细胞释放的胃饥饿素可促进胃蠕动，增强食欲和促进营养摄入；餐后，食糜从胃排到肠道后，可刺激小肠和大肠 L 细胞释放 GLP-1，一方面抑制食欲及胃的排空从而减少营养物质消化吸收，另一方面又刺激胰岛素释放从而促进葡萄糖的利用（图 6-7）。可见，肠道内分泌在代谢稳态维持中发挥了重要作用。

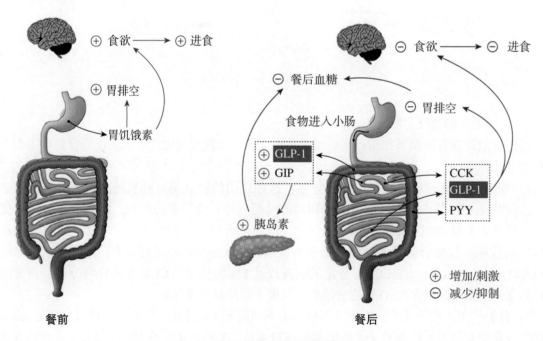

图 6-8　肠道内分泌参与维持代谢稳态

（董　莉　戎伟芳）

第五节 前 列 腺

一、前列腺的结构

前列腺是由腺组织和肌组织构成的非成对的实质性器官。前列腺呈前后稍扁的栗子形，上端宽大称为前列腺底，邻接膀胱颈；下端尖细，位于尿生殖膈上，称为前列腺尖。底与尖之间的部分称为前列腺体。体的后面较平坦，在正中线上有一纵行浅沟，称为前列腺沟。男性尿道在腺底近前缘处穿入前列腺，经腺实质前部，由前列腺尖穿出。近底的后缘处，有一对射精管穿入前列腺，开口于尿道前列腺部后壁的精阜上。前列腺的排泄管开口于尿道前列腺部的后壁。前列腺一般分为 5 个叶：前叶、中叶、后叶和两侧叶。中叶呈楔形，位于尿道与射精管之间。

前列腺位于膀胱与原生殖膈之间。前列腺底与膀胱颈、精囊腺和输精管壶腹相邻。前方为耻骨联合，后方为直肠壶腹。直肠指检时可触及前列腺的后面，以诊断前列腺是否肥大等，向上可触及输精管壶腹和精囊腺。

小儿的前列腺甚小，性成熟期腺部迅速生长。一般 40 岁以后，中叶可变肥大，向上凸顶膀胱，使膀胱垂明显隆起，并压迫尿道引起排尿困难。老年时，前列腺退化萎缩。如腺内结缔组织增生，则形成前列腺肥大。

前列腺表面有一层被膜，其内有较多的弹性纤维和平滑肌，这些成分可伸入腺内，组成前列腺的支架，前列腺的实质由 30 ~ 50 个复管泡状腺组成，共有 15 ~ 30 条导管开口于尿道精阜的两侧。按腺体的分布，可分成黏膜腺、黏膜下腺和主腺。

二、前列腺的功能

前列腺是男性生殖系统中重要的性腺器官，具有多项生理功能，最主要的有以下 4 个方面。

第一，具有外分泌功能。前列腺是男性最大的附属性腺，亦属人体外分泌腺之一。它分泌乳白色的前列腺液，前列腺液是精液的重要组成成分，对维持精子的正常功能具有重要作用。前列腺液的分泌受雄性激素的调控。

第二，具有内分泌功能。前列腺内含有丰富的 5α- 还原酶，可将睾酮转化为生理活性更强的双氢睾酮（dihydrotestosterone，DHT）。睾酮属于雄烷类类固醇，在第 3 位和第 17 位分别含有一个酮基和一个羟基。睾酮能够直接或以双氢睾酮的形式激活雄激素受体，也可以进一步转化为雌二醇激活雌激素受体。其中，双氢睾酮在良性前列腺增生症的发病过程中起重要作用。通过阻断 5α- 还原酶，可减少双氢睾酮的产生，从而使增生的前列腺组织萎缩。此外，前列腺的内分泌功能还体现在前列腺分泌前列腺素。前列腺素具有广泛的生理活性（见"三、前列腺素"）。

第三，具有控制排尿的功能。前列腺包绕尿道，与膀胱颈贴近，构成了近端尿道壁，其环状平滑肌纤维围绕尿道，构成尿道内括约肌。发生排尿冲动时，伴随着逼尿肌的收缩，内括约肌则松弛，使排尿顺利进行。

第四，具有运输功能。前列腺实质内有尿道和两条射精管穿过，当射精时，前列腺和精囊腺的肌肉收缩，可将输精管和精囊腺中的内容物经射精管压入尿道，进而排出。

三、前列腺素

前列腺素（prostaglandins，PG）属于典型的组织激素，因最早在精液中被发现，而被命名为前列腺素。然而，几乎机体所有的组织都可合成 PG。PG 具有分布广泛、作用复杂、代谢快等特点，在炎症、心血管和肿瘤等疾病的发生发展中起着重要的作用。

（一）前列腺素的化学结构

前列腺素是一类具有五元脂肪环、带有两个侧链（上侧链 7 个碳原子、下侧链 8 个碳原子）的 20 个碳的多不饱和脂肪酸衍生物，故属于甘烷酸类激素。

前列腺素

（二）前列腺素的分类和命名原则

根据前列腺素分子中五元脂肪环上取代基（主要是羟基和氢）的不同，将 PG 分为 A、B、C、D、E、F、G、H、I 九类，分别用 PGA、PGB、PGC、PGD、PGE、PGF、PGG、PGH、PGI 表示；分子中侧链的双键数则标在 E 或 F 等的右下角，如上侧链和下侧链分别有一个双键，则称为 PGE_2 或 PGF_2；再根据脂肪环上 9 位的立体构型在命名时在数字之后加上 α 或 β，如 $PGF_2\alpha$。

前列腺素 $PGF_{2\alpha}$

（三）前列腺素的生物合成

前列腺素是由花生四烯酸经酶促代谢产生的一类脂质生物活性物质。首先，细胞膜中的磷脂在磷脂酶 A 的作用下生成 PG 的前体物质花生四烯酸（arachidonic acid，AA），后者在环加氧酶（cyclooxygenase，COX）和脂氧化酶（lipoxygenase）的催化下，形成前列腺素中间代谢产物 PGG_2 和 PGH_2。然后在前列环素合成酶或血栓烷 A_2 的作用下，代谢生成各种有生物活性的前列腺素，包括 PGI_2、PGE_2、$PGF_{2\alpha}$、PGD_2、血栓素 A_2（thromboxaneA$_2$，TXA$_2$）等。

（四）前列腺素的功能作用

PG 中除 PGA 和 PGI_2 等少数可经血液循环产生作用外，其他 PG 常常是作为组织激素产生局部调节作用。

（1）对血管的作用：PGA_2、PGB、PGD_2、$PGF_{1\alpha}$ 和 PGH 等具有收缩血管的作用，而 PGA_1、PGE_2 和 PGI_2 等具有舒张血管的作用。

（2）对血小板的作用：由血管内皮细胞产生的 PGI_2 能够产生血管舒张和抑制血小板聚集的作用，而由血小板产生的 TXA_2 却具有血管收缩和促进血小板聚集的作用。

（3）对支气管的作用：PGI_1 和 PGE_2 可使支气管平滑肌舒张，降低肺通气阻力。$PGF_{2\alpha}$ 可使支气管平滑肌收缩。

（4）对胃液分泌的影响：PGE_1 或 PGE_2 和 PGA 能抑制胃液的分泌，保护胃壁细胞，可以用于胃溃疡、出血性胃炎及肠炎的治疗。

（5）对子宫平滑肌的影响：PGE 和 PGF 类衍生物可使子宫强烈收缩，可用于终止妊娠和催产。

（6）其他：PGE_2 可扩张肾血管，降低肾血管阻力，使肾血流量尤其是肾皮质深部血流量增加。

（五）常见的前列腺素类药物

（1）前列地尔（alprostadil）：属 PGE_1 类药物，能够扩张血管，并增加阴茎的血流量，有助于实现和维持男性的勃起功能。用于治疗男性勃起功能障碍。

（2）米索前列醇（misoprostol）：属 PGE_1 衍生物，能够减少胃酸的分泌，保护胃内壁，是用于预防和治疗胃溃疡的药物。此外，米索前列醇还用于引产、软化和扩张子宫颈，并在一些医疗情况下，在医疗保健专业人员的监督和指导下，促进胎儿排出。并注意监测潜在的副作用或并发症。

（3）地诺前列酮（dinoprostone）：属 PGE_2 类药物，具有收缩子宫平滑肌的作用。在医疗保健专业人员的监督和指导下，可用于引产、促进宫颈成熟并帮助胎儿排出。并注意监测潜在的副作用或并发症。

（4）卡前列素（carboprost）：属 $PGF_{2\alpha}$ 类药物，具有收缩子宫平滑肌的作用。主要通过刺激子宫收缩来预防或治疗分娩后出血过多（产后出血）。在某些医疗情况下，在医疗保健专业人员的监督和指导下，可用于引产或终止妊娠。并注意监测潜在的副作用或并发症。

（5）卡前列甲酯（carboprost Methylate）：属 $PGE_{2\alpha}$ 类药物，具有收缩子宫平滑肌的作用。通过诱导子宫收缩用于治疗产后出血（分娩后出血过多）。需要在医疗保健专业人员的监督和指导下使用，并监测可能出现的副作用。

（6）拉坦前列素（latanoprost）：属 $PGF_{2\alpha}$ 衍生物。能够增加眼房水的流出，而具有降低眼压的作用。用于治疗青光眼和高眼压症。

（7）前列环素（prostacyclin）：前列环素，也称为前列腺素 I_2（PGI_2），具有抗血小板聚集和扩张血管的作用，尤其对冠状动脉具有强大的扩张作用。用于冠心病、心绞痛和心肌梗死的治疗，也被用作肺动脉高压（PAH）的治疗药物。前列环素通过扩张肺血管、减少心脏负荷和改善整体血流量缓解 PAH 的症状。

四、良性前列腺增生及其治疗

良性前列腺增生（benign prostatic hyperplasia，BPH）是引起中老年男性排尿障碍原因中最为常见的一种良性疾病。主要表现为前列腺间质和腺体增生、前列腺增大、膀胱出口梗阻。前列腺增生增加了尿道阻力，导致膀胱代偿性功能改变，出现伴随年龄相关的令人烦恼的尿频、尿急和夜尿等症状。如果 BPH 治疗不及时，会导致一系列并发症的产生，包括膀胱结石、尿路感染、尿失禁、肾衰竭、血尿、急性尿潴留等。

　　良性前列腺增生的发病机制与上皮和间质细胞增殖有关，也与雄激素和雌激素的相互作用、前列腺体中炎症细胞、生长因子、炎症因子、神经递质等因素有关。目前，BPH 的治疗手段包括生活方式干预、药物治疗和手术治疗等。常用药物有 α 肾上腺素受体阻断药、5α 还原酶抑制剂和 M 受体阻断药等。α 肾上腺素受体阻断药，如特拉唑嗪、多沙唑嗪、坦索罗辛等，通过阻断 α 受体，降低尿道阻力，改善尿流率，发挥改善排尿障碍的作用。5α 还原酶抑制剂通过抑制 5α 还原酶的作用，降低血清中双氢睾酮浓度，诱导增生的前列腺上皮细胞凋亡，缩小前列腺体积。M 受体阻断药通过阻断膀胱 M 受体，缓解逼尿肌的过度收缩，降低膀胱敏感性，从而改善 BPH 患者的贮尿期症状。

　　如果患者症状难以控制，症状严且已明显影响生活质量，或出现反复尿潴留、血尿、残余尿量增加、膀胱结石、继发性上尿路感染和双肾积水等病情，则考虑手术治疗。手术方式有经尿道前列腺电切术（trans-urethral resection of the prostate，TURP）、经尿道前列腺切开术（trans-urethral incision of the prostate，TUIP）以及开放性前列腺摘除术等。近年来，微创治疗是前列腺增生手术治疗的另一种选择，具体有经尿道前列腺电汽化术（trans-urethral vaporization of prostate，TUVP）、经尿道前列腺等离子双极电切术（bipolar trans-urethral plasma kinetic prostatectomy，TUPKP）、经尿道等离子前列腺剜除术（trans-urethral kinetic energy plasma prostatectomy，TUKEP）、微波治疗、激光治疗。此外还有经尿道针刺消融术（trans-urethral needle ablation，TUNA）、放置在前列腺部尿道的金属支架（stents）装置方式来缓解 BPH 所致下尿路症状。

（谭焕然　潘　燕）

小　结

　　非经典内分泌组织包含肝、肠道、肌肉、脂肪和前列腺等。肝、肠道和前列腺是独立的脏器，本章聚焦其特别的参与机体生长、代谢、炎症反应和脑功能的内分泌功能，近年还出现肝 - 肠轴和脑 - 肠轴等；而肌肉组织和脂肪组织广泛分布全身，通过其分泌的内分泌因子参与机体糖类和脂质代谢及炎症反应。

整合思考题

1. 非经典和经典内分泌之间的关系是什么？
2. 请列举非经典组织及其代表性激素，简述前列腺素的功能。

参考答案

Note

第七章　多发性内分泌肿瘤

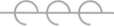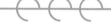

导学目标

通过本章内容的学习，学生应能够：

※ **基本目标**

1. 概括多发性内分泌肿瘤的总体特征。
2. 复述各型多发性内分泌肿瘤的遗传学特点及基本临床病理特征。
3. 复述各型多发性内分泌肿瘤的基本治疗原则、监测方法及预后。

※ **发展目标**

1. 列举各型多发性内分泌肿瘤的关键性的决定预后的病变。
2. 说明各型多发性内分泌肿瘤的诊断标准及筛查方法。

第一节　概　述

多发性内分泌肿瘤（multiple endocrine neoplasia，MEN）是一大组遗传性肿瘤综合征，这组综合征的共同特征是可同时或先后累及两个或两个以上的内分泌腺体，形成内分泌组织或器官的增生性或肿瘤性病变，肿瘤可为良性或恶性，可具有分泌功能或无功能，恶性肿瘤可以比较惰性，也可具有很高的侵袭性。除了累及不同的内分泌腺体外，不同类型的 MEN 还可能累及其他非内分泌器官，如皮肤、乳腺、神经系统等，引起相应的病变。

目前已知的 MEN 类型主要包括 MEN1、MEN2 以及近些年刚刚被定义的 MEN4。其中 MEN2 又可分为 MEN2A 和 MEN2B，MEN2B 旧称为 MEN3。不同类型的 MEN 所涉及的胚系突变的基因不同。所有类型的 MEN 均为常染色体显性遗传，但涉及的内分泌病变的外显率不同。

MEN 的确诊需要综合临床症状体征、化验检查及组织病理学、分子病理学方可确诊。MEN 患者的治疗为内科药物控制加上必要的外科手术治疗。此外，术后长期随访监测也非常关键。患者一旦被确诊为 MEN，其一级亲属均应进行相应的遗传学筛查，一旦后者亦被证实为 MEN，则不仅需要定期进行临床监测筛查，甚至需要预防性地切除某些相关的内分泌器官，以防止恶性内分泌肿瘤的发生。对于有生育需求的 MEN 患者，还应进行孕前或产前遗传咨询。

（李　欣　梅　放）

第二节　多发性内分泌肿瘤 1 型

一、病因和发病机制

多发性内分泌肿瘤 1 型（multiple endocrine neoplasia type 1，MEN1）又称 Werner 综合征，是一种常染色体显性遗传的综合征，90% 的患者其父母至少有一方发病。该病的发病率为（3 ～ 10)/100 000，发病年龄分布广泛，10 ～ 60 岁均可能发生。其特征为同一个体同时或先后发生多种内分泌肿瘤。其中，MEN1 最常累及的器官为甲状旁腺（95%）、胰腺（70%）和垂体（40%）。

MEN1 的发病是由于抑癌基因 *MEN1* 发生突变所致。*MEN1* 基因位于 11 号染色体长臂（11q13.1），包含 10 个外显子，其中 2 ～ 10 外显子为编码区，编码由 610 个氨基酸组成的肿瘤抑制蛋白，即 menin，该蛋白是一种细胞核蛋白，在体内广泛表达。其通过与其他染色体修饰蛋白、核受体、调控因子结合并相互作用，在细胞周期进程、细胞分裂、细胞信号转导、DNA 修复、基因组稳定性和转录调控等方面发挥作用。目前研究认为，MEN1 的发病机制与 Knudson 提出的"两次打击学说"有关，生殖细胞水平的 *MEN1* 基因突变为第一次打击，但此时另一个等位基因正常而未发病，一旦体细胞水平另一 *MEN1* 等位基因发生突变，则导致第二次打击，从而致病。目前共发现 700 余种 MEN1 的突变，包括框移突变、无义突变、剪接位点突变、错义突变等，大部分突变会导致 *MEN1* 基因编码蛋白质截短而失活，从而导致疾病发生。

二、临床及病理表现

MEN1 可累及 20 余种内分泌或非内分泌腺体和组织，临床表现主要取决于分泌的激素类型、病变的体积和病变累及的部位。因此，其临床表现多种多样，存在明显的个体差异。

1. 原发性甲状旁腺功能亢进症 - 甲状旁腺腺瘤或增生　原发性甲状旁腺功能亢进症是 MEN1 患者最早出现且最为常见的临床表现，有 90% ～ 95% 的 MEN1 患者出现，常累及多个甲状旁腺。在 40 岁以下的甲状旁腺功能亢进的患者中，有 5% ～ 13% 合并有 MEN1 疾病。患者常表现为无症状的高钙血症、肾结石、高钙相关的便秘、溃疡、骨质疏松症等，且以上症状较散发性甲状旁腺腺瘤患者更为明显。年轻患者常无明显的临床表现，但佝偻病及软骨病的发病率较成年人高。生化检查提示高钙血症及甲状旁腺激素水平升高，且高于散发性甲状旁腺腺瘤患者的甲状旁腺激素的水平。在超声及病理上表现为甲状旁腺腺瘤或增生，甲状旁腺核素检查可见甲状旁腺摄取明显增高。

2. 胃肠胰神经内分泌瘤　神经内分泌肿瘤（neuroendocrine neoplasm，NEN）是一大类起源于神经内分泌细胞的肿瘤。不同类型的肿瘤可以产生不同类型的内分泌激素，因而引发不同的临床症状。神经内分泌细胞遍布全身各处，在胃、肠、胰腺等消化器官分布最广泛。高分化的 NEN 被命名为神经内分泌瘤（neuroendocrine tumor，NET），而低分化的 NEN 被命名为神经内分泌癌（neuroendocrine carcinoma，NEC）。MEN1 患者容易发生胃肠胰的 NET。

（1）胃泌素瘤（gastrinoma）：胃泌素瘤是一种与胃泌素分泌增多有关的胃肠胰 NET，且容易多发，绝大多数发生在十二指肠（95% ～ 100%）。虽然该类肿瘤体积较小，但 30% ～ 85% 的患者会出现淋巴结转移。胃泌素瘤患者体内胃泌素水平升高，导致胃酸产生增加，患者可以出现食管炎、腹痛、腹泻、多发性溃疡，严重者会出现消化道出血或穿孔等消化道症状。质子泵抑制剂可改善相关症状。出现以上症状的患者，通过内镜检查、超声内镜检查、CT、MRI、腹部血管造影或生长抑素受体扫描有助于定位肿瘤。

（2）Ⅱ型胃 NET：Ⅱ型胃 NET 起源于胃底的肠嗜铬细胞，通常为息肉状、且为多发性，多数肿瘤直径小于 1 cm。此类胃 NET 可合并 MEN1 出现，而Ⅰ型和Ⅲ型胃 NET 不会合并 MEN1 出现。此类患者多数表现为无症状，有 10% ～ 30% 的Ⅱ型胃 NET 会出现淋巴结转移，因此在胃泌素瘤治疗后的随访中应密切关注淋巴结情况。

（3）胰岛素瘤（insulinoma）：胰岛素瘤存在于 10% ～ 30% 的 MEN1 患者中，是仅次于胃泌素瘤的功能性胰腺 NET，占 MEN1 患者所有胰腺 NET 的 10% ～ 30%。此类患者发病年龄通常小于 40 岁，部分患者小于 20 岁。胰岛素瘤可发生于整个胰腺，直径通常大于 5 mm，30% 以上的患者为多发性，约 8% 为恶性胰岛素瘤。

MEN1 患者胰岛素瘤的诊断与散发性胰岛素瘤患者相同。胰岛素瘤患者因肿瘤分泌胰岛素，在临床表现为 Whipple 三联征（Whipple's triad），即：①自发性周期性发作的低血糖症状、昏迷及其精神神经症状，空腹或劳动后发作；②发作时血糖低于 2.8 mmol/L；③口服或静脉注射葡萄糖后，症状立即消失。血清生化检查血胰岛素和 C 肽水平有助于诊断，消化道超声内镜、CT、MRI 或生长抑素核素显像等影像学检查（如 Ga-68PET-CT/MRI）有助于肿瘤的定位。

（4）胰高血糖素瘤：胰高血糖素瘤是另一种功能性胰腺 NET，发生于 3.4% 的 MEN1 患者中，常在 MEN1 患者进行胰腺的影像学检查时或在血清中检测到较高的胰高血糖素水平时被发现，常表现为高血糖、皮疹、口角炎等临床表现。

（5）血管活性肠肽瘤（VIP 瘤）：VIP 瘤为分泌 VIP 的 NET，仅见于约 1% 的 MEN1 患者中。患者血清 VIP 水平升高，最常发生于胰腺，约一半左右的患者会出现淋巴结转移或远处转移。

（6）无功能胰腺 NET：此类肿瘤无明显激素释放，因此发现时体积通常偏大。肿瘤体积较小时，患者无明显症状，常在进行体检或其他腹部检查时意外发现。当肿瘤体积明显增大，或转移的淋巴结明显增大时，可能会压迫胃肠道或胆管和胰管而出现消化道梗阻、黄疸或胰腺炎等表现。

3. 垂体瘤　垂体瘤可发生于 10% ～ 50% 的 MEN1 患者中，女性发病率高于男性，但男性更容易出现直径 > 1 cm 的大腺瘤。虽然较早期的研究认为 MEN1 患者的垂体瘤较散发性具有更强的侵袭性，但近些年的研究中并未发现此现象。MEN1 患者的垂体瘤多为微腺瘤（直径 ≤ 1 cm，局限于蝶鞍内），出现进展的风险较低。有 52% ～ 80% 的患者其腺瘤具有分泌功能，而 20% ～ 48% 的患者其腺瘤无明显分泌功能。在具备分泌功能的腺瘤中，约 60% 分泌催乳素（PRL），25% 分泌生长激素（GH），5% 左右分泌 ACTH。患者的临床表现与分泌的激素类型相关，分泌 PRL 的患者表现为女性闭经、乳液分泌、不孕不育等；分泌生长激素的患者可能表现为肢端肥大症；分泌 ACTH 的患者可能表现为 Cushing 综合征；无激素分泌的垂体瘤体积更偏大，患者可表现为垂体肿瘤压迫症状，如视交叉压迫，可能引起视觉障碍，或垂体功能减退等表现。对 MEN1 垂体瘤患者，应常规检查血清 PRL、GH、ACTH 等激素水平和垂体 MRI。

4. 肾上腺皮质腺瘤　有 20% ～ 45% 的 MEN1 患者会出现肾上腺病变，MEN1 患者合并的肾上腺病变常发生于肾上腺皮质，多为无功能腺瘤、增生或囊肿，常发生于双侧，功能性的肾上腺病变占 10% 左右，可表现为原发性醛固酮增多症，或 ACTH 依赖型的 Cushing 综合征。对于功能性肾上腺皮质腺瘤或增生，肾素 - 血管紧张素 - 醛固酮（RAAS）系统检查、地塞米松抑制试验、血 / 尿儿茶酚胺检测等是必不可少的。肾上腺皮质癌在 MEN1 患者中发生率较低，约为 1%。但是当肾上腺皮质肿瘤的体积增大至 3 cm 以上时，癌变的发生率将升高至 13%。CT 或 MRI 可定位病变，但对于多发、体积较小的病变而言，68Ga-DOTATATE PET/CT 可进一步辅助定位，特异度可达到 100%。

5. 其他相关疾病

（1）胸腺肿瘤：有 5% ～ 10% 的 MEN1 患者会合并胸腺疾病，MEN1 患者合并的胸腺病变多为胸腺 NET，其中少数病例可能为胃分泌 ACTH 的功能性肿瘤，胸腺瘤在此类患者中更为少见。胸腺部位的肿瘤可表现为激素相关的症状，或局部疼痛、压迫，甚至出现上腔静脉压迫综合征。少数患者可能出现转移相关的心包、胸膜受累或骨转移的表现。胸腺肿瘤可通过胸部 CT 检查时发现。

（2）气管和肺部肿瘤：气管和肺部肿瘤以 NET 多见，常无症状，而仅在相关检查或随访中被发现；该类型疾病诊断更多依靠气管镜组织学确诊，少部分无法经气管镜活检的患者也可依靠影像学表现的特点进行诊断。

（3）乳腺癌：MEN1 患者群体中乳腺癌的发病率轻度升高 1.96 [95% CI 1.33 ～ 2.88]，约 6% 的 MEN1 女性患者会合并乳腺癌的发生，其发病年龄比正常人群提前 10 年左右，因此对于 MEN1 患者人群，建议 20 岁后即开始每年例行检查乳腺。

（4）中枢神经系统肿瘤：MEN1 患者在中枢神经系统的表现，除了垂体腺瘤外，按发生率由高至低排列，依次为脑膜瘤（0.85%）、室管膜瘤（0.60%）、星形细胞瘤（0.35%）和神经鞘瘤（0.30%）。

（5）皮肤病变：有 40% ～ 80% 的 MEN1 患者会合并皮肤病变，主要表现为皮肤胶原瘤和面部血管纤维瘤。少数 MEN1 患者会出现原发性黑色素瘤。

（6）甲状腺肿瘤：甲状腺肿瘤在 25% 的 MEN1 患者中出现，类型包括甲状腺腺瘤、结节性甲状腺肿或甲状腺癌。其常在超声检查中发现，治疗方案与非 MEN1 患者的治疗方案相同。但近些年研究发现，MEN1 患者中甲状腺肿瘤的发生率与正常群体相当，因此并不认为甲状腺肿瘤与 MEN1 伴发。

三、诊断

患者如出现以下表现，应考虑为 MEN1。

（1）临床上表现出至少 2 种 MEN1 相关的内分泌肿瘤（如甲状旁腺腺瘤、胃肠胰 NET 和垂体腺瘤）。

（2）在有家族史的前提下，患者出现 1 种与 MEN1 相关的肿瘤，且其一级亲属诊断为 MEN1。

（3）胚系基因检测存在明确的 *MEN1* 基因突变，无论患者是否出现临床表现。

四、治疗、监测和预后

由于 MEN1 患者容易合并出现多种疾病，该类患者容易过早死亡。常见的致死原因为胸腺疾病、胰腺 NET 和比较少见的侵袭性的肾上腺肿瘤。对 MEN1 患者的一级亲属而言，10 岁之后即应接受定期的相关激素测定和系统性影像学检查。

1. **甲状旁腺增生或腺瘤**　手术进行甲状旁腺次全切除（切除 3.5 个甲状旁腺，仅保留半个甲状旁腺）为最佳手术治疗方案。无论对于治疗前还是治疗后的 MEN1 患者而言，血钙、24 h 尿钙、血磷和血 PTH 的定期监测都尤为重要，确诊的患者还要完善维生素 D 检测和骨密度检查，对于诊断困难的患者，甲状旁腺核素显像（MIBI scintigraphy）有助于诊断。术后接近半数的患者会出现低钙血症，其中约 20% 的患者术后需要维生素 D 或骨化三醇治疗。对于无法手术或术后复发无法接受再次手术的患者，可接受西那卡塞片（Cinacalcet）等药物治疗。

2. **胃泌素瘤**　质子泵抑制剂为胃泌素瘤药物治疗的首选，以控制激素相关症状。手术治疗的目的为切除病变，降低远处转移的风险，提高生存率。由于 MEN1 患者合并的胃泌素瘤常为多发，且多位于十二指肠而非胰腺，因此术前应仔细定位，以明确式式范围。

3. 胰岛素瘤 肿瘤分泌的胰岛素容易使患者产生低血糖症状，手术治疗为胰岛素瘤的首选。胰岛素瘤可能为多发，手术前 CT 或 MRI 的定位可有效规划手术方案，改善手术治疗效果。必要时可考虑进行 68Ga-PETCT 显像和（或）超声内镜检查，使胰岛素瘤的定位更加准确。

4. 胰高血糖素瘤和 VIP 瘤 二者分泌的激素常导致患者出现相应症状，如高血糖、腹泻等，诊断一旦成立，即可用生长抑素类似物（somatostatin analog，SSA）控制症状。手术根治性切除是此类肿瘤的最佳治疗方法，研究表明，50% 以上的此类肿瘤会出现淋巴结转移，尤其对于直径大于 3 cm 的肿瘤而言更为明显。此类肿瘤患者的 10 年生存率为 50% ~ 60%。

5. 无功能性胰腺 NET 该类疾病的诊治目前仍存在争议，对于 1 cm 以内的肿瘤，如果穿刺提示 Ki-67 指数高、胰管增宽、PET/CT 提示肿瘤高摄取及增长过快，则提示肿瘤存在侵袭性可能，可进行手术治疗，而对于不具备以上特点的肿瘤，选择每 6 ~ 12 个月进行监测；大于 2 cm 的无功能性胰腺 NET，容易出现肝转移和淋巴结转移，建议首选根治性手术切除，并同时进行淋巴结清扫；直径介于 1 ~ 2 cm 之间的无功能性胰腺 NET，如存在如上所述的高危因素，可倾向进行手术，如不存在危险因素，则密切监测可作为首选。

L7-1v
案例分析

6. 垂体瘤 没有证据显示 MEN1 患者的垂体腺瘤会比散发性垂体腺瘤具有更高的侵袭性，因此 MEN1 患者合并的垂体瘤治疗方案与散发性垂体瘤相同。首先可使用药物抑制激素释放，包括生长抑素抑制剂、多巴胺能抑制剂或类固醇抑制剂，控制相关症状。对于出现视交叉压迫或激素分泌过多、药物控制不佳的情况，可选择进行经蝶窦的微创手术；对于部分既不影响视野也没有分泌功能的中、小病变，可进行长期监测；对于手术未完全切净肿瘤，残余肿物增长或进一步分泌的情况，可进行放疗。

7. 肾上腺肿瘤 MEN1 患者合并的肾上腺病变多数为良性无功能性病变，但是，在 MEN1 合并肾上腺病变的患者中，恶性肾上腺病变仍然占到 7%。因此，MEN1 患者应该定期接受肾上腺 MRI 检查，确定为良性肾上腺病变的患者可以每 3 年检查一次；而对于增长较快（6 ~ 12 个月内增长大于 20%）的患者，需要警惕恶性病变。

8. 胸腺病变 MEN1 患者合并的胸腺最常见的病变为胸腺 NET，虽然其发病率不高，但却是 MEN1 患者可能并发的最具侵袭性的肿瘤。因此，对于患有 MEN1 的家族而言，家庭成员 20 ~ 25 岁开始即需要严密监测排查胸腺 NET 的发生，建议每 2 ~ 3 年做一次胸腺 MRI 检查。作为预防性措施，推荐患者在进行甲状旁腺手术的同时，即可经颈部切口切除胸腺，这不仅可以去除后期胸腺病变的风险，还可以切除异位的甲状旁腺，使甲状旁腺功能亢进的控制效果更好。从治疗角度来讲，对于已经发现的胸腺 NET 患者，根治性切除手术十分必要。对于分化差、无法根治或已经出现转移的情况，应接受包括放疗、化疗和靶向治疗等在内的系统治疗。

（李　刚　梅　放）

第三节　多发性内分泌肿瘤 2 型

一、病因和发病机制

多发性内分泌肿瘤 2 型（multiple endocrine neoplasia type 2，MEN2）是一类常染色体显性遗传疾病，绝大多数是由 *RET* 基因胚系突变所致，其患病率占普通人群的 1 ~ 10/100 000。

　　MEN2 分为 3 个亚型：MEN2A、MEN2B（旧称 MEN3）以及家族性甲状腺髓样癌（familial medullary thyroid carcinoma，FMTC），3 种亚型所涉及的 *RET* 基因突变位点不同。MEN2A 又被称为 Sipple 综合征，其占比最高，占 MEN2 的 75% ~ 90%。FMTC 和 MEN2B 分别占比约 15% 和 5%。3 种亚型的共同临床特征为高频地发生遗传性的甲状腺髓样癌（medullary thyroid carcinoma，MTC），MTC 在 3 种亚型的发生率均在 90% 以上，且通常为综合征的首发症状。除了 FMTC 外，其他两种亚型还可以伴有其他内分泌和（或）非内分泌组织器官的增生性病变或肿瘤，但决定各型预后的均为 MTC。

　　RET 基因位于 10 号染色体长臂（10q11.2），全长约 5.5 万对碱基，共含有 21 个外显子。其所编码的 RET 蛋白是一种跨膜蛋白，全长约 1100 个氨基酸。RET 蛋白是酪氨酸激酶受体超家族的成员，它具有钙依赖性细胞黏附（钙黏蛋白）结构域、半胱氨酸富集区、跨膜区及细胞内酪氨酸激酶活性结构域，可以激活下游的多条信号转导通路，如 RAS、PI3K、JAK 等。*RET* 基因在器官生成及神经发育中起着非常重要的作用，在肿瘤中则会引起细胞的增殖、侵袭及转移等。

　　MEN2 中 *RET* 基因突变位点及形式非常多样，可累及 RET 蛋白的胞外域或胞内域。迄今为止在文献中报道了接近 200 种与 MEN2 相关的 *RET* 基因突变形式，突变形式包括点突变、插入、缺失、扩增、染色体异位等，但以点突变最为常见。目前仍不断有新的突变形式被发现，特别是在 MEN2B 中。

　　RET 基因在 MEN2 的 3 种亚型中突变的位点不同。约 95% 的 MEN2A 患者的 *RET* 基因第 10 号外显子（胞外区）的第 609、611、618、620 位密码子以及第 11 号外显子（胞外区）的第 634 位密码子发生突变，其中 634 密码子突变发生率最高（约占 85%），FMTC 的多数突变位点与 MEN2A 重叠。而 95% 的 MEN2B 患者的 *RET* 基因第 16 号外显子（胞内区）发生 M918T 突变，小于 5% 的 MEN2B 患者 *RET* 基因的第 15 号外显子（胞内区）发生 A883F 突变。在 MEN2A 中，*RET* 基因的突变导致 RET 蛋白二聚化，从而激活下游信号转导通路。在 MEN2B 中的突变则可引起 RET 蛋白胞内酪氨酸激酶结构域被激活。

　　不同位点突变所致的 MTC 的侵袭性风险度不同。美国甲状腺协会（American Thyroid Association，ATA）的指南及中国的专家共识指出，*RET* 基因突变位点分为最高风险、高风险和中风险。MEN2 中 *RET* 基因常见突变位点所处的外显子位置与 MTC 风险度的关系详见表 7-1。风险等级不同以及是否出现 CLA（皮肤苔藓样淀粉样变）和 HD（先天性巨结肠），对于具有遗传背景的患者的监测及预防性干预的力度也不同（详见下文）。

表 7-1　MEN2 中 *RET* 基因常见突变位点与 MTC 风险度的关系及在其他综合征相关疾病中的发生率

RET 基因突变位点	外显子	MTC 侵袭风险等级	PHEO 发生率	PHPT 发生率	CLA	HD
G533C	8	中	+	−	N	N
C609F/G/R/S/Y	10	中	+/++	+	N	Y
C611F/G/S/Y/W	10	中	+/++	+	N	Y
C618F/R/S	10	中	+/++	+	N	Y
C620F/R/S	10	中	+/++	+	N	Y
C630R/Y	11	中	+/++	+	N	N
D631Y	11	中	+++	−	N	N
C634F/G/R/S/W/Y	11	高	+++	++	Y	N
K666E	11	中	+	−	N	N
E768D	13	中	−	−	N	N

续表

RET 基因 突变位点	外显子	MTC 侵袭风险等级	PHEO 发生率	PHPT 发生率	CLA	HD
L790F	13	中	+	–	N	N
V804L	14	中	+	+	N	N
V804M	14	中	+	+	Y	N
A883F	15	高	+++	–	N	N
S891A	15	中	+	+	N	N
R912P	16	中	–	–	N	N
M918T	16	最高	+++	–	N	N

注：MTC.甲状腺髓样癌；PHEO.肾上腺嗜铬细胞瘤；PHPT.原发性甲状旁腺功能亢进；CLA.皮肤苔藓样淀粉样变；HD.先天性巨结肠；Y.有；N.无；+ 表示 ≤ 10%；++ 表示 11% ~ 30%；+++ 表示 31% ~ 50%

二、临床及病理表现

MEN2 患者主要表现为 MTC、肾上腺嗜铬细胞瘤（pheochromocytoma）及原发性甲状旁腺增生。此外，少数情况下还可出现先天性巨结肠（Hirschsprung disease）及皮肤苔藓样淀粉样变（cutaneous lichen amyloidosis）等其他疾病。MEN2A 和 MEN2B（马方综合征样体质 Marfanoid habitus）综合征常见疾病如图 7-1 所示，各种相关疾病的发生率详见表 7-1。

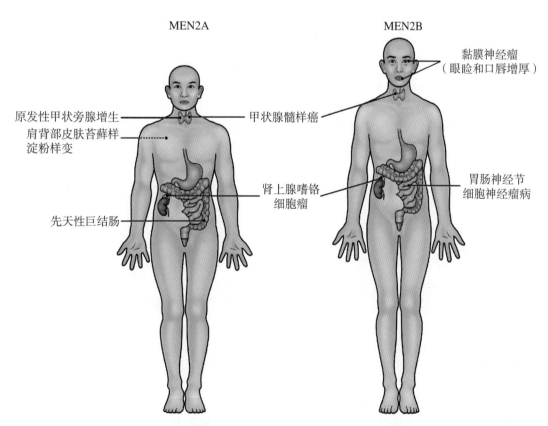

图 7-1　MEN2A 和 MEN2B 综合征常见疾病示意图

1. 甲状腺髓样癌（MTC） MTC 在 MEN2A 患者通常发生于 20 ~ 30 多岁时；而 MEN2B 患者发生 MTC 的年龄更早，甚至可以低至 1 岁以内，其 MTC 往往进展迅速，更易转移。MEN2 患者的 MTC 可以双侧甲状腺多发。MEN2 相关 MTC 与散发型 MTC 在病理组织学形态上没有差异，也可以出现各种组织学亚型。与散发型 MTC 不同的是，其 MTC 的背景甲状腺中常可见 C 细胞增生（C cell hyperplasia，CCH）。CCH 通常发生于甲状腺侧叶的中上部（这与 C 细胞的胚胎起源相关），这也是 MEN2 相关 MTC 的好发部位（图 7-2）。无论遗传还是散发型的 MTC，均容易发生颈部淋巴结的转移，甚至很小的淋巴结也会发生转移。这也是髓样癌手术切除甲状腺的同时需要清扫淋巴结的原因。少数患者还会发生远隔部位的转移，如骨、肺等。

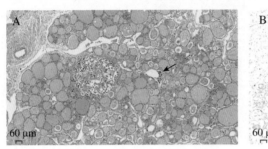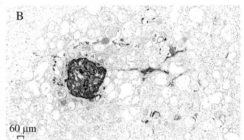

图 7-2　MEN2A 患者甲状腺微小髓样癌

A. 甲状腺内的髓样癌仅 0.5 mm，但已出现淋巴管内癌栓（箭头）；B. 降钙素免疫组织化学染色不仅 MTC 阳性，其周围背景甲状腺中增生的 C 细胞亦阳性

2. 嗜铬细胞瘤 有 40% ~ 60% 的 MEN2 患者会出现嗜铬细胞瘤，发病年龄在 30 ~ 40 多岁，通常晚于 MTC。嗜铬细胞瘤发生于肾上腺髓质，属于一种较为常见的位置特异性的副神经节瘤。目前世界卫生组织（World Health Organization，WHO）肿瘤分类提出，所有的副神经节瘤均为恶性肿瘤，但其中大多数生物学行为较为惰性，仅少数病例可以发生转移。肾上腺的嗜铬细胞瘤通常更为惰性，因此 MEN2 患者的预后主要由 MTC 决定。而伴发肾上腺以外的副神经节瘤的 MEN2 病例也偶有报道。MEN2 患者的嗜铬细胞瘤也常为双侧多发，其背景的肾上腺髓质也常有增生表现（图 7-3）。嗜铬细胞瘤可以分泌儿茶酚胺，其分泌、释放受患者的情绪、体位等因素影响很大，在临床上表现为波动性高血压，甚至会造成高血压危象而危及患者生命，因此对 MEN2 患者肾上腺的影像学、血清学监测以及血压的监测十分重要。

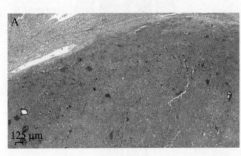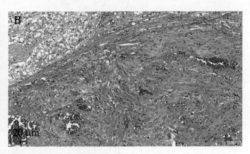

图 7-3　MEN2B 患者肾上腺嗜铬细胞瘤

A. 图片左上角为增生的肾上腺髓质，肿瘤边界清晰，弥漫实性生长；B. 高倍镜下肿瘤细胞呈片状生长，细胞呈梭形，胞质浓稠，嗜双色性，细胞膜界限不清，细胞巢周围血窦非常丰富

3. 原发性甲状旁腺增生 有 20% ~ 30% 的 MEN2A 患者可出现原发性甲状旁腺增生，特别是 *RET* 基因第 634 位密码子的突变，临床上表现为原发性甲状旁腺功能亢进（primary hyperparathyroidism，PHPT），发病年龄通常大于 30 岁。而 MEN2B 患者的甲状旁腺罕有增生。

Note

与其他内分泌器官一样，MEN2A 患者在多个甲状旁腺增生的基础之上，可以出现大小不等的优势克隆，这些优势克隆边界清晰，实为真性甲状旁腺腺瘤（图 7-4）。在极其罕见的情况下可为甲状旁腺癌。

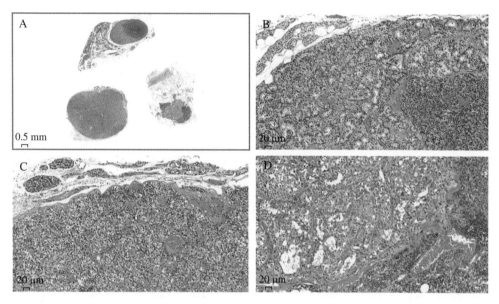

图 7-4　MEN2A（*RET* 基因第 634 位密码子胚系突变）患者病灶组织切片图

A. 此图为患者颈部中央区淋巴结清扫标本，图中右下方结节为 MTC 转移性淋巴结，中上及左下部的结节为两个异位的甲状旁腺起源的甲状旁腺腺瘤；B. 为 A 图中上部的甲状旁腺腺瘤放大图，腺瘤边界清晰，内部以主细胞增生为主，细胞间血窦丰富，右下方细胞略密集，左上方为周围非肿瘤性的甲状旁腺组织；C. 为 A 图左下部的甲状旁腺腺瘤放大图，腺瘤边界清晰，内部以主细胞增生为主，细胞间血窦丰富，上方为周围非肿瘤性的甲状旁腺组织；D. 淋巴结内转移性的 MTC 放大图，细胞异型性较明显，呈实性或大小不一的腺泡样分化，右侧为淋巴结组织

4. 先天性巨结肠　基本见于 MEN2A 患者。因胃肠黏膜下及肌间神经丛先天性地缺乏神经节细胞，导致胃肠收缩蠕动障碍，引起便秘、腹泻甚至巨结肠。

5. 皮肤苔藓样淀粉样变　也基本见于 MEN2A 患者，特别是 *RET* 基因第 634 位密码子的突变时。病变常发生于患者的后背肩胛区。临床表现为强烈的皮肤瘙痒、反复抓挠继发的皮肤增厚、色素沉着等，以及真皮淀粉样蛋白沉积。

6. 其他　几乎所有的 MEN2B 患者会出现马方综合征样体质，表现为身体四肢瘦长、蜘蛛指，以及脊柱、足部畸形等。MEN2B 患者通常还可出现唇、舌、结膜、巩膜、角膜神经瘤或胃肠神经节细胞神经瘤病，患者常因神经瘤病导致口唇及眼睑黏膜弥漫增厚而就诊于眼科或口腔科。

三、诊断

对任何存在 MTC 或嗜铬细胞瘤的患者，均应做相关检测以排除 MEN2，尤其是肿瘤发病年龄早（＜ 35 岁）、呈多中心性或有家族史时。MEN2 的诊断依据是典型的临床表现、家族史和基因检测结果。

四、治疗、监测和预后

1. MTC MEN2 患者 MTC 的外显率非常高，预后也主要由 MTC 决定，因此临床对患者甲状腺的监测及治疗更为积极且系统化。

已发生 MTC 的患者，需接受双侧甲状腺全切手术，并清扫至少颈部中央区淋巴结。若影像或临床怀疑有转移，则可进一步清扫侧颈部淋巴结。术后需长期监测血清降钙素及 CEA 水平。若二者长期维持在非常低的水平，则提示预后良好；若术后短期内水平快速回升，则提示预后不良。对于局部晚期或已有远隔转移的 MTC 患者，术后可以辅以针对 *RET* 基因突变的靶向小分子激酶抑制剂。目前已市售的药物包括凡德他尼（vandetanib）及卡博替尼（cabozantinib）等。

遗传性 MTC 的预后优于散发型 MTC，Ⅰ、Ⅱ、Ⅲ、Ⅳ期患者的 10 年生存率分别为 100%、93%、71% 和 21%。老年患者预后相对更差。患有 MTC 的 MEN2A 患者 10 年生存率为 97.4%，而 MEN2B 患者为 75.5%，这可能与 MEN2B 患者 MTC 发生年龄更早、发现时分期更晚有关。

国内指南推荐对以下人群进行 *RET* 基因筛查，以明确有无 MEN2 的可能性：①有家族史的 MTC 患者本人及一级亲属；②在儿童或婴儿期出现 MEN2B 表现的患者本人及其父母；③皮肤苔藓淀粉样变患者；④先天性巨结肠患者；⑤肾上腺嗜铬细胞瘤的患者。

由于 MEN2 的 MTC 外显率超过 90%，患者一旦确诊为 *RET* 基因胚系突变携带者，则需接受预防性地切除甲状腺，无论确诊时是否已发生 MTC。*RET* 基因突变位点风险度不同，干预的力度也不同。对于 HST 级别患者应尽可能手术，推荐出生的第 1 年内（婴儿期）即进行预防性甲状腺切除。对于 H 级别患者，应从 3 岁起每年进行体检、颈部超声和血清降钙素的检测，在 5 岁之前进行预防性甲状腺切除，可根据降钙素水平指导手术时间和手术范围。对于 MOD 级别患者，应从 5 岁起每年进行体检、颈部超声和血清降钙素检测，在儿童期或成年期进行预防性甲状腺切除，手术时间主要取决于血清降钙素水平。因为是预防性的切除手术，手术实施时患者年龄普遍较低，且目前国内尚缺乏相关的法律条文引导，因此必须在与患儿监护人进行充分沟通后，并且经所在医院伦理委员会审批通过后，方可实施手术。对于有生育需求的 *RET* 基因胚系突变携带者，应进行孕前或产前遗传咨询。

2. 嗜铬细胞瘤 MEN2 患者需要每年进行影像学筛查双侧肾上腺。MEN2 的肾上腺嗜铬细胞瘤通常较惰性，患者预后一般由其 MTC 的生物学行为决定。但嗜铬细胞瘤可引发高血压危象，并可能导致脑卒中及心肌梗死，且加大了甲状腺手术的术中及术后风险。因此 MEN2 患者经手术治疗 MTC 前，需要首先排除嗜铬细胞瘤，如果存在，则需首先予以治疗，以避免出现危及生命的高血压危象。

3. 甲状旁腺增生 MEN2B 患者通常无甲状旁腺增生，因此无需监测。MEN2A 患者的甲状旁腺增生通常较弱，PTHT 的症状较轻。患者需要每年监测血清钙及甲状旁腺素水平，并进行影像学筛查。一旦发现甲状旁腺腺瘤或多发腺瘤的迹象，或 PHPT 症状较重，则需要手术切除。

（梅 放 李 欣）

第四节 多发性内分泌肿瘤 4 型

一、病因和发病机制

多发性内分泌肿瘤 4 型（multiple endocrine neoplasia type 4，MEN4）是一种因 *CDKN1B* 基因突变而导致的常染色体显性遗传的综合征，其临床表现与 MEN1 综合征有类似之处，表现为多发内分泌器官肿瘤，最常累及的器官为甲状旁腺、垂体和胰腺。

人 *CDKN1B* 基因位于染色体 12p13 上，有 2 个编码外显子，形成一个 2.4 kb 的编码区。CDKN1B 编码 p27（也称为 p27Kipl）蛋白，这是一种细胞周期蛋白依赖性激酶抑制剂，其主要功能是控制细胞周期从 G1 期向 S 期的进展。p27 可以结合并抑制细胞中的细胞周期蛋白 E/CDK2 和细胞周期蛋白 A/CDK2 复合物。当 CDK2 与 p27 结合时，不能磷酸化视网膜母细胞瘤蛋白（RB）。因此，RB 不能释放 E2F 转录因子，并且负责从 G1 期向 S 期进展的基因不被转录。因此，p27 与细胞周期蛋白 E/CDK2 和细胞周期蛋白 A/CDK2 复合物的结合阻止了细胞周期。最近研究发现，p27 为一种多功能蛋白，它可参与控制独立于细胞周期蛋白 / 细胞周期蛋白依赖性激酶抑制的各种过程，包括迁移和侵袭、凋亡、自噬、胞质分裂和转录调控。p27 活性也可在翻译后水平进行调控。通过磷酸化或蛋白质结合，将 p27 固定在细胞质中也可以调节蛋白质的活性，因为细胞质 p27 不再与细胞周期蛋白 / 细胞周期蛋白依赖性激酶复合体结合并抑制细胞周期。在小鼠中，主要保留在细胞质中的突变 p27 具有致癌活性。

到目前为止，已经鉴定出 16 个 *CDKN1B* 中的胚系碱基替换与各种内分泌肿瘤的发生相关。而鉴定出的所有位点都是杂合的，与显性遗传模式相符。在鉴定的 16 个胚系变化中，4 个发生在 *CDKN1B* 的 5' 非翻译区，另 12 个发生在编码序列中。由于编码序列的变化大多是错义突变，因此很难确定其致病作用。MEN4 相关的 *CDKN1B* 突变减少了蛋白质的数量，抑制了其与蛋白质伴侣的结合，或将 p27 错误地定位于细胞质，最终削弱了蛋白质调节细胞分裂的能力。

二、临床及病理表现

1. **发病率和流行率** 迄今为止，已在患有各种内分泌肿瘤组合的患者中鉴定出 *CDKN1B* 的 16 个胚系碱基替换。MEN4 的发病率和患病率很低，在可疑 MEN1 但 *MEN1* 基因无突变的患者中，CDKN1B 潜在致病性胚系突变的发生率仅为 1.5% ~ 3.7%。

2. **年龄分布和外显率** 由于 MEN4 综合征较为罕见，其外显率尚无明确数据。在少数家族中，MEN4 患者的突变阳性的亲属并没有表现出内分泌系统的异常，这表明 *CDKN1B* 突变的外显率可能是不完整的。原发性甲状旁腺功能亢进是 MEN4 患者最常见的内分泌肿瘤，其发病时间略晚于 MEN1，患者的平均发病年龄为 56 岁（而 MEN1 患者平均发病年龄为 20 ~ 25 岁）。虽然现阶段发表的研究还比较有限，但原发性甲状旁腺功能亢进在 MEN4 中具有相当高的发生率，大概 75% 的 MEN4 患者伴有甲状旁腺功能亢进发生。而 37.5% 的 MEN4 患者会有垂体腺瘤的发生。

3. **临床表现特点** 与 MEN1 类似，MEN4 也是以多发性内分泌肿瘤的发生为特征，尤其对涉及甲状旁腺、垂体和胰腺内分泌肿瘤的患者，要警惕 MEN4 的可能。MEN4 在临床表现上与 MEN1 存在重叠。现有研究表明，MEN4 相比较 MEN1 其外显率更低，发病年龄更晚。首次出现内分泌肿瘤的平均年龄为 43.5 岁（范围：5 ~ 76 岁），而中东和北非地区发病平均年龄为 31.8 岁

（范围：9 ～ 71 岁）。

（1）原发性甲状旁腺功能亢进（PHPT）：MEN4 相关的 PHPT 通常较轻，经常是因体检时查到无症状的高钙血症而发现。PHPT 是最常见的 MEN4 相关内分泌疾病，约 56% 的 MEN4 患者以此为首发表现。术后病理提示 86% 的 MEN4 患者合并的 PHPT 病因为单个甲状旁腺腺瘤。MEN4 患者 PHPT 诊断的中位年龄为 51 岁（范围：15 ～ 74 岁）。多个内分泌腺体疾病或复发性PHPT 在 MEN4 患者中的发病率分别为 14% 和 6%，远低于 MEN1。据报道，女性中与 MEN4 相关的 PHPT 发生率高于男性（80% vs. 58%）。

（2）垂体腺瘤：是 MEN4 的第二常见表现，约 23% 的 MEN4 患者患有垂体腺瘤。MEN4 相关的垂体腺瘤以微腺瘤最为多见，诊断的中位年龄为 39 岁（范围：5 ～ 79 岁）。有分泌功能的垂体腺瘤可引起相应激素水平升高，最常见的是 ACTH 瘤，引发皮质醇增多症和 Cushing 综合征，其次是泌乳素瘤和无功能性肿瘤。一项针对儿童 Cushing 综合征的研究发现，多达 2.6% 的儿童存在 CDKN1B 基因变异。

（3）胃肠胰神经内分泌瘤（GEP-NET）：无功能 GEP-NET 是 MEN4 中最常见的神经内分泌肿瘤，其次是胃泌素瘤。大多数 GEP-NET 发生在胰腺；然而，发生在胃的 NET 也有报道。MEN4 相关的 GEP-NET 多数为单发病灶，且肿瘤诊断的年龄一般较 MEN1 患者发现 GEP-NET 要晚得多，其中最年轻的报告为 MEN4 患者 42 岁时被诊断为 GEP-NET。然而，大约一半的 GEP-NET 在诊断时就已经出现了转移，肝为最常见的转移部位。

（4）胸腺、支气管 / 肺 NET：有 4% ～ 7% 的 MEN4 患者发展为胸腺 NET 和支气管 / 肺 NET，部分患者在初诊时即已经出现转移。

（5）肾上腺皮质肿瘤：有 4% ～ 7% 的 MEN4 患者发展为肾上腺皮质肿瘤，它们或为无功能的，或为分泌皮质醇的。

（6）其他肿瘤：现有研究还发现，大概 8% 的 MEN4 患者患有甲状腺乳头状癌，其中 3/4 为多灶性甲状腺癌，这可能代表了一种相关性，但这方面仍需要进一步研究。现有报道，患有MEN4 的个体患有乳腺癌、睾丸癌、前列腺癌、宫颈神经内分泌瘤、脑膜瘤和肾血管平滑肌脂肪瘤等，但仍需要进一步研究确定这些肿瘤的发生与 MEN4 表型的相关性。另外，在现有的 MEN4患者的报道中，尚未有 MEN1 相关的皮肤表现。

三、诊断

目前尚没有 MEN4 诊断的具体指南。单纯从表型来看，CDKN1B 突变相关的肿瘤没有明显的特征可以将其与其他遗传背景的肿瘤区分开来。具备 MEN1 临床特征但没有 MEN1 突变的患者应常规进行 CDKN1B 基因突变检测。

四、治疗、监测和预后

MEN4 发病率相对较低，目前尚无关于 MEN4 的治疗指南。MEN4 临床表现与 MEN1 存在部分重叠，但患者发病年龄更大，症状更轻。患者数据量较少，在预后方面仍需要进一步研究。

MEN4 患者出现的相关疾患，甲状旁腺单发腺瘤仅需切除病变甲状旁腺。而其他合并疾患的治疗和监测，可参考 MEN1 部分内容。

（李　刚　梅　放）

小　结

　　多发性内分泌肿瘤是一大组遗传性肿瘤综合征，这组综合征可同时或先后累及甲状腺、甲状旁腺、肾上腺、垂体等两个或两个以上的内分泌腺体，形成增生性或良性/恶性肿瘤性病变。此外，不同类型的 MEN 还可能累及其他非内分泌器官，如皮肤、乳腺、神经系统等，引起相应的病变。目前已定义明确的 MEN 类型包括 MEN1、MEN2（包括 MEN2A 和 MEN2B）以及 MEN4。上述类型的 MEN 均为常染色体显性遗传性疾病，分别涉及 *MEN1*、*RET*、*CDKN1B* 基因的胚系突变，且每种基因在每种综合征中的突变形式多种多样，不同的突变形式可能涉及的临床风险度不一。MEN 的确诊需要综合临床症状体征、化验检查及组织病理学、分子病理学等信息。对于 MEN 的患者，应首先积极处理综合征中已发生的恶性程度高、危害大的病变，如甲状腺髓样癌。除了必要的外科手术外，应辅以必要的内科药物，此外，术后长期随访监测也非常关键。患者一旦被确诊为 MEN，其一级亲属均应进行相应的遗传学筛查，以预防或监测内分泌器官增生或肿瘤的发生。对于有生育需求的 MEN 患者，还应进行孕前或产前遗传咨询，并可以通过胚胎植入前遗传学诊断技术获得健康胚胎，从而彻底阻断遗传性疾病。

（整）（合）（思）（考）（题）

　　假设已有患者被证实为 MEN2A 或 MEN2B，请为其亲属设计出相应的合理的遗传学筛查方法（包括检测人群、检测样本、检测时机、检测方法等）。

L7-2u

参考答案

主要参考文献

[1] James M R，Rod J F，Graeme H，et al. Rang & dale's pharmacology. 10th ed. Philadelphia：Elsevier，2023.

[2] 杨宝峰，陈建国. 药理学. 9 版. 北京：人民卫生出版社，2018.

[3] 王庭槐. 生理学. 10 版. 北京：人民卫生出版社，2024.

[4] 丁文龙，刘学政. 系统解剖学. 9 版. 北京：人民卫生出版社，2018.

[5] 李继承，曾园山. 组织学与胚胎学. 9 版. 北京：人民卫生出版社，2018.

[6] 步宏，李一雷. 病理学. 9 版. 北京：人民卫生出版社，2018.

[7] 谷良标，魏蕊，洪天配. 胰岛 β 细胞异质性的相关研究进展. 中华糖尿病杂志，2020，12（5）：340-343.

[8] White M F，Kahn C R. Insulin action at a molecular level - 100 years of progress. Mol Metab，2021，52：101304.

[9] Santoro A，McGraw T E，Kahn B B. Insulin action in adipocytes，adipose remodeling，and systemic effects. Cell Metab，2021，33（4）：748-757.

[10] Pollard A E，Martins L，Muckett P J，et al. AMPK activation protects against diet induced obesity through Ucp1-independent thermogenesis in subcutaneous white adipose tissue. Nat Metab，2019，1（3）：340-349.

[11] Mao Z，Zhang W. Role of mTOR in glucose and lipid metabolism. Int J Mol Sci，2018，19（7）：2043.

[12] Zhang W，Liu H T. MAPK signal pathways in the regulation of cell proliferation in mammalian cells. Cell Res，2002，12（1）：9-18.

[13] Kahn S E，Hull R L，Utzschneider K M. Mechanisms linking obesity to insulin resistance and type 2 diabetes. Nature，2006，444（7121）：840-846.

[14] Dolenšek J，Rupnik M S，Stožer A. Structural similarities and differences between the human and the mouse pancreas. Islets，2015，7（1）：e1024405.

[15] Guest P C. Biogenesis of the insulin secretory granule in health and disease. Adv Exp Med Biol，2019，1134：17-32.

[16] 中国 1 型糖尿病诊治指南（2021 版）. 中华糖尿病杂志，2022，14（11）：1143-1250.

[17] 中国 2 型糖尿病防治指南（2020 版）. 中华内分泌代谢杂志，2021，37（4）：311-398.

[18] 中华中医药学会. 中医糖尿病临床诊疗指南. 北京：中国中医药出版社，2020.

[19] William K O，Patrick C N. Netter's essential histology. 3rd ed. Philadelphia：Elsevier Inc，2020.

[20] Kim E B，Susan M B，Heddwenn L B，et al. Ganong's review of medical physiology. 26th ed. New York：McGraw-Hill Education，2019.

[21] Gary D H，Stephen J M. Pathophysiology of disease：an introduction to clinical Medicine. 7th

ed. New York：McGraw-Hill Education，2014.

[22] Peter J K，Kathleen M B，Owen P M，et al. Harper's illustrated biochemistry. 32th ed. New York：McGraw-Hill Medical，2022.

[23] McDonnell J E，Gild M L，Clifton-Bligh R J，et al. Multiple endocrine neoplasia：an update. Intern Med J，2019，49（8）：954-961.

[24] Brandi M L，Agarwal S K，Perrier N D，et al. Multiple endocrine neoplasia type 1：latest insights. Endocr Rev，2021，42（2）：133-170.

[25] Castinetti F，Taïeb D. Positron emission tomography imaging in medullary thyroid varcinoma：time for reappraisal? Thyroid，2021，31（2）：151-155.

[26] Kim M，Kim B H. Current guidelines for management of medullary thyroid carcinoma. Endocrinol Metab（Seoul），2021，36（3）：514-524.

[27] McMullin J L，Sharma J，Gillespie T，et al. ASO visual abstract：improved adherence to American thyroid association medullary thyroid cancer treatment guidelines. Ann Surg Oncol，2023，30（12）：7185-7186.

[28] Mathiesen J S，Effraimidis G，Rossing M，et al. Multiple endocrine neoplasia type 2：A review. Semin Cancer Biol，2022，79：163-179.

[29] 中国抗癌协会家族遗传性肿瘤专业委员会. 于津浦，欧阳能太，等. 中国家族遗传性肿瘤临床诊疗专家共识（2021年版）（5）——家族遗传性甲状腺癌. 中国肿瘤临床，2022，49（01）：6-11.

[30] 童安莉，李汉忠. 多发内分泌肿瘤治疗共识与争议. 协和医学杂志，2020，11（04）：365-369.

[31] Erickson L A，Mete O，Juhlin C C，et al. Overview of the 2022 WHO classification of parathyroid tumors. Endocr Pathol，2022，33（1）：64-89.

[32] Nosé V，Gill A，Teijeiro J M C，et al. Overview of the 2022 WHO classification of familial endocrine tumor syndromes. Endocr Pathol，2022，33（1）：197-227.

[33] 广东省医学教育协会甲状腺专业委员会，广东省基层医药学会细胞病理与分子诊断专业委员会. 甲状腺癌基因检测与临床应用广东专家共识（2020版）. 中华普通外科学文献（电子版），2020，14（3）：161-168.

[34] Yuri E N，Paul W B，Lester D R T. Diagnostic pathology and molecular genetics of the thyroid. Philadelphia：Lippincott Williams & Wilkins，2012.

[35] Lloyd R V，Osamura R Y，Klöppel G，et al. WHO classification of tumours：pathology and genetics of tumours of endocrine organs. 4th ed. Lyon：IARC Press，2017.

[36] Randall D，Burggren W，French K. Eckert animal physiology：mechanisms and adaptations. 5th ed．New York：W.H. Freeman and Co.，c2002.

[37] 谢启文. 现代神经内分泌学. 上海：复旦大学出版社，1999.

中英文专业词汇索引

17- 羟类固醇（17-hydroxycorticosteroids，17-OH-CS）130
17- 酮类固醇（17-ketosteroids，17-KS）130

A

氨鲁米特（aminoglutethimide）153

B

倍他米松（betamethasone）146

C

C 细胞增生（C cell hyperplasia，CCH）184
促肾上腺皮质激素（adrenocorticotropic hormone，ACTH）129, 134
促肾上腺皮质释放激素（corticotropin releasing hormone，CRH）134

D

单纯性甲状腺肿（simple goiter）056
胆固醇酯水解酶（cholesteryl ester hydrolase，CEH）135
地塞米松（dexamethasone）146
多巴胺（dopamine）130
多发性内分泌肿瘤（multiple endocrine neoplasia，MEN）180
多发性内分泌肿瘤（multiple endocrine neoplasia，MEN）177
多发性内分泌肿瘤 1 型（multiple endocrine neoplasia type 1，MEN1）178
多发性内分泌肿瘤 2 型（multiple endocrine neoplasia type 2，MEN2）181
多发性内分泌肿瘤 4 型（multiple endocrine neoplasia type 4，MEN4）187

F

非典型腺瘤（atypical adenoma）060
氟氢可的松（fludrocortisone）152
负性糖皮质激素反应元件（negative glucocorticoid response element，nGRE）136

H

黑皮质激素 -2 受体（melanocortin-2 receptor，MC2R）135

J

家族性甲状腺髓样癌（familial medullary thyroid carcinoma，FMTC）182
甲泼尼龙（methylprednisolone）146
甲状腺癌（thyroid carcinoma）060
甲状腺滤泡（thyroid follicle）043
甲状腺髓样癌（medullary thyroid carcinoma，MTC）182
甲状腺腺瘤（thyroid adenoma）059
间变性癌（anaplastic carcinoma）062
降钙素（calcitonin，CT）043
交感 - 肾上腺系统（sympathetic-adrenal system，SAS）122
胶质（colloid）043

K

可的松（cortisone）146

L

类固醇合成快速调节蛋白（steroidogenic acute regulatory protein，StAR）129
硫酸脱氢表雄酮（dehydroepiandrosterone-3-sulfate，DHEAS）138
滤泡癌（follicular carcinoma）061
滤泡旁细胞（parafollicular cell）043
滤泡上皮细胞（follicular epithelial cell）043

M

慢性淋巴细胞性甲状腺炎（chronic lymphocytic thyroiditis）059
慢性木样甲状腺炎（chronic woody thyroiditis）059
美替拉酮（metyrapone）153
弥漫性毒性甲状腺肿（diffuse toxic goiter）057
弥漫性非毒性甲状腺肿（diffuse nontoxic goiter）056
弥漫性增生性甲状腺肿（diffuse hyperplastic goiter）056
米托坦（mitotane）153
免疫亲和蛋白（immunophilin）135

P

胚胎型腺瘤（embryonal adenoma）060
皮质醇（cortisol）125, 129

Note

192